Sexueller Mißbrauch an Mädchen aus der Sicht der Mütter

Ute Gerwert

Sexueller Mißbrauch an Mädchen aus der Sicht der Mütter

Eine Studie über Erleben und Bewältigung der Mütter betroffener Mädchen

PETER LANG
Frankfurt am Main · Berlin · Bern · New York · Paris · Wien

Die Deutsche Bibliothek - CIP-Einheitsaufnahme

Gerwert, Ute:

Sexueller Mißbrauch an Mädchen aus der Sicht der Mütter : eine Studie über Erleben und Bewältigung der Mütter betroffener Mädchen / Ute Gerwert. - Frankfurt am Main ; Berlin ; Bern ; New York ; Paris ; Wien : Lang, 1996
Zugl.: Berlin, Freie Univ., Diss., 1995
ISBN 3-631-49278-2

D 188
ISBN 3-631-49278-2

Printed in Germany 1 2 3 4 5 7

Vorwort

Diese Arbeit lag dem Fachbereich Erziehungswissenschaften der Freien Universität Berlin im Wintersemester 1994/95 als Dissertation vor. Sie wurde im Februar 1995 abgeschlossen.

An dieser Stelle möchte ich mich zunächst bei den beiden Gutachtern, Herrn Prof. Dr. Hans Oswald und Frau Prof. Dr. Ulrike Lehmkuhl, für ihre Unterstützung bedanken. Ich danke weiterhin Herrn Dr. med. Jörg Fegert, der die Arbeit vor allem durch seine wertvollen inhaltlichen Anregungen bereicherte. Ein besonderer Dank gilt Frau Dr. Maria von Salisch, die mir mit viel Zeit, zahlreichen Anregungen und Unterstützung zur Seite stand.

Weiterhin bedanke ich mich bei der Berliner Senatsverwaltung für Arbeit und Frauen, durch die das Forschungsprojekt im Rahmen des Förderprogramms Frauenforschung finanziert wurde.

Nicht zuletzt danke ich den betroffenen Frauen, die die Realisierung dieses Projektes erst möglich gemacht haben, für ihren Mut und ihre Offenheit.

Inhalt

Einleitung

Sexueller Mißbrauch an Kindern ist in den letzten Jahren zu einem öffentlichen Thema geworden. Durch Diskussion des Themas in den verschiedenen Fachdisziplinen, durch wissenschaftliche Publikationen, aber auch durch Beiträge in den verschiedenen Medien ist das Problem des sexuellen Kindesmißbrauchs weitgehend enttabuisiert worden. Während sich die Fachöffentlichkeit auf die Erarbeitung geeigneter Präventions- und Interventionsstrategien konzentriert, wird das Thema in den Medien nicht selten anhand dramatischer Einzelfallberichte oder mit Hilfe von spekulativen Angaben über das Ausmaß des sexuellen Kindesmißbrauchs skandalisiert.
Als Gegenentwicklung wird in jüngster Zeit das Problem von einigen AutorInnen heruntergespielt. Ein zentraler Auslöser für diese neu aufgenommene Diskussion war die polemische Schrift von Katharina Rutschky »Erregte Aufklärung - Kindesmißbrauch« (1992). Die Autorin spricht von einem sogenannten »Mißbrauch mit dem Mißbrauch«. Den Feministinnen, WissenschaftlerInnen und PädagogInnen wirft Rutschky (1992) unter anderem vor, sie hantierten mit viel zu hohen Zahlen und würden die Bedeutung des Themas völlig überschätzen. Meines Erachtens weist die Autorin zu Recht auf die methodischen Probleme bei Dunkelfeldschätzungen hin. Allerdings werden die 'Spiele' mit den Dunkelziffern schon seit Jahren in den meisten Fachpublikationen kritisch bewertet (vgl. dazu Baurmann 1991). Aufschlußreicher als diverse Dunkelfeldschätzungen sind Repräsentativbefragungen aus den USA, Neuseeland und den Niederlanden, die belegen, daß sexueller Kindesmißbrauch ein sehr wichtiges Thema ist (Russel 1986; Anderson/Martin 1993; Draijer 1988). Ein weiterer Kritikpunkt von Rutschky (1992) bezieht sich auf die Falschbeschuldigungen im Zusammenhang mit Scheidungsverfahren. Der Mißbrauchsvorwurf, so die Autorin, diene Frauen in Scheidungsverfahren dazu, den Ehemann vom Kontakt mit den Kindern auszuschließen. In Einzelfällen mag dies durchaus vorkommen, und es steht außer Frage, daß bei einem solchen Verdacht immer auch an die mögliche Unschuld des Ehemannes gedacht werden muß. Die Behauptung der Autorin, daß ein Drittel aller Mißbrauchsbeschuldigungen Falschaussagen seien, ist jedoch nicht empirisch belegt. Ergebnisse ausländischer Untersuchungen zeigen, daß Falschbeschuldigungen eher selten vorkommen (Jones/McGraw 1987; Everson/ Boat 1989; Faller 1991).
Diese Kontroverse zeigt, daß es notwendig ist, sich der Thematik des sexuellen Kindesmißbrauchs wissenschaftlich zu nähern. Die derzeit heftig geführte Debatte über das tatsächliche Ausmaß sexueller Gewalt und die Häufigkeit von Falschbeschuldigungen sollte nicht dazu führen, daß dieses bri-

sante Thema diskreditiert wird. Sexueller Mißbrauch an Kindern ist ein sehr komplexes Problem. Aus diesem Grund ist eine Versachlichung in Form einer differenzierten Diskussion über die Prävalenz, die Umstände und die Folgen sexueller Gewalt dringend notwendig.

Bislang mangelt es in Deutschland an fundierten wissenschaftlichen Untersuchungen zu dieser Thematik. Es gibt Literatur aus dem kriminologischen, juristischen und therapeutischen bzw. klinischen Bereich, feministische Analysen sexueller Gewalt und zahlreiche authentische Berichte betroffener Frauen. Längsschnittstudien an repräsentativen Zufallsstichproben über das Ausmaß und die Folgen sexuellen Kindesmißbrauchs gibt es ebensowenig wie eine differenzierte Aufarbeitung und Auseinandersetzung mit theoretischen Konzepten zu sexuellem Mißbrauch an Kindern. Studien aus dem angloamerikanischen Sprachraum zeigen, daß sexuelle Mißbrauchserfahrungen oft schwerwiegende Folgen für die Lebensbewältigung der Betroffenen hat, auch viele Jahre später (Finkelhor/Browne 1986; Russel 1986; Briere/Runtz 1987; Finkelhor u.a. 1990; Greenwald u.a. 1990; Bushnell u.a. 1992). Anders als in den USA, wo die Forschung zu dem Thema weiter vorangeschritten ist, steckt die wissenschaftliche Aufarbeitung der Problematik in Deutschland noch in ihren Anfängen.

Im Laufe der zunehmenden Thematisierung des sexuellen Kindesmißbrauchs ziehen schon seit längerer Zeit die Mütter mißbrauchter Kinder das Interesse der Fachöffentlichkeit auf sich. Aber auch bei Praktikern rückt die Mutter zunehmend ins Zentrum der Aufmerksamkeit, weil meist sie die nächste Ansprechpartnerin ist, nachdem ein Mißbrauch aufgedeckt wurde. Handelt es sich beim Täter um den Vater oder Stiefvater, ist es besonders wichtig, dem Kind zumindest die Mutter als Bezugsperson zu erhalten. Wie Kinder die sexuellen Gewalterfahrungen bewältigen, hängt u.a. auch davon ab, wie die Mütter der betroffenen Kinder auf das Geschehene reagieren (Johnson/ Kenkel 1991). Gerade bei einem sexuellen Mißbrauch innerhalb der Familie gestaltet sich die Situation für die Kinder und deren Mütter, aufgrund familiärer Bindungen und Abhängigkeiten, besonders schwierig. Hinzu kommt, daß die Mütter (neben dem Mißbrauch) häufig noch durch andere familiäre und individuelle Probleme belastet sind (z.B Mißhandlung durch den Partner, eigene psychische Probleme und emotionale Labilität), die zusätzlich zu dem Mißbrauch des Kindes von den Müttern bewältigt werden müssen. Daher ist es wichtig - auch für die Behandlung von Kindern - zu erforschen, wie die Mütter, die als Partnerin ja noch zusätzlich betroffen sind, den sexuellen Mißbrauch ihrer Tochter erleben und verarbeiten.

Mein Interesse, eine Studie über Mütter mißbrauchter Mädchen durchzuführen, entstand bereits während meiner Diplomarbeit, die ich zum Thema 'Sexueller Mißbrauch in der Familie: Eine Analyse von Situation und Rolle der Mütter betroffener Mädchen' geschrieben habe (Gerwert 1989). In der Auseinandersetzung mit der Inzestliteratur stellte ich fest, daß viele AutorInnen die Frauen explizit oder implizit als Mitwisserinnen und Mittäterinnen beschuldigen und sie als Versagerinnen in ihrer Rolle als Mütter hinstellen. Dem gegenüber stand, daß es zum damaligen Zeitpunkt keine wissenschaftlich abgesicherten Untersuchungen zu Müttern sexuell mißbrauchter Kinder gab. Die Informationen über Mütter stammten aus Interviews mit Töchtern und Tätern oder aus Erfahrungsberichten von TherapeutInnen.
Erst in den letzten Jahren sind vor allem im angloamerikanischen Raum einige Studien entstanden, in denen Mütter mißbrauchter Kinder direkt befragt wurden (z.B. Everson u.a. 1989; Sirles/ Franke 1989; Wagner 1991). Weitgehend Einigkeit herrscht in der Literatur darüber, daß die Entdeckung des Mißbrauchs eine schwere Krise bei den Müttern auslöst. Dieser klinische Eindruck wird bestätigt, wenn der Belastungsgrad der Frauen mit Hilfe standardisierter Inventare gemessen wird (Newberger u.a. 1993). Ein solches Design trägt jedoch nicht dazu bei, die Bedeutung des Mißbrauchs der Tochter im Kontext der Gesamtbiographie der Frauen zu erfassen. Es fehlen vor allem wissenschaftliche Erkenntnisse über Erleben und Bewältigung des Mißbrauchs im Alltag der Frauen. Einen ersten Ansatz in diese Richtung stellen die Studien von Hooper (1989) und Breitenbach (1992) dar.

Neben der wissenschaftlichen Auseinandersetzung mit der Thematik stellte ich während meiner Tätigkeit im Bereich Beratung und Fortbildung von Fachkräften aus psychosozialen Arbeitsfeldern fest, daß bei professionellen BeraterInnen eine starke Unsicherheit im Umgang mit den Müttern besteht und das Bedürfnis nach Informationen sehr groß ist. Darüber hinaus zeigte sich im Kontakt mit den TeilnehmerInnen, wie emotional aufgeladen das Thema ist.

Aus diesen Gründen sind wissenschaftliche Untersuchungen zu Müttern mißbrauchter Kinder, insbesondere zu ihren Erlebens- und Verarbeitungsweisen, dringend nötig. Die vorliegende Arbeit soll dazu beitragen, die bislang wenig beleuchtete Situation von Müttern nach der Aufdeckung eines sexuellen Mißbrauchs der Tochter zu erhellen und vor allem Kenntnisse über die Auswirkung dieser Erfahrung auf die gesamte Lebenssituation und den Alltag der Frauen zu gewinnen. In dieser Studie sollen die Frauen selbst zu Wort kommen. Mein Anliegen in dieser Arbeit ist es, die

Frau als Subjekt mit eigener Geschichte und eigenen Bedürfnissen zu begreifen und sie nicht auf ihre Rolle als Mutter zu reduzieren. Es soll untersucht werden, wie die Frauen die Erfahrung des Mißbrauchs der Tochter erleben und bewältigen. Neben allen Gemeinsamkeiten zwischen den Frauen war es mir besonders wichtig, die Unterschiede in bezug auf die Bewältigung des Mißbrauchs herauszuarbeiten.

Abschließend möchte ich noch etwas zum Aufbau und Inhalt des Buches sagen.
Im ersten Teil befasse ich mich mit dem gegenwärtigen Forschungs- und Diskussionsstand zu Müttern sexuell mißbrauchter Kinder. Die Auseinandersetzung mit dem aktuellen Forschungsstand zeigt, daß es bislang nur wenig wissenschaftlich abgesicherte Erkenntnisse zum Verarbeitungsprozeß von Müttern gibt, deren Kinder sexuell mißbraucht wurden. Zunächst werden zwei theoretische Erklärungskonzepte zum sexuellen Kindesmißbrauch dargestellt, und zwar der familiendynamische und der feministische Ansatz (Kapitel 1). Diese beiden Erklärungsansätze beschäftigen sich auch mit der Rolle der Mütter bei intrafamilialem sexuellen Mißbrauch. Anschließend werden die wichtigsten empirischen Befunde zu Müttern sexuell mißbrauchter Kinder vorgestellt (Kapitel 2).
Der zweite Teil des Buches ist der eigenen Studie gewidmet. Nach der Präzisierung der Fragestellung werden die Erhebungs- und Auswertungsmethoden beschrieben (Kapitel 1 und 2). Da es um die subjektive Sichtweise betroffener Frauen geht, habe ich mich für ein qualitatives Erhebungs- und Auswertungsverfahren entschieden. Bei einer solchen Vorgehensweise fallen meist reichhaltige Informationen an. Deshalb war es notwendig, die Fallzahl zu beschränken. Um die Vergleichbarkeit der Einzelfälle zu gewährleisten wurde die Gruppe der zu befragenden Mütter nach bestimmten Kriterien eingegrenzt. So wurden u.a. nur Frauen einbezogen, die mit dem Täter in einer Ehe oder eheähnlichen Gemeinschaft zusammenlebten und deren Tochter im Kleinkind-, Vorschul- oder frühen Grundschulalter vom Kindesvater oder Stiefvater sexuell mißbraucht wurde. Weiterhin handelt es sich ausschließlich um Mütter, die ihren Töchtern geglaubt und sie geschützt haben. Natürlich gibt es auch Frauen, die den Mißbrauch ihres Kindes leugnen und Partei für den Täter ergreifen, jedoch dürften diese Frauen nur schwer für ein Interview zu gewinnen sein. Die Beschränkung auf gesprächsbereite Mütter von sexuell mißbrauchten Mädchen läßt es zwar nicht zu, die Ergebnisse auf alle betroffenen Mütter zu übertragen. Gleichzeitig gewährleistet diese Beschränkung, daß die gewonnenen Befunde besser abgesichert sind.
Die beiden anschließenden Kapitel (Kapitel 3 und 4) sind das Kernstück des Buches. Sie beziehen sich auf die Darstellung und Interpretation der

Interviews mit 14 Müttern betroffener Mädchen. Das dritte und umfassendste Kapitel des Buches beschreibt die zentralen Verarbeitungsmuster der Frauen. Zunächst habe ich Typologien zu einzelnen Fragen gebildet, und zwar zu den Bereichen Verarbeitung der Beziehung zum Partner (vier Typen), Auswirkung des Mißbrauchs auf die Beziehung zur Tochter und auf das Selbstbild als Mutter (vier Typen), sowie auf das Selbst- und Lebenskonzept der Frauen (vier Typen). Bei der Analyse der Fälle und Konstruktion der Typen werden zahlreiche wörtliche Zitate aus den Interviews beispielhaft angeführt. In einem weiteren Schritt habe ich die Einzeltypologien zu vier Gesamttypen zusammengefaßt (Kapitel 4).

Das fünfte Kapitel dient der Diskussion der Ergebnisse. Es wird aufgezeigt, daß die Geamttypologie einige Annahmen des familiendynamischen Ansatzes in Frage stellt. So wurde z.B. deutlich, daß ein Vermischen der Generationsgrenzen, Rollentausch und Parentifizierung der Kinder sich nur bei einem der vier Typen zeigte und somit nicht für alle »Mißbrauchsfamilien« typisch ist. Weiterhin war festzustellen, daß die im feministischen Ansatz beschriebenen traditionellen Mutterbilder die Bewältigung des Mißbrauchs negativ beeinflussen können.

In der anschließenden Schlußbetrachtung werden die wichtigsten Ergebnisse der Studie zusammengefaßt und Möglichkeiten weiterer Forschung aufgezeigt (Kapitel 6).

I. Forschungsstand zu Müttern sexuell mißbrauchter Kinder

Bislang gibt es nur wenig wissenschaftlich abgesicherte Erkenntnisse zum Erleben, zur Rolle und zum Verarbeitungsprozeß der Mütter, deren Kinder sexuell mißbraucht worden sind. Dennoch finden sich in vielen Veröffentlichungen Aussagen über die Mütter. Diese Situation hängt vermutlich damit zusammen, daß die Mutter häufig als »Schlüsselfigur« betrachtet wird, die zur Entstehung des Inzests beigetragen hat. Sowohl bei ExpertInnen als auch in der allgemeinen Öffentlichkeit zieht die Mutter viel Interesse auf sich. Gerade beim Vater-Tochter-Inzest wird häufig davon ausgegangen, daß sie doch etwas bemerkt haben muß, und es wird danach gefragt, warum sie denn nichts dagegen unternommen habe.
Abgesehen von einigen wenigen Studien, in denen Mütter direkt befragt wurden, stammen die Informationen über Mütter aus Interviews mit betroffenen Töchtern oder aus Einschätzungen von KlinikerInnen oder TherapeutInnen (s. Kap. I.2). Von den bisherigen ätiologischen Konzepten zum sexuellen Kindesmißbrauch beschäftigen sich vor allem der familiensystemische und der feministische Ansatz (u.a. auch) mit der Rolle der Mütter beim innerfamilialen sexuellen Mißbrauch. Familienorientierte Konzepte sind meist auf der Grundlage von klinischen Studien oder aus den Praxiserfahrungen von TherapeutInnen entwickelt worden. Feministische Ansätze basieren auf einer Analyse gesellschaftlicher Machtstrukturen (hauptsächlich aus der Frauenbewegung hervorgegangen), die die gesellschaftlich determinierten Unterschiede zwischen den Geschlechtern zur Erklärung der sexuellen Gewalt in den Vordergrund stellen. Auch die Rolle der Mütter wird im Kontext gesellschaftlicher und familiärer Machtstrukturen betrachtet.

Der familiensystemische und der feministische Ansatz werden im folgenden ausführlich dargestellt. Im Anschluß daran, werden die wichtigsten empirischen Befunde zu Müttern sexuell mißbrauchter Kinder vorgestellt.

1. Theoretische Erklärungsansätze zur Rolle der Mütter bei intrafamilialem sexuellen Mißbrauch

1.1 Der familiendynamische Ansatz

Seit Mitte der fünfziger Jahre begannen FamilientherapeutInnen und KlinikerInnen, sich für die spezifische Familiensituation bei intrafamilialem sexuellen Mißbrauch zu interessieren. Erste Beiträge dazu erschienen in den USA von Kaufman u.a. (1954) sowie von Lustig u.a. (1966). Diese Autoren sehen zerrüttete Familienverhältnisse als Hauptursache für die Entstehung des Inzests.

Das familiendynamische Erklärungsmodell[1] ist Teil eines umfassenden Theoriekomplexes, der Systemtheorie. Der Kerngedanke dieser Theorie besagt, daß abweichendes Verhalten eines Familienmitgliedes nicht auf individuelle Faktoren zurückzuführen ist, sondern auf einer Störung innerhalb des familiären Systems beruht. Das systemische Denken verläßt die Kategorien von Ursache-Wirkung zugunsten der Vorstellung von zirkulärer Kausalität. »Alles im System ist aufeinander in Wechselwirkung bezogen. Menschen sind keine isolierten Einzelwesen, und daher ist jede Handlung darauf zu befragen, welche Bedeutung sie für das System hat, in dem der Mensch lebt« (Schlippe 1987, 30).
VertreterInnen des familiendynamischen Ansatzes betrachten den sexuellen Mißbrauch als Symptom dysfunktionaler[2] familiärer Interaktionsmuster. Der sexuelle Mißbrauch wird nicht als individuelles Problem des Täters gesehen, sondern als funktional innerhalb des beteiligten Systems. In der Familientherapie ist das System die Familie. Der Symptomträger (hier das mißbrauchte Kind) entwickelt Verhaltensauffälligkeiten, die möglicherweise auf Probleme innerhalb des Systems (z.B. Konflikte zwischen den Eltern) zurückzuführen sind. Somit sind alle Familienmitglieder an der Entstehung und Aufrechterhaltung des Mißbrauchs in der einen oder anderen Weise beteiligt. Vor diesem Hintergrund verlieren Begriffe wie 'Täter', 'Opfer' und 'Schuld' ihre Bedeutung. Die familiensystemische Perspektive war sicherlich gewinnbringend für das Verständnis intrafamilialen sexuellen Mißbrauchs, vor allem für die therapeutische Arbeit mit den Betroffe-

1 Die Bezeichnungen familiendynamisch, familienorientiert und familiensystemisch werden in den folgenden Ausführungen synonym und in der oben beschriebenen Bedeutung verwendet.

2 Von den TheoretikerInnen des familiendynamischen Ansatzes werden die Familien als 'krank', 'dysfunktional', 'desorganisiert' oder 'zerrüttet' bezeichnet.

nen. Problematisch ist allerdings, daß mit der Abschaffung der Schuldfrage die Machtverhältnisse innerhalb des Systems, d.h. zwischen Kindern und Erwachsenen und zwischen Männern und Frauen aus dem Blickfeld geraten können. Leicht wird übersehen, daß, zumindest in traditionellen Familien, die Eltern über die Kinder und der Vater über die Mutter bestimmt. Das Ausmaß sexueller Gewalt ist in autoritär strukturierten Familien zudem höher als in demokratisch strukturierten Familien (Bange 1992, 133f., 180; Herman 1981, 124f.)

Die Mutter als Teil des Familiensystems ist nach Auffassung familienorientierter AutorInnen an der Aufrechterhaltung der dysfunktionalen Familienstrukturen beteiligt. Innerhalb des familiendynamischen Ansatzes lassen sich zwei Richtungen erkennen: In älteren Veröffentlichungen wird die Mutter meist als »Schlüsselfigur« gesehen, die wesentlich zur Entwicklung der pathologischen Familienstrukturen beigetragen hat (Lustig u.a. 1966; Machotka u.a. 1967; Kaufman u.a. 1954; Forward/ Buck 1978; Justice/ Justice 1979). Die AutorInnen sprechen von der »entscheidenden Rolle des nicht partizipierenden Familienmitgliedes« (Machotka u.a. 1967, 115), sie bezeichnen die Mutter als »Eckpfeiler« des pathologischen Familiensystems (Lustig u.a. 1966, 39), oder sie behaupten, die Mutter spiele oft eine Schlüsselrolle in dem inzestuösen Geschehen (Justice/ Justice 1979, 147). Kempe/ Kempe (1984, 67) gehen davon aus, daß der Anstoß letztlich durch die Ehefrau erfolgt, die Situationen arrangiert, in denen Vater und Tochter ungestört sind. Zwar weisen die AutorInnen darauf hin, daß alle Familienmitglieder in den Inzest verwickelt sind, es entsteht jedoch der Eindruck, daß letztlich das Fehlverhalten der Mütter für den Beginn der sexuellen Übergriffe den Ausschlag gibt. Die spezifische Beteiligung der Mütter am Inzestgeschehen wird vor allem in ihrer emotionalen Vernachlässigung der Familie und in ihrer sexuellen Verweigerung gegenüber dem Ehemann gesehen. Sexueller Mißbrauch innerhalb der Familie ist jedoch ein sehr komplexes Geschehen, das sowohl durch individuelle als auch durch familiäre und gesellschaftliche Faktoren beeinflußt wird. Es »entsteht nicht einfach dadurch, daß die Mutter den Vater emotional zurückweist und er wie selbstverständlich auf die Tochter ausweicht« (Hirsch 1987, 118).

Für andere AutorInnen ist die Mutter nicht die »Schlüsselfigur«, sondern alle Familienmitglieder gelten als direkt oder indirekt am inzestuösen Geschehen beteiligt. Gestörte Interaktionsmuster zwischen den Familienmitgliedern, insbesondere zwischen den Ehepartnern, sind bei diesen AutorInnen ausschlaggebend für den Beginn des Mißbrauchs (Larson 1986; Hirsch 1987; Dunand 1993; Koch/ Jarvis 1987; Fürniss 1983, ders. 1984, ders. 1992). Einige der AutorInnen betonen explizit, daß ausschließlich der Täter für den Mißbrauch die Verantwortung trägt (Fürniss 1992; Koch/ Jarvis 1987).

Weitgehend Einigkeit herrscht in der familiensystemischen Literatur darüber, was die allgemeinen Charakteristika von Inzestfamilien anbelangt. Die meisten AutorInnen sehen typische Schwierigkeiten dieser Familien im Bereich der Grenzen, d.h., es existieren meist starre Grenzen nach außen und verwischte, unklare Grenzen zwischen den einzelnen Familienmitgliedern. Die Gründe für die problematischen Familienverhältnisse werden auf die zerrütteten Herkunftsfamilien der erwachsenen Familienmitglieder zurückgeführt. Die Beziehungsstörungen, deren Symptom der Inzest ist, werden von einer Generation zur nächsten weitergegeben.
Im folgenden wird das familienorientierte Konzept von Larson (1986) ausführlicher dargestellt und durch Aspekte aus den Erklärungsansätzen von Dunand (1993) und Koch/ Jarvis (1987) ergänzt. Die zuletzt genannten Autorinnen beschäftigen sich explizit mit der Situation der Mütter sexuell mißbrauchter Kinder.

Larson (1986, 105ff.) sieht das Hauptproblem der Familien in der Schwierigkeit sich abzugrenzen, und zwar nach vier Richtungen: Es bestehen starre Grenzen nach außen (rigide Abgrenzung gegenüber der Umwelt), unscharfe Grenzen zwischen den Generationen, unklare Grenzen zwischen den einzelnen Familienmitgliedern (interpersonelle Grenzen) und diffuse Grenzen innerhalb der Individuen (intrapsychische Grenzen). Diese Familien werden als verstrickte Familien bezeichnet.
Inzestfamilien entwickeln übermäßig starre Grenzen gegenüber ihrer Umwelt, um auf diese Weise den sexuellen Mißbrauch geheimzuhalten. Diese starre Abgrenzung gegenüber der Außenwelt forciert die **soziale Isolation** der Familie. Die einzelnen Familienmitglieder haben keine nahen persönlichen Kontakte zu Personen außerhalb der Familie. Dadurch sind sie gezwungen, sich überwiegend auf die Familie als zentrale Quelle für die Befriedigung ihrer Bedürfnisse zu stützen. Unangemessene Abhängigkeitsverhältnisse zwischen den Familienmitgliedern sind die Folge.
Diese entstehende Abhängigkeit unter den Familienmitgliedern trägt dazu bei, daß Grenzen zwischen den Generationen überschritten und damit Rollenverteilungen zwischen Eltern und Kindern verwischt werden (**Verwischung der Generationsgrenzen**). Wird zwischen den Rollen der Erwachsenen und denen der Kinder nicht klar differenziert, entstehen Erwartungen an die Kinder, Erwachsenenrollen zu übernehmen (**Rollenumkehr**). Die Kinder sollen für ihre Eltern sorgen, angefangen bei der Erledigung der Hausarbeit bis hin zur Befriedigung der sexuellen Bedürfnisse der Erwachsenen. Gleichzeitig entziehen sich die Eltern zunehmend ihrer Verantwor-

tung und konkurrieren mit den Kindern um die ohnehin knappen emotionalen Ressourcen in der Familie. Beide Eltern sind letztlich 'unreife' Erwachsene, die unfähig sind, für ihre Kinder adäquat zu sorgen. Sie delegieren ihre Elternrolle an die Kinder, von denen sie Versorgung und Betreuung verlangen (**Parentifizierung**).
Die fehlenden Generationsgrenzen, die emotionale Bedürftigkeit der einzelnen Familienmitglieder und die soziale Isolation führen zur Verstrickung auf einer weiteren Ebene. Um von der Familie, trotz der geringen Ressourcen, Unterstützung zu erhalten, müssen die Familienmitglieder ihre Autonomie opfern. Nur durch die Aufgabe ihrer persönlichen Autonomie können sie ein Gefühl der Zugehörigkeit beibehalten.
Die persönlichen Grenzen beginnen zu verschwimmen, und es entwickeln sich symbiotische Beziehungsmuster (**Verwischung der interpersonellen Grenzen**). Die Familienmitglieder sind extrem voneinander abhängig, und jeder hat das Gefühl, ohne den anderen (psychisch) nicht 'überleben' zu können. Das Auseinanderbrechen der Familie stellt für die Familienmitglieder eine existentielle Bedrohung dar, auch wenn sie tatsächlich weiterleben würden. Um nicht von der Familie 'ausgestoßen' zu werden, muß deshalb das Kind die sexuellen Bedürfnisse eines Elternteils befriedigen. Auch die Ehefrau wird den Mißbrauch geheimhalten, da ihr Überleben von dem ihres Ehemannes abhängig ist.
Um diese verstrickten Beziehungsmuster aufrechtzuerhalten, entwickeln die Familienmitglieder Abwehrmechanismen wie Verleugnung und Rationalisierung. Dadurch ist die Fähigkeit, die Realität angemessen einschätzen zu können, stark beeinträchtigt (Verwischung der intrapsychischen Grenzen). Wie sich die Grenzproblematiken auf den einzelnen Ebenen gegenseitig bedingen, faßt Larson (1986) in dem folgenden Schema zusammen.

Grafik 1

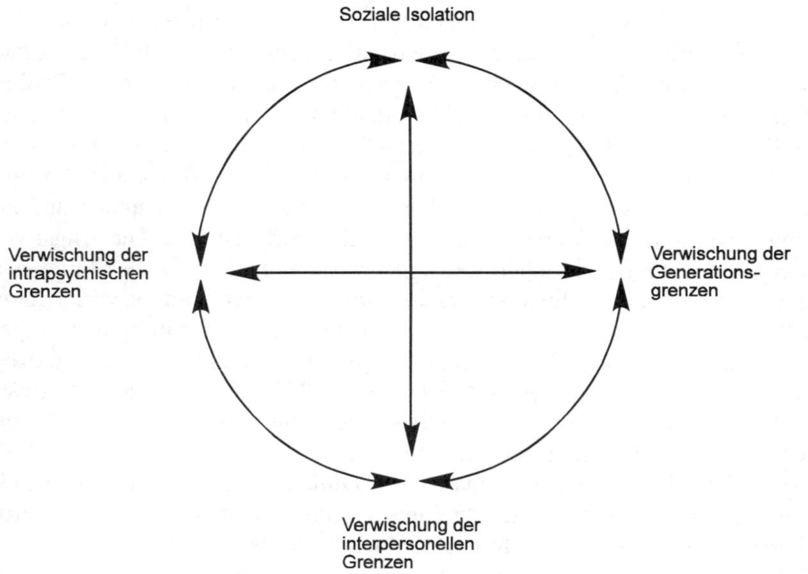

Quelle: Larson 1986, 107

Zusätzlich zu den von Larson (1986) aufgeführten familiären Merkmalen von Inzestfamilien geht Dunand (1993) auf den gesellschaftlichen Aspekt sexuellen Kindesmißbrauchs ein. Sie befaßt sich explizit mit der Situation der Mütter betroffener Kinder.

Sexuellen Mißbrauch an Kindern sieht Dunand (1993, 10ff.) nicht nur als individuelles und familiales, sondern auch als gesellschaftliches Problem. Sexueller Kindesmißbrauch ist für sie eine Form sexueller Gewalt, die sich in unserer Kultur hauptsächlich gegen Mädchen und Frauen richtet. Auch Männer (die meist die Täter sind) betrachtet sie als Opfer gesellschaftlicher Verhältnisse. Der Unterschied besteht darin, daß Frauen und Kinder Opfer dieser Opfer sind.

Die Mütter beschreibt Dunand (1993, 15ff.) als eher schwache und wenig handlungsfähige Frauen, die, häufig aufgrund eigener Mißbrauchserfahrungen, nicht in der Lage sind, ihre Töchter zu schützen. Auch nach der Aufdeckung sind sie für ihre Töchter selten eine adäquate und ausreichende

Unterstützung. Das Verhalten der Mütter ist für die Autorin jedoch nicht nur unter individuellen oder familiären Gesichtspunkten zu betrachten, sondern auch unter Berücksichtigung des gesellschaftlichen Kontextes. In einer Gesellschaft, »in der asymmetrische Machtverhältnisse zwischen den Geschlechtern bestehen, haben Frauen nur begrenzt Chancen, ihre soziale und psychische Abhängigkeit vom Ehemann zu beenden und selbstbestimmt für ihre Kinder zu sorgen bzw. den notwendigen Schutz vor den sexuellen Übergriffen des Vaters zu leisten« (Dunand 1993, 16). Einerseits wird von einer Mutter erwartet, daß sie sich schützend vor die Tochter stellt, andererseits soll sie ihrem Ehemann treu zur Seite zu stehen und eigene Ansprüche und Vorstellungen möglichst zurückstellen. Die Angst vor dem Verlust ihrer materiellen Existenz hat zur Folge, daß auch Mütter den sexuellen Mißbrauch ihres Kindes für den Erhalt der Familie verleugnen. Allein den Frauen die Verantwortung für den sexuellen Mißbrauch zu geben, hält die Autorin für ungerechtfertigt. Der Anteil der Mütter an der Verleugnung und Verdrängung, so Dunand (1993, 10), »muß auf der Basis ihrer realen Möglichkeiten diskutiert werden, die ohne Benennung des eigentlichen Täters verzerrt bleiben muß«.
Die Einbeziehung der gesellschaftlichen Dimension sexuellen Kindesmißbrauchs ist ein positiver Aspekt ihres familienorientierten Modells. Problematisch ist meiner Ansicht nach jedoch zweierlei: Erstens sieht Dunand (1993) die Männer (meist die Täter) gleichermaßen als Opfer des gesellschaftlichen Systems, d.h., Männer sind Opfer und Frauen sind Opfer dieser Opfer. Eine solche Betrachtungsweise kann leicht dazu führen, daß Verantwortlichkeiten und Machtpositionen (z.B. zwischen Kindern und Erwachsenen und Männern und Frauen), vor allem in der unmittelbaren Gewaltsituation, verschleiert werden. Zweitens scheint Dunand (1993) grundsätzlich von einer Beteiligung der Mütter am sexuellen Mißbrauch auszugehen. Zwar diskutiert sie die Rolle der Mütter unter Einbeziehung ihrer realen gesellschaftlichen, familiären und individuellen Möglichkeiten, jedoch geht sie davon aus, daß Mütter den Mißbrauch verleugnen, also in jedem Fall bewußt oder unbewußt davon wissen. Dies widerspricht den Einschätzungen anderer Autorinnen (Byerly 1985, 42; Rijnaarts 1988, 160ff.; Rommelspacher 1989, 91f.).

Auch Koch/ Jarvis (1987) beschäftigen sich in ihrem Konzept vor allem mit der Mutter-Tochter-Beziehung in Inzestfamilien, die sie wie Larson (1986) als symbiotisch beschreiben. Nach Koch/ Jarvis (1987) ist die Mutter in solchen Familien unfähig, eine mittlere Position zwischen Nähe und Distanz gegenüber ihrem Kind einzunehmen. Die Beziehung zwischen Mutter und Tochter pendelt stets zwischen beiden Polen hin und her. Die Mutter versucht in der Beziehung zur Tochter, ihre Bedürfnisse nach Ab-

hängigkeit zu befriedigen. Dabei drängt sie die Tochter in die Mutterrolle, während sie selbst die Rolle des Kindes einnimmt. In Folge dieser Rollenumkehr übernimmt die Tochter die Verantwortung für die Mutter (Parentifizierung), die auch den sexuellen Bereich einschließt. Diese Rollenumkehr mindert auch die Fähigkeit der Mutter, Hinweise auf den Mißbrauch wahrzunehmen und die Tochter zu schützen.
In den von den Autorinnen untersuchten Fällen wechselte die Beziehung zwischen Mutter und Tochter auch nach der Aufdeckung zwischen übermäßiger Nähe, Verschmelzung oder Symbiose und Distanz, Trennung und Entfremdung hin und her. Die Autonomiebestrebungen der Töchter wurden von den Müttern nicht toleriert, denn sie bedrohten die symbiotische Beziehung zur Tochter. Die Tendenz der Mütter, die Tochter an sich zu binden, führte häufig dazu, daß diese große Anstrengungen unternahmen, um sich aus dieser engen Beziehung mit der Mutter zu befreien (z.B. durch aggressives Verhalten). Die Mütter kamen schließlich nicht mehr mit dem rebellischen Verhalten ihrer Töchter zurecht und trennten sich von ihnen, d.h., die Mädchen wurden im Heimen untergebracht. Kehrten sie nach Hause zurück, war die Beziehung zur Mutter oft noch symbiotischer als vorher. Durch diesen ständigen Wechsel von extremer Nähe und extremer Distanz bleiben Mutter und Tochter stark aneinander gebunden.

Einen zusammenfassenden Überblick über die in der Literatur beschriebenen Familienstrukturen von Inzestfamilien liefern Haugaard/Repucci (1988, 120ff.). Dabei stellen sie fest, daß es zwei Typen von Inzestfamilien gibt. Der eine Familientyp ist gekennzeichnet durch patriarchalische Familienstrukturen. Der Vater ist dominant, häufig körperlich gewalttätig und Herrscher über die Familie. Die Mutter ist eher submissiv und emotional zurückgezogen. Zudem leidet sie oft unter psychischen oder physischen Beeinträchtigungen. Innerhalb der Familie gehört sie eher zum Subsystem der Kinder. Beim zweiten Typ ist die Mutter die eigentlich Dominierende in der Familie, die alle Familienmitglieder bemuttert. Der Vater hingegen wird als abhängig und passiv beschrieben.

Bezüglich der Machtverteilung zwischen Männern und Frauen innerhalb der Familie existieren unterschiedliche Positionen. Herman (1981, 78) beschreibt die Mütter in Inzestfamilien als schwach und abhängig und die Väter als dominant und autoritär. Hirsch (1987, 104, 117) hingegen hält submissive Väter und dominierende, kalte und aggressive Mütter für häufiger. Dunand (1993, 15f.) ist der Auffassung, daß beide Ehepartner gleichermaßen emotional bedürftig, schwach und voneinander abhängig sind. Für Fürniss (1984, 300f.) sind mißbrauchende Väter immer extrem unreif und von ihrer Ehefrau emotional abhängig, selbst wenn sie sich nach außen gewalttätig gebärden. Die Mutter ist für ihn auch diejenige, die die Qualität der emotionalen Beziehungen in der Familie bestimmt.

Die bisherigen Ausführungen haben gezeigt, daß es offensichtlich nicht den einen Typ von Inzestfamilie[3] gibt. Die AutorInnen stimmen lediglich in allgemeinen Merkmalen der Familien überein (z.B. Probleme im Bereich der Grenzen oder emotional 'unreife' Eltern). Bezüglich der Beziehungsstrukturen zwischen den Ehepartnern scheint es jedoch unterschiedliche Muster zu geben. Einmal werden Männer als typischerweise machtlos, abhängig und submissiv und die Frauen als aggressiv und dominierend beschrieben, dann wieder werden die Eigenschaften genau dem anderen Geschlecht zugeordnet. Die unterschiedlichen Einschätzungen der ExpertInnen lassen sich möglicherweise dadurch erklären, daß jeweils unterschiedliche Ebenen der Persönlichkeit betrachtet werden, und zwar offen nach außen sichtbare oder verborgene. In verschiedenen Situationen tritt jeweils der eine oder andere Anteil stärker in Erscheinung, der dann von den AutorInnen in den Vordergrund gestellt wird.
In den unterschiedlichen Weltanschauungen der ExpertInnen könnte eine weitere Erklärung für die gegensätzlichen Beschreibungen der Ehepartner liegen. Die abhängige, unterdrückte Mutter, die selbst Opfer des Mißbrauchs ihres Kindes ist, entspricht eher der feministischen Auffassung (z.B. Herman 1981). Die dominante, aggressive Mutter spiegelt die Vorstellung von der häuslichen Übermächtigkeit der Frau wider. Eine solche Sichtweise führt schnell zur Entschuldigung des Täters als Opfer äußerer Umstände (bzw. als Opfer seiner Frau oder seiner Mutter), eine Position, die die patriarchalische Realität leugnet.

Abschließend noch einige kritische Anmerkungen zum familiendynamischen Ansatz. Das Konzept der dysfunktionalen Familie erhält seinen Sinn nur im Zusammenhang mit einer Vorstellung von der 'gesunden' Familie, die sich von der sogenannten Inzestfamilie grundsätzlich unterscheidet. Wie diese 'gesunde' Familie aussehen soll, geht aus den Beschreibungen zur typischen Inzestfamilie nicht eindeutig hervor. Ob sie die gesellschaftliche Realität darstellt, ist fraglich (vgl. auch Breitenbach 1992). Die Vorstellung von der 'gut funktionierenden' Familie ist meines Erachtens nicht

---

3 An dieser Stelle möchte ich zu der Bezeichnung 'Inzestfamilie' kritisch anmerken, daß bei der Verwendung dieses Begriffes leicht der Eindruck der gesamten Familie als Täter entsteht. Die eigentliche Verantwortlichkeit wird dadurch verschleiert. Es ist nicht die Familie, die die Tochter sexuell ausbeutet, sondern der- oder diejenige, der/die das Kind mißbraucht. Wird der Begriff in dieser Arbeit verwendet, so ist er als Synonym zum sexuellen Mißbrauch als Machtmißbrauch eines Erwachsenen an einem Kind zu verstehen.

unbeeinflußt von dem gesellschaftlich vermittelten Bild der 'glücklichen' Kleinfamilie bestehend aus Vater, Mutter und ein oder zwei Kindern. Obwohl sich immer mehr Differenzierungen von Formen enger Lebensgemeinschaften durchsetzen, ist das auf geschlechtsspezifischer Arbeitsteilung basierende Modell der Kleinfamilie immer noch das gesellschaftliche Leitbild, das auch von großen Teilen der Bevölkerung weiterhin angestrebt wird (Burger/ Seidenspinner u.a. 1988; Erler/ Jaeckel u.a. 1988). Gibt es familiäre Probleme, wird nicht etwa das Modell an sich in Frage gestellt, sondern die Schwierigkeiten werden von VertreterInnen des systemischen Ansatzes auf gestörte Interaktionsmuster zwischen den Familienmitgliedern zurückgeführt. Daß unter den Bedingungen der modernen Gesellschaft Familienleben für Frauen und Männer grundsätzlich mit enormen Belastungen und Einschränkungen verbunden ist, was zu familiären Problemen und Spannungen führen kann, wird in diesen Ansätzen zu wenig berücksichtigt. Darüber hinaus orientieren sich die meisten AutorInnen familiensystemischer Ansätze offen oder verdeckt am traditionellen Familienbild. Das Verhalten der Mutter wird (vor allem in den älteren Veröffentlichungen) im Hinblick darauf bewertet, ob und inwieweit sie dem traditionellen Rollenbild entspricht. Gesellschaftliche Strukturen wie z.B. die schon angesprochene Arbeitsteilung der Geschlechter, die Delegation der Alleinverantwortlichkeit für das Wohl der Kinder an die Mütter einschließlich der ungleichen Machtverhältnisse zwischen Männern und Frauen werden in den verschiedenen familiensystemischen Modellen meist vernachlässigt. In dem Konzept von der klaren Aufteilung der Rollen und Verantwortlichkeiten als Gegensatz zur 'Rollenkonfusion' bleibt unberücksichtigt, daß einseitig den Frauen die Verantwortung für die emotionale Versorgung der Familie zugewiesen wird. Diese Bedingungen, die es den Müttern erschweren können, den Mißbrauch wahrzunehmen, Konsequenzen zu ziehen und einen neuen Lebensweg für sich zu finden, werden in den meisten familiensystemischen Ansätzen außer acht gelassen.

Ein weiterer Kritikpunkt der hier beschriebenen Erklärungsansätze ist auch darin zu sehen, daß die von den AutorInnen aufgeführten typischen Merkmale von Inzestfamilien überwiegend auf ihren praktischen Erfahrungen mit (ausschließlich) diesen Familien basieren. Ob es sich dabei tatsächlich um typische Charakteristika handelt oder ob diese Strukturen in 'Nicht-Mißbrauchsfamilien' ebenso häufig vorkommen, ließe sich nur durch einen Vergleich mit großen Kontrollgruppen nachweisen.

Die Theorie der funktionsgestörten Familie halte ich als ausschließliches Erklärungsmodell für ungeeignet, um die Ursachen sexuellen Kindesmißbrauchs und das Verhalten der Mütter zu erklären. Das Problem dieser

Theorien besteht nicht darin, daß es grundsätzlich falsch wäre, daß ihre Aussagen über die Familienstrukturen nicht wahr wären, oder aber, daß bestimmte Eigenschaften, Verhaltensweisen auf manche Mütter zutreffen. Es entsteht jedoch der Eindruck, daß letztlich die Mutter für das Wohlergehen aller Familienmitglieder verantwortlich gemacht wird: Egal wie sie sich verhält, sie hat immer zur Entstehung des Inzests beigetragen. Rigide und normative Annahmen in bezug auf Rollenverhalten, Rechte oder Pflichten von Männern und Frauen sollten in den familiensystemischen Konzepten stärker in Frage gestellt werden.

1.2 Der feministische Ansatz

Feministinnen wie Enders (1990), Sattler/ Flitner 1989, Russel (1986) und Steinhage (1989) betrachten sexuellen Mißbrauch in erster Linie als ein gesellschaftliches Problem, denn die Familie ist kein eigenständiges System, sondern Teil des komplexen Gesellschaftssystems. Sie sehen den sexuellen Mißbrauch eingebettet in einen Kontext sexueller Gewalt gegen Mädchen und Frauen. Sexueller Mißbrauch an Mädchen ist eine der vielen Formen der sexuellen Gewalt, die alle miteinander gemein haben, daß sowohl die Ausübung wie auch die Androhung dieser Gewalt mit der Situation der Frau in der Gesellschaft zusammenhängt.
Feministische Autorinnen betonen den Zusammenhang von struktureller und individueller Gewalt gegen Frauen. Individuelle Gewalttätigkeit gilt dabei als Ausdruck des patriarchalischen Machtgefälles zwischen Mann und Frau. Die Tradierung und Aufrechterhaltung dieser Mißverhältnisse erfolgt zum einen durch geschlechtsspezifische Sozialisation, zum anderen durch strukturelle Gewalt sowie durch direkte psychische, physische und sexuelle Gewalt gegen Frauen. Diese Gewalt dient in erster Linie der Befriedigung männlicher Dominanz- und Herrschaftsbedürfnisse.
Die Ursachen sexuellen Kindesmißbrauchs liegen nach Auffassung feministischer Autorinnen nicht oder nicht nur in den dysfunktionalen Familienstrukturen, die durch die Mutter mitgeschaffen und erhalten werden, sondern in den patriarchalischen Strukturen unserer Gesellschaft, genauer in der Vorherrschaft und Verfügungsmacht von Männern über Frauen und in der Sozialisation von Frauen und Männern (Rush 1985, 29ff.; McIntyre 1981, 461; Rommelspacher 1989, 90ff.; Enders 1990, 32ff.; Russel 1986, 392f.). Sexualität ist demnach nur ein Bereich, der diese Machtverhältnisse widerspiegelt.

Vertreterinnen des feministischen Ansatzes führen sexuelle Gewalt gegen Kinder somit nicht auf eine individuelle oder familiäre Pathologie zurück, sondern auf Gesellschaftsstrukturen, die es Männern erlauben, Schwächere auszubeuten. Der Blick richtet sich somit auf soziale Normalität, die allerdings durchaus 'pathologische' Züge aufweisen kann. Zentrale Kategorien sind Macht und Geschlecht. Gegen diese feministische Position wird häufig eingewandt, daß doch auch Frauen Kinder sexuell mißbrauchen würden. Diese Tatsache kann aber nicht darüber hinwegtäuschen, daß »keinerlei Zweifel an der signifikanten Geschlechtsspezifität des sexuellen Mißbrauchs bleibt«, wie der Familientherapeut Tom Levold feststellt (Levold u.a. 1990, 75). So ist z.B. der polizeilichen Kriminalstatistik von 1992 zu entnehmen, daß von den insgesamt 16.381 Opfern sexuellen Kindesmißbrauchs 23 % Jungen und 76 % Mädchen waren (Bundeskriminalamt 1993, 119).

Einige Autorinnen betonen, daß es sich beim sexuellen Kindesmißbrauch in erster Linie um eine Gewaltdelikt und nicht um ein Sexualdelikt handelt (Steinhage 1989, 18; Hildebrand 1986, 52). Beim Vater-Tochter-Inzest gehe es dem Täter primär um die Ausübung von Macht und nicht um die Befriedigung seiner sexuellen Bedürfnisse. Betrachtet man die Aussagen sexuell mißbrauchter Mädchen und Frauen, spricht einiges für eine solche Betrachtungsweise. Sexuelle Gewalterfahrungen werden von betroffenen Frauen nicht nur als sexuelle Verletzung erlebt, sondern vor allem als Demütigung, Herabsetzung und letztlich als Entwertung ihrer gesamten Person erfahren.
Meines Erachtens ist es für das Verständnis sexueller Gewalt jedoch wichtig, den sexuellen Aspekt nicht aus dem Auge zu verlieren, da sich der Machtmißbrauch in Form von sexuellen Handlungen äußert. Autorinnen wie Russel (1986) und Rijnaarts (1988) wenden sich gegen die weitverbreitete Meinung, sexueller Kindesmißbrauch habe nichts mit sexuellen Bedürfnissen des Täters zu tun. Die Behauptung, Inzest sei kein sexuelles Problem, basiert, so Rijnaarts (1988, 264), auf der Annahme, es gebe so etwas wie Sexualität an sich ('pure Sexualität'), losgelöst von historischen Entwicklungen, gesellschaftlichen Strukturen und menschlichen Beziehungen. Sexualität ist immer vermischt mit anderen, nicht-sexuellen Bedürfnissen, Wünschen und Gefühlen.
Nach Russel (1986, 392f.) besteht ein Zusammenhang zwischen Inzest und männlichem Sexualitätserleben. Die Sexualisierung von Macht, Intimität und Zuneigung, zuweilen auch Haß und Verachtung, ist Teil männlicher Sozialisation. Das herrschende Männlichkeitsideal, vor allem das Ideal männlicher Sexualität, macht manche Männer anfällig für Gewalt, Vergewaltigung und sexuellen Kindesmißbrauch. Solange Männer lernen, die Be-

friedigung ihrer sexuellen Bedürfnisse als höchstes Gut zu betrachten, das ihnen zusteht und das sie Frauen abverlangen können, solange werden die Bemühungen, gegen Inzest vorzugehen, so Russel, nur wenig erfolgreich sein (vgl. auch Finkelhor 1984, 12f.).
Die Begriffe 'Macht und Sexualität' sind beim sexuellen Kindesmißbrauch letztlich untrennbar miteinander verknüpft. Analysiert man den Inzest anhand des Machtbegriffs, stößt man zwangsläufig auf den Bereich der Sexualität. Versucht man den Mißbrauch als sexuelles Problem des Täters zu verstehen, kommt man nicht daran vorbei, sich auch mit der Machtfrage auseinanderzusetzen.

VertreterInnen des feministischen Ansatzes befürworten die Verwendung der Begriffe Täter/Opfer (trotz der damit verknüpften Probleme, vgl. Sattler/Flitner 1989, 32), weil sie eindeutig klarstellen, daß es in der Verantwortung des Erwachsenen liegt, wenn er seine Bedürfnisse auf Kosten des Kindes befriedigt. Die Kinder werden ebenso wie deren Mütter als Opfer gesehen, für die Parteilichkeit gefordert wird (Stumpf 1990, 232f.). Allerdings wird der generelle Opferstatus der (erwachsenen) Frauen innerhalb des feministischen Diskurses auch diskutiert. So weist Thürmer-Rohr (1991) darauf hin, daß außerhalb der unmittelbaren sexuellen Gewalterfahrungen eine 'Mittäterschaft' der Frau zu untersuchen ist. »Der Begriff Mittäterschaft fragt nach der systematischen Funktionalisierung der Frau für die Macht-Taten des Mannes, einer Funktionalisierung, in die die Frau auch als Handelnde, als Tätige sozusagen eingebaut ist und sich selbst einbaut« (Thürmer-Rohr 1991, 491). Auch Rommelspacher (1993) versteht unter feministischer Parteilichkeit nicht, grundsätzlich auf der Seite der Frauen zu stehen, sie zu entlasten und ihr Verhalten zu entschuldigen. Auch Frauen mißbrauchen Macht, beuten aus und funktionalisieren Kinder für ihre eigenen Bedürfnisse. Parteilichkeit bedeutet für sie, »all das zu stützen, was die Gewalt von Männern gegenüber Frauen wie auch von Eltern gegenüber ihren Kindern abzubauen hilft« (Rommelspacher 1993, 16). Darüber hinaus führt die Verwendung des Opferbegriffs als Synonym für die Bedingtheit menschlichen Verhaltens durch gesellschaftliche Strukturen leicht dazu, daß auch Täter als Opfer des patriarchalischen Gesellschaftssystems gesehen werden. 'Macht besitzen' ist jedoch nicht gleichbedeutend mit 'Macht mißbrauchen'. Menschliches Verhalten ist immer das Ergebnis einer Wechselwirkung zwischen Gesellschaftsstrukturen und individueller Handlungsfreiheit (das trifft natürlich auch auf die Mütter zu, Anm.d.Verf.). Meines Erachtens wird dieser Aspekt in den theoretischen Erklärungsansätzen - auch in den feministischen - zu wenig berücksichtigt. Bei allem Verständnis für das individuelle Schicksal eines Täters bleibe es in der persönlichen Verantwortung eines jeden Mannes, die ihm gegebene Macht nicht zu mißbrauchen und das Recht von Kindern und Frauen auf sexuelle Selbstbestimmung zu respektieren.

Die Situation von Müttern bei intrafamilialem sexuellen Mißbrauch wird von feministisch orientierten Autorinnen ebenfalls im Kontext patriarchalischer Gesellschafts- und Familienstrukturen analysiert. Rommelspacher (1989, 91) wendet sich gegen die gängigen Erklärungsmuster vieler familiensystemisch orientierter InzestforscherInnen, nach deren Aussagen die Mutter zweimal versagt hat: Sie hat den Vater sexuell frustriert, und sie hat die Tochter verraten. Von den Frauen wird einerseits erwartet, ihren Ehemann sexuell und emotional zu befriedigen, andererseits sollen sie die Tochter vor den Gefahren des Vaters schützen. Sie sollen über alles, was in der Familie vor sich geht, Bescheid wissen und dann ausschließlich im Interesse der Tochter handeln, unabhängig von eigenen Bedürfnissen und Wünschen. Diese hohen Erwartungen spiegeln nach Rommelspacher (1989) eher kindliche Allmachtsphantasien wider und haben wenig mit der Realität zu tun.

»Was hier implizit von den Müttern erwartet wird, sagt weniger aus über deren reale Möglichkeiten als über die eigenen Mutteridealisierungen und -psychoanalytisch gedacht - über die Reaktivierung eigener Ängste, von der Mutter verlassen zu werden.« (Rommelspacher 1989, 91)

Das idealisierte Bild von der Mutter als Allmächtige und Allwissende schlägt bei der Beschuldigung der Mutter als Hauptverursacherin deutlich sichtbar in Enttäuschung, Wut und Frauenverachtung um. Die Überzeugung von der latenten Mitschuld der Mutter zeigt sich sowohl bei den Inzestopfern selbst als auch bei den ExpertInnen. Finkelhor (1979, 212) meint dazu, daß KlinikerInnen und WissenschaftlerInnen das Bild der 'allmächtigen' und 'allwissenden' Mutter von den Betroffenen übernommen hätten.

Nach Einschätzungen feministischer Autorinnen wissen Mütter keineswegs immer von dem sexuellen Mißbrauch ihrer Tochter (oder ihres Sohnes). Zwar ist der Wunsch der Tochter, daß die Mutter etwas ahnen möge, verständlich, aber tatsächlich bekommt die Mutter in vielen Fällen nichts von den sexuellen Übergriffen mit (Stumpf 1990, 225ff.; Rommelspacher 1989, 91; Jonker 1988, 39). Dafür sprechen auch die Ergebnisse empirischer Studien. So stellte Russel (1986, 128) in ihrer Untersuchung fest, daß die Drohung des Mädchens, es der Mutter mitzuteilen, die wirksamste Möglichkeit war, den Mißbrauch des Vaters zu beenden.

Dennoch stellen sich auch feministisch orientierte Autorinnen die Frage: Hätte die Mutter es nicht eher bemerken können? Hat sie es vielleicht nicht wissen wollen? Hat sie häufig einfach nicht hingeschaut?

Feministinnen betonen, daß für den sexuellen Mißbrauch des Kindes allein der Täter verantwortlich ist. Die Mutter trägt jedoch die Verantwortung, für das Wohlergehen und den Schutz ihres Kindes zu sorgen, sobald sie von dem sexuellen Mißbrauch erfahren hat (Rommelspacher 1989, 92ff.; Steinhage 1989, 96).

In bezug auf das Verhalten der Mütter während des Mißbrauchs und nach Aufdeckung des Geschehens nennen Vertreterinnen des feministischen Ansatzes vor allem gesellschaftliche und familiäre Gründe, die Mütter davon abhalten können, den Mißbrauch offenzulegen und Partei für die Tochter zu ergreifen.
Die heutige Vorstellung von Weiblichkeit drückt sich weniger in ganz konkreter Frauenarbeit aus, sondern beinhaltet eine gefühlsbetonte Existenz mit und durch Ehemann und Kindern. Die Zuständigkeit der Frau für das Wohlergehen der Familie (vor allem für die 'gesunde' Entwicklung der Kinder) sowie die Unvereinbarkeit von Familie und Beruf charakterisieren das gesellschaftliche Bild der Ehefrau und Mutter. Es ist zu vermuten, daß dieses gesellschaftliche Bild von 'Weiblichkeit' zumindest im Unbewußten vieler Frauen immer noch existiert, auch wenn die soziale Realität in vielen Bereichen diesem Bild nicht mehr entspricht. Die gesellschaftlichen Mutterbilder konstruieren die Alleinverantwortlichkeit der Mütter für die Entwicklung ihrer Kinder. Treten Probleme auf, dann hat die Mutter versagt und ihre Aufgabe nicht erfüllt.

»Die Mutter wird immer als ganzer Mensch verurteilt, sie hat als Frau versagt, denn Mutter-Sein ist - so wird unterstellt - eine biologische Qualität und nicht Arbeit.« (Oubaid 1987, 23)

Auch viele Mütter sind darum bemüht, dem gesellschaftlichen Bild der sogenannten Idealmutter, die für das 'gesunde' Gedeihen ihres Kindes die ausschließliche Verantwortung trägt, zu entsprechen (Beck-Gernsheim 1992). Frauen, die sich mit diesem Idealbild von Mutterschaft identifizieren, müssen sich demzufolge besonders schuldig und als 'schlechte' Mutter fühlen, wenn sie vom sexuellen Mißbrauch ihres Kindes erfahren. Dies ist eine der Fragen dieser Arbeit (s. Kap. II.3.3, II.5).

Für Frauen, die in ihrer Rolle als Ehefrau und Mutter ihre zentrale Lebensaufgabe sehen, hat die Erfahrung des Mißbrauchs der Tochter tiefgreifende Konsequenzen. Den Mißbrauch der Tochter wahrzunehmen und als Realität zu akzeptieren, bedeutet für die Mutter zu erkennen, daß sie in ihrem Lebensentwurf gescheitert ist: »Ihr ist die eigene Tochter entfremdet, ihre Bemühungen und ihre Sehnsucht nach einer heilen Familie sind zerstört, und sie wird als Sexualpartnerin von ihrem Ehemann betrogen sowie in ihrem Verständnis einer gemeinsamen geteilten elterlichen Verantwortung« (Rommelspacher 1989, 92; vgl. auch Jonker 1988, 40).

Weitere von feministisch orientierten Autorinnen genannten Gründe, die Mütter dazu veranlassen können, den Mißbrauch ihres Kindes zu leugnen, sind: Finanzielle Abhängigkeit vom Partner und Angst vor dem Verlust des eigenen sozialen und ökonomischen Status (Steinhage 1989, 105; Rommelspacher 1989, 96), Angst vor gesellschaftlicher Diskriminierung (als Mutter und Partnerin versagt zu haben) und vor sozialer Isolation (Steinhage 1989, 104), die Verinnerlichung der gesellschaftlich zugedachten Frauenrolle, das heißt vor allem wenig Selbstwertgefühl, keine Möglichkeit, sich zur Wehr zu setzen, Ohnmachtsgefühle gegenüber männlich orientierten Machtstrukturen (Hoffmann 1988, 85) und nicht zuletzt eigene sexuelle Gewalterfahrungen (Steinhage 1989, 105; Rommelspacher 1989, 96f.). All dies kann Mütter daran hindern, einzugreifen und konsequent im Interesse der Tochter zu handeln.
Burgard (1991, 230ff.) führt im Zusammenhang mit ihrer Studie über mißhandelte Frauen noch einen weiteren Faktor an, der auch auf Mütter sexuell mißbrauchter Mädchen übertragbar ist. Nach Auffassung der Autorin reagieren viele Frauen auf körperliche Gewalt, Enttäuschung und emotionale Verletzung nicht mit Aggression, Konfrontation und dem Bestreben nach Auseinandersetzung. Stattdessen wandeln sie ihre Aggressionen um in Gekränktsein, in Vorwürfe, Selbstzweifel und Depression. Der Grund dafür liegt nach Burgard (1991) in dem ausschließlich für Frauen existierenden gesellschaftlichen Aggressions-Tabu, das viele Frauen verinnerlicht haben. Die Sozialisation von Mädchen ist dahingehend ausgerichtet, aggressive Gefühle an sich selbst nicht zu akzeptieren, sondern sie zu unterdrücken bzw. umzuwandeln.

Meines Erachtens leistet der feministische Ansatz einen wichtigen Beitrag zur Erklärung des Phänomens des sexuellen Kindesmißbrauchs. Der sexuelle Mißbrauch wird nicht auf ein familiäres Problem reduziert, sondern in einem umfassenderen gesellschaftlichen und sozialen Kontext betrachtet. Dies ermöglicht eine Erweiterung der individualpsychologischen oder familienzentrierten Perspektive. Auch das Verhalten der Mütter wird auf der Grundlage ihrer realen Handlungsmöglichkeiten und Ressourcen analysiert. Auf der Ebene der einzelnen Personen (bzw. Familienmitglieder) bedarf das Modell jedoch theoretischer Ergänzung. Das einfache Täter-Opfer-Schema und gesellschaftliche Analysen können weder die komplizierten und verstrickten Beziehungen des Mißbrauchers, des mißbrauchten Kindes und der Mutter noch deren Verhaltensweisen ausreichend erklären. Gerade

für die therapeutische Arbeit mit den Kindern und ihren Müttern ist es nach meiner Auffassung notwendig, die feministische Perspektive durch eine familienorientierte zu erweitern. Familientherapeutische Konzepte wie Bindung, Loyalität und Abhängigkeit sollten in Therapie und Beratung berücksichtigt werden.
Die von Autorinnen wie Walters u.a. (1991) und McGoldrick u.a. (1991) entwickelten feministisch-familientherapeutischen Modelle, die sich allerdings nicht speziell auf den sexuellen Kindesmißbrauch beziehen, sind positive Beispiele, die beiden Ansätze zusammenzubringen. Die Autorinnen kritisieren, daß die gegenwärtigen familientherapeutischen Modelle auf dem Wertsystem der nordamerikanischen Kleinfamilie der vierziger und fünfziger Jahre beruhen und den veränderten Verhältnissen nicht mehr entsprechen würden. Sie zeigen auf, daß die Familientherapie die Situation von Frauen in Familien weitgehend ausgeblendet und Themen des weiblichen Lebenszusammenhangs vernachlässigt hat. Tradierte Geschlechtsrollen werden nicht hinterfragt, sondern unreflektiert übernommen und bestätigt. McGoldrick u.a. (1991) versuchen die Geschlechtsrolle als zentrale Dimension zwischenmenschlichen Verhaltens in den systemischen Ansatz zu integrieren. Das bedeutet, die gesellschaftliche Benachteiligung von Frauen anzuerkennen und neue Annahmen darüber zu entwickeln, was eine lebensfähige Familie ausmacht.
Diese Modelle könnten als Anregung dienen, auch im Bereich des sexuellen Kindesmißbrauchs umfassendere Konzepte zu entwickeln, die zu einem besseren Verständnis dieses komplexen Problems beitragen.

2. Empirische Befunde zu Müttern sexuell mißbrauchter Kinder

2.1 Herkunftsfamilie und Kindheit der Mütter

Nur wenige Studien fragen nach den Erfahrungen der Mütter in ihren Herkunftsfamilien. Die ausführlichste Beschreibung, die auch die Lebensgeschichte der Mütter einbezieht, findet sich bei Kaufman u.a. (1954).
Der Autor untersuchte elf Fälle von Inzest. Welche Datenquellen seinen Informationen über die Mütter zugrundeliegen, geht aus seiner Darstellung nicht eindeutig hervor. Vermutlich basieren seine Erkenntnisse über Mütter und Großmütter sowohl auf Aussagen der Töchter als auch auf seinen persönlichen Einschätzungen.

Kaufman (1954, 254ff.) beschreibt die typische Großmutter des Inzestopfers als extrem hart und maskulin. Gegenüber der Tochter (der Mutter des Inzestopfers) verhält sie sich kalt, feindlich und kontrollierend. Sie übernimmt mehr Verantwortung als der Vater und versorgt die Familie materiell. Sie ist jedoch nicht in der Lage, emotional für die Familie zu sorgen und ihrer Tochter Wärme und Verständnis entgegenzubringen. Die Großmutter selbst wurde von ihrem Ehemann früh verlassen. Als Reaktion darauf wählte sie sich eine von ihren Töchtern aus (und zwar die Tochter, die dem Großvater am meisten ähnelte), an der sie ihre eigene Kränkung abreagierte. Alle feindseligen Gefühle, die eigentlich dem Großvater galten, richteten sich nun gegen die Tochter. Ist die Tochter erwachsen und selbst Mutter, wählt sie sich wiederum eine Tochter aus, mit der sie in besonderer Weise umgeht, und zwar so, daß die Tochter zum Ebenbild der Großmutter mütterlicherseits wird. Die Abneigung, die sie selbst erfahren hat, überträgt sie auf die eigene Tochter und drängt sie in die Mutterrolle. Das führt schließlich dazu, daß sie ihren Ehemann vernachlässigt, woraufhin dieser eine inzestuöse Beziehung mit seiner Tochter eingeht. Kaufman (1954) stellt ein Dreigenerationenmodell vor, nach dem eine ablehnende Großmutter eine bedürftige Mutter schafft, die dann in Folge der fehlenden Erfahrung von Zuwendung in ihrer eigenen Tochter eine Mutterfigur sucht und sich ihrer Verantwortung als Mutter immer mehr entzieht.

Die negativen Kindheitserfahrungen der Mütter von Inzestopfern, die gekennzeichnet waren durch 'Kälte' und Ablehnung durch die eigene Mutter, werden in anderen Studien weitgehend bestätigt (Lustig u.a. 1966, 34; Justice/Justice 1979, 147; Meiselman 1978, 140). Kaufman (1954) erwähnt zwar, daß beide Eltern Entbehrungen in ihrer Kindheit erfahren haben, berichtet aber hauptsächlich über die 'pathologische' Großmutter-Mutter-Beziehung und sieht diese als entscheidenden Faktor für den späteren Mißbrauch der Tochter durch den Vater an. Die von Kaufman (1954) vertretene Mehrgenerationentheorie erweckt den Eindruck, daß der Inzest durch Frauen bzw. Mütter von Generation zu Generation weitergegeben wird (in der Literatur werden die Mütter häufig als sogenannte »incest carriers« bezeichnet). Letztlich wird für den Vater-Tochter-Inzest wieder eine Frau verantwortlich gemacht, wenn auch in diesem Fall die Großmutter. Kaufman (1954) macht die Mütter zu 'Überträgerinnen' des Mißbrauchs, als wenn Vater-Tochter-Inzest eine vererbbare Krankheit wäre, die durch Frauen bzw. Mütter von Generation zu Generation weitergegeben wird.

2.2 Persönlichkeitsstruktur der Mütter

Weist nun das Persönlichkeitsbild der Mütter von Ehemännern, die ihre Tochter sexuell mißbrauchen, soziale und psychopathologische Besonderheiten auf?
Maisch (1968, 101) stellte in seiner Studie fest, daß das Persönlichkeitsbild der Mütter in der Mehrzahl der Fälle von dem der normal intelligenten Durchschnittsfrau nicht abweicht. Eine solche Beschreibung besagt lediglich, daß diese Mütter sich nicht durch besondere Charakteristika von anderen Frauen unterscheiden.

Andere AutorInnen sind in ihrer Beschreibung der Mütter präziser. Kaufman (1954, 269) charakterisiert die Mütter in seiner Untersuchung als hart, infantil, intellektuell dumm, extrem abhängig und in ihrer äußeren Erscheinung als nachlässig. Diese Eigenschaften von Müttern werden von anderen AutorInnen mehr oder weniger bestätigt. Justice/ Justice (1979, 98), die 112 Inzestfamilien untersuchten, beschreiben die Mütter dieser Familien als schwach, unterwürfig und wirtschaftlich und emotional völlig abhängig von ihren Ehemännern.
Eine weitere Eigenschaft dieser Frauen sind nach Einschätzungen verschiedener AutorInnen ihre masochistischen Tendenzen. Kaufman (1954, 270) sieht die Minderwertigkeitsgefühle der Mütter als Ursache dafür an, daß sie mit masochistischen Methoden ihre Bedürfnisse nach Zuwendung zu befriedigen versuchen. Auch in Meiselmans (1978, 118ff.) Stichprobe von 30 Müttern wurden 13 für passiv-abhängig und potentiell masochistisch befunden. Meiselman (1978) sprach mit den Töchtern und mit den TherapeutInnen der Mütter. Für die Autorin trifft das Bild der masochistischen Mutter deswegen zu, weil die Frauen die körperlichen und seelischen Mißhandlungen durch ihre Männer zu genießen scheinen. In diesem Zusammenhang weist sie auch darauf hin, daß Passivität und Gefügigkeit bei einer Frau ganz normal seien, wenn ihr Mann »auf gutartige Weise dominierend ist und ihr finanzielle und emotionale Sicherheit bietet« (Meiselman 1978, 118).
Andere Autoren beschreiben die Frauen als frigide, kühl, sexuell desinteressiert und promiskuitiv (Justice/ Justice 1978, 97; Kaufman u.a. 1954, 270). Die promiskuitive Mutter stellt ein negatives Vorbild für die Tochter dar und schafft ein sexuelles Klima in der Familie, in dem normale Grenzen nicht mehr eingehalten werden (Justice/ Justice 1979, 99). Maisch (1968, 101), der die Mehrheit der Frauen als sozial unauffällig charakterisiert, weist jedoch darauf hin, daß immerhin bei einer Minorität, das heißt bei einem Fünftel bis einem Viertel dieser Frauen, in der Lebensgeschichte

Verhaltensweisen aufgetreten sind, die sich durch unstete Lebensführung (29 %) und Promiskuität (22 %) kennzeichnen lassen.

Einige AutorInnen gingen der Frage nach, ob Mütter von Inzestopfern unter Depressionen leiden. Dabei geht es nicht um die häufig depressiven Reaktionen der Mütter unmittelbar nach der Aufdeckung des Mißbrauchs, sondern um die Persönlichkeitsstruktur der Frauen. Sgroi (1982, 195ff.), die mit Müttern sexuell mißbrauchter Mädchen arbeitete, stellte fest, daß diese Frauen häufig ein geringes Selbstvertrauen besitzen. Die meisten der Mütter haben ein negatives Selbstbild, was Sgroi (1982) als Bestandteil einer Depression diagnostiziert.

Zwei weitere Studien, die Mütter direkt untersuchten, kamen zu dem Ergebnis, daß Depression kein typisches Merkmal von Müttern ist, deren Kinder mißbraucht wurden.
Groffs (1987) Stichprobe setzte sich aus 24 Frauen zusammen, deren Ehemänner ein oder mehrere Kinder sexuell mißbraucht hatten. Die Kinder waren Töchter, Stieftöchter, Stiefsöhne und Söhne des Täters. Die Autorin verwendete den Minnesota Multiphasic Personality Inventory (MMPI). In den Skalen Depression, Isolation, Abhängigkeit und Ich-Stärke fand sie bei den Frauen lediglich durchschnittliche Werte. Die Eigenschaften, die Mütter mißbrauchter Kinder von anderen AutorInnen oft zugeschrieben werden, konnte Groff (1987) in ihrer Studie somit nicht bestätigen. Allerdings fielen 42 % der Befragten in die Kategorie 'soziopathisch'. Dies deutet nach Groff (1987) darauf hin, daß bei Müttern von Inzestopfern häufiger Persönlichkeitsstörungen auftreten als neurotische Symptome. Dabei ist allerdings zu berücksichtigen, daß diese Einschätzung der Autorin auf einer sehr kleinen Stichprobe basiert.
Wagner (1991) untersuchte drei verschiedene Gruppen von Müttern (insgesamt 104 Mütter), die wegen intrafamilialen sexuellen Mißbrauchs (31 %) oder wegen extrafamilialen sexuellen Mißbrauchs (25 %) oder aber aufgrund eines anderen Problems ihres Kindes (44 %) eine universitäre Beratungsstelle aufgesucht hatten. Der Autor fand keine signifikanten Unterschiede im Beck Depression Inventory (BDI) zwischen den drei Gruppen. Bei 50 % der Mütter, deren Kinder intrafamilial mißbraucht wurden, bei 69 % der Mütter, deren Kinder extrafamilial mißbraucht wurden, und bei 50 % der Mütter nicht mißbrauchter Kinder wurde zumindest ein mittlerer Grad von Depression festgestellt. Mütter mißbrauchter Kinder leiden nach den Ergebnissen dieser Studie somit nicht stärker unter depressiven Symptomen als Mütter, die durch andere Probleme ihrer Kinder belastet sind.

Abgesehen von den beiden zuletzt genannten Studien von Wagner (1991) und Groff (1987), zeichnen die meisten AutorInnen ein sehr negatives Bild von den Müttern. Mütter mißbrauchter Kinder sind schwach, unterwürfig, frigide, masochistisch, intellektuell dumm und in ihrer äußeren Erscheinung nachlässig. Dabei bleibt häufig unklar, wie die ForscherInnen die 'desolate' Persönlichkeitsstruktur der Frauen ermittelt haben. Der Hinweis darauf, daß die Informationen über die Frauen aus Gesprächen im Rahmen der Familientherapie gewonnen wurden, ist meines Erachtens zu unpräzise. Die Informationen über die Persönlichkeit der Mütter scheinen eher auf Vorurteilen der AutorInnen als auf gesicherten Erkenntnissen zu basieren. Wagner (1991) und Groff (1987) haben Mütter selbst befragt. Diese AutorInnen beschreiben ihre methodische Vorgehensweise genau, so daß eindeutig nachvollziehbar ist, wie sie zu ihren Ergebnissen gekommen sind. Gerade in diesen beiden Untersuchungen wurden in bezug auf die Merkmale Depression, soziale Isolation, Abhängigkeit und Ich-Stärke lediglich durchschnittliche Werte festgestellt.
Insgesamt entsteht der Eindruck, daß die meisten AutorInnen die Mütter als Versagerin hinstellen. Sie hat versagt aufgrund ihrer 'abnormen' Persönlichkeit und ihrer Unfähigkeit, ihre Rolle als Mutter und Ehefrau pflichtgemäß zu erfüllen (z.B. indem sie dem Ehemann jederzeit sexuell zur Verfügung steht).

2.3 Rolle der Mütter beim Mißbrauch

Die Studien, die sich mit der Rolle der Mütter beschäftigen, gehen vor allem der Frage nach, auf welche Weise Mütter am Inzestgeschehen beteiligt sind.
Ein zentraler Punkt, der in verschiedenen Untersuchungen angeführt wird, ist die Annahme, daß das Mißbrauchsrisiko steigt, wenn die Mutter auf irgendeine Art abwesend ist (Herman 1981., 48, 75ff; Maisch 1968, 107ff.; Finkelhor 1979, 125ff.; Kaufman u.a. 1954, 276). Die AutorInnen stellten fest, daß die Mütter in diesen Familien häufig nicht zu Hause sind, auf mannigfaltige Art von zu Hause 'flüchten' und dadurch ihre Verantwortung für die Familie zurückweisen. Die Abwesenheit kann sich z.B. in häufigen Krankheiten der Mutter ausdrücken. Maisch (1968, 102) fand in seiner Untersuchung heraus, daß 33 % der Mütter vor oder während des Mißbrauchs körperliche Erkrankungen durchmachten, was sich unter Umständen negativ auf das Familienleben auswirken kann und somit den Inzest

begünstigt. Herman (1981, 77f.) kam in ihrer Untersuchung zu dem Ergebnis, daß über 55 % der Mütter sich unverhältnismäßig oft im Krankenhaus aufhielten und mehr als 38 % der Töchter zeitweise von ihren Müttern getrennt waren (über die zeitliche Dauer der Trennungen macht die Autorin keine Angaben). Dies geschah meist, weil die Mütter sich mit der Bewältigung des Haushalts und der Versorgung der Kinder überfordert fühlten. Alkoholismus, Depressionen und Psychosen waren die häufigsten Ursachen dafür, daß die Mütter ihre Aufgaben nicht mehr bewältigen konnten. Andere fühlten sich körperlich und psychisch erschöpft aufgrund mehrerer Schwangerschaften und der Versorgung vieler Kinder. Einige Mütter hatten auch behinderte Kinder, die ihre gesamte Energie und Zeit beanspruchten.

Ein weiterer Aspekt, der eng verknüpft ist mit dem vorigen, betrifft die psychische Unzulänglichkeit der Mutter. Forward/ Buck (1978, 45-46), die mit mehr als 300 Inzestfamilien gearbeitet haben, sind der Ansicht, daß die Mütter nicht ausreichend für Vater und Tochter sorgen. Die Frauen sind unfähig, zu Ehemann und Tochter eine fürsorgliche und affektive Beziehung aufzubauen. Dieses emotionale Verlassen der Familie führt dazu, daß Vater und Tochter Zuflucht beieinander suchen, was letztlich den sexuellen Mißbrauch herausfordert. In der Untersuchung von Maisch (1968) übten 22 % der Mütter einen negativen Einfluß auf das Familienleben aus. Dieser negative Einfluß bestand vor allem in der »Unfähigkeit oder Unmöglichkeit der Mütter, die (emotionale) Harmonie und Solidarität der Familie zu gewährleisten« (Maisch 1968, 104). Sgroi (1982, 195ff.) stellte fest, daß die Mütter dazu neigen, sich emotional zurückzuziehen. Die Autorin interpretiert dies als eine Strategie, um sich aus der Verantwortung für die Familie zu flüchten. Die Mutter bietet den Kindern keinen Schutz und ist nicht in der Lage, das inadäquate Verhalten zwischen Ehemann und Kind zu unterbinden.
Alle hier genannten ForscherInnen vertreten einstimmig die Position, daß es primär Aufgabe der Mutter ist, für Harmonie und Geborgenheit in der Familie zu sorgen. Ansonsten fördert sie ein Klima, das günstige Voraussetzungen für den Inzest schafft.

Ein weiteres Ergebnis verschiedener Studien ist, daß die Frauen ihre Töchter in die Mutterrolle drängen. Die Mutter überträgt dem Mädchen sämtliche häuslichen Aufgaben wie Einkaufen, Putzen und Versorgung der jüngeren Geschwister (Sgroi 1982, 194ff.; Kaufman u.a. 1954, 270; Justice/ Justice 1979, 120; Tschirhart-Sanford 1980, 156).
Zudem bürdet die Mutter der Tochter nicht nur die gesamte Hausarbeit auf, sondern drängt das Mädchen zusätzlich noch in die Rolle des Sexualpartners des Mannes. Die Nicht-Erfüllung der sexuellen 'Pflichten' ist ein Vor-

wurf, der in etlichen Untersuchungen genannt wird. Maisch (1968, 109) fand heraus, daß sich fast 31 % der Ehefrauen ihren Ehemännern gegenüber sexuell ablehnend verhielten. Auch andere AutorInnen stellen in ihren Studien fest, daß der sexuelle Rückzug der Ehefrau geradewegs in den Inzest mündet. Durch die sexuelle Verweigerung gegenüber dem Ehemann fordert die Mutter den Vater geradezu dazu auf, die Tochter sexuell zu mißbrauchen (Justice/ Justice 1979, 148), oder sie lenkt dadurch die sexuellen Energien des Ehemannes auf die Tochter:

»Indem sie [die Mütter, Anm. d. Verf.] ihre Ehemänner sexuell zurückweisen, erzeugen sie in ihnen eine erhebliche sexuelle Frustration und Spannung, sie [die Mütter, Anm. d. Verf.] spielen eine zentrale Rolle, indem sie die sexuellen Energien des Ehemannes in die Richtung der Tochter lenken.« (Lustig u.a. 1966, 34, eigene Übersetzung)

Die AutorInnen unterstellen den Müttern, daß sie die Tochter bewußt oder unbewußt dem Ehemann sexuell ausliefern. Durch ihre sexuelle Zurückweisung spielen sie eine ausschlaggebende Rolle beim Mißbrauch der Tochter. Die ForscherInnen scheinen davon auszugehen, daß die Ehefrau dem Ehemann ständig sexuelle Bereitschaft schuldet, ansonsten kann es passieren, daß er seine sexuelle Befriedigung bei der Tochter sucht.

Physische Abwesenheit, emotionale Vernachlässigung der Familie, Rollentausch mit der Tochter und der sexuelle Rückzug werden von zahlreichen AutorInnen als Kriterien angeführt, die die Beteiligung der Mütter am Inzestgeschehen ausmachen. Entspricht die Mutter ihrer traditionellen Rolle nicht, ist sie selbst überlastet oder krank, trägt sie nach Meinung der meisten ExpertInnen eine Mitschuld oder sogar die Hauptverantwortung für den sexuellen Mißbrauch der Tochter durch den Ehemann.

In bezug auf die Frage, ob die Frauen von dem Mißbrauch des Kindes wissen und wie bewußt das geschieht, kommen die Untersuchungen zu unterschiedlichen Ergebnissen. Die erste Gruppe der Forscherinnen ist der Überzeugung, daß Mütter vom Inzest wissen und in irgendeiner Form darin verwickelt sind. Eine zweite Gruppe bilden die Autorinnen, die glauben, daß die überwiegende Zahl der Mütter etwas ahnt, aber nur wenige Frauen eindeutig von dem sexuellen Mißbrauch wissen. Manche Mütter würden zunächst auch gar nichts von den sexuellen Übergriffen mitbekommen.
Die Vertreterinnen der ersten Gruppe sind der Auffassung, daß die Mütter, von ganz wenigen Ausnahmen abgesehen, grundsätzlich von den sexuellen Übergriffen des Mannes an der Tochter wissen und einen Gewinn daraus ziehen. Die Autorinnen gehen davon aus, daß die Mütter bewußt oder unbewußt den Mißbrauch ermöglichen, eventuelle Ahnungen vom Inzestgeschehen verdrängen und Signale verleugnen. Die sexuelle Beziehung zum

Ehemann wird den Frauen zunehmend lästig, so daß der Inzest ihrem Interesse entgegenkommt, sich von der sexuellen Aktivität mit ihrem Partner zurückzuziehen (Forward/ Buck 1978, 45ff.; Justice/ Justice 1979, 97ff.).
Die Autorinnen der zweiten Gruppe kommen aufgrund ihrer Untersuchungen zu dem Schluß, daß es zwar Frauen gibt, die über das Verhalten ihres Mannes genau Bescheid wissen, dies aber nicht für die überwiegende Zahl der Mütter zutrifft (Herman 1981, 88ff.; Tschirhart Sanford 1980, 175ff.). Die Autorinnen sind der Auffassung, daß die meisten Mütter ahnen, daß an der Beziehung zwischen Vater und Tochter etwas »nicht stimmt«. Manche suchen daraufhin Rat bei einer anderen Person oder sprechen den Mann direkt an. Herman (1981, 88) ist der Meinung, daß viele Mütter die indirekten Botschaften der Töchter zunächst mißverstehen oder nicht wahrnehmen.
Tatsächlich scheint es häufig so zu sein, daß den Frauen nach der Aufdekkung Situationen einfallen, die sie damals nicht einordnen konnten. Die 'Zeichen' der Mädchen falsch zu deuten heißt aber nicht, den Mißbrauch bewußt zu ignorieren. Die Therapeutin Byerly (1985) ist aufgrund ihrer langjährigen Arbeit mit Inzestopfern und deren Familien der Überzeugung, daß die Mütter gewöhnlich nichts von dem sexuellen Mißbrauch der Tochter wissen. Sie spüren zwar häufig, daß etwas »nicht stimmt«, können dieses Gefühl jedoch nicht genauer bestimmen (Byerly 1985, 8).
Auch die Interpretation, daß die Mütter einen persönlichen Gewinn aus dem Mißbrauch ziehen, ist meines Erachtens kritisch zu betrachten. Autobiographischen Berichten betroffener Mütter ist zu entnehmen, daß die Zeit des Mißbrauchs rückblickend als sehr problematisch beschrieben wird. Die Frauen schildern Belastungen verschiedenster Art (die Tochter ist schwierig, in sich zurückgezogen oder aggressiv, der Mann verhält sich merkwürdig, die Partnerschaft ist in einer Krise und das Familienklima angespannt), ohne daß sie verstanden haben, was vor sich geht (Enders/ Stumpf 1991; Dorpat 1987; Lappessen 1991). Dies deckt sich auch mit den Beschreibungen der Therapeutinnen.

Feministinnen kritisieren an der Diskussion um die Rolle der Mütter, daß häufig den Müttern die Schuld für den Mißbrauch zugewiesen wird (Rijnaarts 1988, 158ff.; Enders 1990, 61f.). Die Autorinnen betonen, daß die Täter meist sehr darauf bedacht sind, den Mißbrauch vor der Mutter geheimzuhalten. Die Zeichen, die die Kinder ihren Müttern aussenden, sind daher oft recht schwer zu entziffern. Einige Kinder wahren auch von sich aus Stillschweigen, um der Mutter Kummer und Sorgen zu ersparen, zumal wenn sie ohnehin überlastet ist. Allerdings ist ein solches Verhalten des Kindes auch ein Hinweis für eine mögliche Parentifizierung. Eine gestörte Mutter-Kind-Beziehung muß aber nicht unbedingt bedeuten, daß die Mutter unfähig ist, eine tragfähige Beziehung zu ihrem Kind aufzubauen, sondern könnte eine Folge der Intrigen des Täters sein (z.B. durch Äußerungen wie »Wenn du das der Mama erzählst, wird sie ganz böse« oder »Mama wird ganz krank und traurig«).

Nach Hooper (1989) dreht sich die Diskussion um die Rolle der Mütter letztlich darum, ob die Mütter nun 'co-perpetrators' oder 'co-victims' seien. Die Autorin hält es nicht für sinnvoll, in den polarisierenden Kategorien von Wissen vs. Nicht-Wissen zu denken. Keine der beiden Positionen trägt nach ihrer Meinung zu einem angemessenen Verständnis der komplexen Rollen und der verschiedenen Verhaltensweisen der Mütter bei. Hooper (1989) weist zu Recht darauf hin, daß es notwendig sei, die Frauen selbst zu befragen, um ihre Situation und ihr Verhalten besser zu verstehen. In ihrer Studie, in der sie 15 biographische Interviews mit Müttern durchführte, fragte sie vor allem nach der Reaktion der Frauen auf die Entdeckung des Mißbrauchs und nach der Bedeutung des Geschehenen für ihr Leben (s. auch Kap. I.2.4). In bezug auf den Aspekt 'Wissen vs. Nicht-Wissen' stellte Hooper (1989, 25f.) fest, daß die Mütter zu unterschiedlichen Zeitpunkten einen unterschiedlichen Grad an Wissen besitzen. Dieser Grad an Wissen ist nach Hooper (1989) von verschiedenen Faktoren abhängig. Zum einen von den verfügbaren Informationsquellen (z.B. das Verhalten des Kindes und des Täters, direkte, indirekte oder widersprüchliche Signale des Kindes, ob das Kind vom Mißbrauch erzählt, aber auch Informationen über den Mißbrauch aus dem Bekannten- und Verwandtenkreis oder in den Medien), zum anderen von den Bewältigungsstrategien, die die Frauen entwickeln, um mit der Bedrohung ihrer Identität und ihres Lebensunterhaltes umzugehen. Weiß die Mutter, daß ihre Tochter mißbraucht wurde, so glaubt sie nicht unbedingt daran. Dabei spielt eine Rolle, ob nahestehende Menschen es glauben, ob das Kind ihr von den sexuellen Übergriffen erzählt hat oder ob sie es nur über Dritte erfahren hat, welches Bild sie vom Täter hat und wie sie ihre Beziehung zu ihm bewertet. Hält sie ihn für einen 'schwierigen' Menschen oder ist er gewalttätig, steigt die Wahrscheinlichkeit, daß sie an den Mißbrauch glaubt. Handelt es sich beim Täter um ihren Partner und schätzt sie die Beziehung zu ihm positiv ein, so wird sie eher an dem Mißbrauch ihres Kindes zweifeln.

Meines Erachtens ist es ohnehin nicht angebracht, sich zu sehr auf die Rolle der Mütter während des Mißbrauchs selbst zu konzentrieren. Da man bei der Rekonstruktion ihres damaligen Verhaltens immer auf die rückblikkenden Erzählungen der einzelnen Familienmitglieder angewiesen ist (d.h. auf die Schilderungen der betroffenen Kinder, des Täters und der Mütter selbst), kann letztlich nicht eindeutig festgestellt werden, inwieweit die Mutter in das Inzestgeschehen verwickelt war. Vielmehr sollte untersucht werden, welche Faktoren es den Müttern erleichtern oder erschweren, ihrem Kind zu glauben und ihre eigene Situation und die ihres Kindes zu verändern.

2.4 Reaktion auf die Aufdeckung und Verarbeitung

Für die meisten Mütter ist es zunächst einmal ein schwerer Schock, wenn sie von dem sexuellen Mißbrauch ihres Kindes erfahren. Sie fühlen sich enttäuscht und verraten von dem Mann, mit dem sie jahrelang zusammen gelebt haben. Newberger u.a. (1993), die 46 Mütter befragten, deren Kind mißbraucht wurde, fanden in ihrer Studie u.a. heraus, daß die psychische Verfassung der Frauen in den ersten vier Monaten nach dem Bekanntwerden des Mißbrauchs sehr schlecht war. Ob Depressionen oder Ängste, Zwänge, Phobien, Überempfindlichkeit oder Feindseligkeit, psychosomatische oder psychotische Störungen, in allen erfaßten Bereichen wurde deutlich, wie stark die Frauen seelisch erschüttert waren. Jede zweite Befragte wich in ihren Werten derart stark von der Norm ab, daß sie als 'klinisch' eingestuft wurde. Daß Mütter derart heftig auf die Entdeckung des Mißbrauchs ihres Kindes reagieren, wird von PraktikerInnen bestätigt. BeraterInnen und TherapeutInnen beschreiben Schock, Ohnmachtsgefühle, Verzweiflung, Angst- und Panikanfälle bis hin zu Suizidgedanken als häufige erste Reaktionen von Müttern auf das Bekanntwerden des Mißbrauchs (Stumpf 1990, 225ff.).
Weitere Reaktionen, die von verschiedenen AutorInnen genannt wer den, sind Schuldgefühle (Forward/Buck 1978, 51), Selbstvorwürfe und Selbstzweifel, völlige Verwirrung, aber auch Rache- und Haßgefühle gegenüber der Tochter (Byerly 1985, 11-12). Manche Mütter übertragen ihre Enttäuschung und Verletzung durch den Ehemann auf die Tochter (Forward/Buck 1978, 52). Die Mutter macht der Tochter Vorwürfe, ist eifersüchtig, fühlt sich zurückgestoßen (Byerly 1985, 12), unzulänglich und unerwünscht in der Familie (Forward/Buck 1978, 51). Nicht selten werden diese Reaktionen noch verstärkt durch die Einwände des Vaters: Glaubst du dieser Lügnerin? Glaubst Du, ich würde so etwas tun? Wie soll so etwas geschehen, ohne daß du etwas bemerkt hast? Du bist ja nur eifersüchtig! Herman (1981, 132) stellt dazu fest, daß viele Männer versuchen würden, die Ehefrau auf ihre Seite zu ziehen, was ihnen häufig auch gelingt. Die Anklagen des Vaters sowie die negativen Reaktionen der Umwelt (wie konnte die Mutter es zulassen, daß so etwas geschieht?) bewirken, daß die

Mutter die Aussage der Tochter in Zweifel zieht oder ihr die Schuld für den Mißbrauch anlastet.

Ergreifen die Mütter nach Bekanntwerden des Mißbrauchs nun Partei für die Tochter, oder leugnen sie das Geschehene und halten zu ihrem Partner? Die Ergebnisse verschiedener Studien zeigen, daß Mütter mißbrauchter Kinder sehr unterschiedlich reagieren.
In der Untersuchung von Herman (1981, 88) entschlossen sich nur drei Mütter der 40 befragten Töchter zu einer endgültigen Trennung vom Ehemann. Drei weitere Mütter sorgten dafür, daß die Tochter außerhalb der Familie untergebracht wurde. Everson u.a. (1989) gingen in ihrer Studie unter anderem der Frage nach, von welchen Faktoren mütterliche Unterstützung für das Kind nach der Aufdeckung des Mißbrauchs abhängt. Ihre Stichprobe setzte sich aus 84 Müttern zusammen, deren Kinder vom Vater, Stiefvater oder Lebensgefährten sexuell mißbraucht worden waren. 84 % der betroffenen Kinder waren weiblichen Geschlechts. Das Alter der Kinder zum Erhebungszeitpunkt lag zwischen sechs und 17 Jahren. Everson u.a. (1989) verwendeten unter anderem halbstrukturierte Interviews und die 'Parental Reaction to Incest Disclosure Scale' (PRIDS), um die Reaktionen der Mütter zu erfassen. Die AutorInnen kamen zu dem Ergebnis, daß sich 44 % der Frauen unterstützend verhielten, 32 % ambivalent und 24 % nicht unterstützend bzw. zurückweisend. Zwischen dem Verhalten der Mütter und ihrem Bildungsstand sowie Charakteristika des Kindes (Geschlecht, Alter oder Rasse) stellten sie keinen Zusammenhang fest. Eine Korrelation fanden die AutorInnen zwischen den Aspekten 'Geständigkeit des Täters' und 'Unterstützung der Mütter'. Mütter verhielten sich unterstützender, wenn der Täter die Handlungen zugab. Es bestand auch ein Zusammenhang zwischen der Art der Beziehung zum Täter und dem Verhalten der Mütter. Die Mütter unterstützen ihre Kinder am meisten, wenn es sich beim Täter um den Ex-Ehemann handelte, und am wenigsten, wenn der Täter ihr gegenwärtiger Lebensgefährte war. Ein mittleres Maß an Unterstützung zeigten diejenigen Frauen, deren Kind vom Ehemann mißbraucht worden war. Dabei spielte es keine Rolle, ob er der biologische Vater oder der Stiefvater des Kindes war.
Faller (1988) kommt in ihrer Studie zu teilweise ähnlichen Ergebnissen. Die Autorin untersuchte 171 Mißbrauchsfälle. Die Daten über die Mütter wurden im Verlauf klinischer Einschätzungen gewonnen, die zwischen zwei und 15 Stunden dauerten. Täter waren biologische Väter, mit denen die Frauen verheiratet waren, Stiefväter der Kinder und Lebensgefährten der Mütter sowie Ex-Ehemänner der Frauen. Faller (1988) fand heraus, daß die Frauen, die sich von ihrem Partner schon vor der Aufdeckung getrennt hatten, sich am eindeutigsten unterstützend gegenüber ihren Kindern ver-

hielten. Dies hängt sicherlich damit zusammen, daß die Beziehung zum Täter in diesen Fällen weitgehend geklärt war und Gefühle von Liebe und Verbundenheit keine oder eine nur geringe Rolle mehr gespielt haben dürften. Ein Unterschied zu der Studie von Everson u.a. (1989) ergab sich, wenn die Frauen mit dem Täter zusammenlebten: Handelte es sich beim Täter um den biologischen Vater (und Ehemann der Mutter) verhielten sich die Frauen am wenigsten unterstützend. Wurde das Kind von seinem Stiefvater oder von dem Lebensgefährten der Mutter sexuell mißbraucht, wurde das Kind etwas stärker durch die Mutter unterstützt.

Die schon erwähnten Studien von Hooper (1989) und Newberger u.a. (1993) beschäftigen sich ebenfalls mit den Reaktionen der Mütter auf die Entdeckung des Mißbrauchs.
Newberger u.a. (1993) verfolgten ein Jahr lang die psychische Entwicklung von 46 Müttern, deren Kinder (33 Mädchen und 13 Jungen) sexuell mißbraucht worden waren. Das Alter der Kinder zu Beginn der Studie lag zwischen sechs und zwölf Jahren. Die Täter waren, mit Ausnahme einer Babysitterin, Männer. In 28 % der Fälle handelte es sich beim Täter um den biologischen Vater oder Vaterfiguren (Stiefväter oder Lebensgefährten der Mutter). Die meisten Mißbrauchsfälle (76 %) wurden als schwer eingestuft, d.h., die Kinder wurden oral, anal oder vaginal vergewaltigt. Alle Kinder hatten während der Zeit des Mißbrauchs bei ihren Müttern gewohnt und taten dies auch bis nach Abschluß der Studie. Jede Mutter wurde dreimal befragt: Zwei bis spätestens 16 Wochen nach dem Bekanntwerden des Mißbrauchs, nach sechs Monaten erneut und abschließend nach einem Jahr. Zwischen der psychischen Belastung der Mütter und der Rasse, dem Alter oder dem Geschlecht des Kindes stellten Newberger u.a. (1993) keinen Zusammenhang fest. Allerdings waren Mütter von Töchtern beim dritten Interviewtermin etwas mehr psychisch belastet als Mütter von Söhnen. Eine Korrelation fanden die Autorinnen zwischen den Variablen 'Einkommen' und 'Belastungsgrad der Mütter'. Ärmere Frauen litten stärker unter psychischen Problemen als Frauen aus höheren Einkommensgruppen.
In bezug auf die Symptome der Mütter kamen Newberger u.a. (1993) bei der Erstbefragung zu dem Ergebnis, daß die Mütter in verschiedenen Bereichen schwere, als klinisch einzustufende Symptome zeigten (z.B. Depressionen, Ängste, Zwänge, Phobien, Überempfindlichkeit und psychosomatische Störungen). Dabei ist nicht eindeutig zu klären, so die Autorinnen, was die Mütter derart heftig reagieren läßt. Möglicherweise ist es das Wissen um den Mißbrauch oder aber der Umstand, daß sich die meisten Mütter für den Mißbrauch mitverantwortlich und damit schuldig fühlen. Allerdings hatte sich das psychische Befinden der Mütter nach einem Jahr deutlich verbessert. In den Skalen Depression, psychosomatische Be-

schwerden, Überempfindlichkeit und Zwänge fanden die Autorinnen nur noch durchschnittliche Werte. In den Bereichen Ängste, Phobien, paranoide Vorstellungen, Feindseligkeit und psychotische Störungen wichen die Frauen in ihren Werten jedoch immer noch von der Norm ab, zeigten aber deutlich weniger Symptome als beim Erstinterview.
Newberger u.a. (1993) untersuchten weiterhin, inwieweit die Mütter in der Lage waren, die Belastung ihrer Kinder 'richtig' einzuschätzen. Sie befragten somit nicht nur die Mütter, sondern auch deren Kinder. Die Selbstbeschreibungen der Kinder verglichen sie mit den Einschätzungen der Mütter über ihre Kinder. Die Übereinstimmungen waren selbst zwölf Monate nach der Aufdeckung des Mißbrauchs noch relativ dürftig. Obwohl die Symptome der Mütter ein Jahr nach dem Bekanntwerden des Mißbrauchs in etlichen Bereichen abgenommen hatten, waren sie keineswegs in der Lage, ihre Kinder 'richtig' einzuschätzen.
Die Ergebnisse der Studie zeigen, so die Autorinnen, daß die Mütter aufgrund ihrer eigenen Symptome große Schwierigkeiten haben, zwischen ihren Gefühlen und denen ihrer Kinder zu differenzieren. Die Folge ist, daß sie nicht in der Lage sind, adäquat einzuschätzen, was in ihren Kindern vor sich geht. Deshalb raten sie dazu, die betroffenen Kinder selbst intensiv zu befragen und unabhängig zu beobachten, anstatt die Einschätzung der Mütter über ihre Kinder zu übernehmen.
Newberger u.a. (1993) kommen zu dem Schluß, daß Mütter mißbrauchter Kinder nicht minder traumatisiert werden. Auch sie benötigen therapeutische Unterstützung, auch ihrer Kinder wegen, denn die Belastung der Mütter könnte die psychische Genesung der Kinder erheblich erschweren.

Die Untersuchung von Hooper (1989) ist eine der wenigen qualitativ angelegten Studien. Auf der Grundlage von 15 Tiefeninterviews mit Müttern beschäftigte sich die Autorin vor allem mit den Faktoren, die das Verhalten der Mütter ihren Kindern gegenüber beeinflussen. Bei den betroffenen Kindern handelt es sich um 14 Mädchen und einen Jungen. In elf Fällen wurden die Kinder von den Ehemännern oder Lebensgefährten der Frauen mißbraucht, in vier Fällen waren die Täter andere männliche Verwandte. Zehn der betroffenen Kinder waren zu Mißbrauchsbeginn unter fünf Jahre alt.
Hooper (1989) geht davon aus, daß die Konfrontation mit dem sexuellen Mißbrauch die Identität der Frauen bedroht, vor allem ihre Identität als Mutter und als Partnerin. Die meisten Frauen erwarten von sich, eine gute Mutter zu sein, und sind darum bemüht, ihr Kind vor negativen Erlebnissen zu schützen. Zu wissen, daß das eigene Kind sexuell mißbraucht worden ist, bedeutet für die Frauen, versagt zu haben und sich schuldig zu fühlen. Handelt es sich beim Täter um ihren Partner, haben sie zusätzlich das Ge-

fühl, als Partnerin versagt zu haben. Zentrale Faktoren, die ihre Identität bedrohen, sind somit: Verrat des Vertrauens, sexuelle Untreue und das Erleben von Zurückweisung durch den Partner und die Tochter.

In bezug auf die Reaktion der Frauen auf die Entdeckung des Mißbrauchs unterscheidet Hooper (1989), ob und wie die Frauen vom Mißbrauch ihres Kindes erfahren, ob sie glauben und wie sie sich verhalten. Sie fand bei den befragten Frauen in den meisten Fällen einen längeren, selten geradlinig verlaufenden Prozeß des Bewußtwerdens über den Mißbrauch. Die Frauen schwankten hin und her zwischen dem Versuch, den Verdacht zu erhärten und dem Widerstand, den sexuellen Mißbrauch als Realität zu akzeptieren, aus Angst vor möglichen Konsequenzen.

Wie die Frauen nach der Aufdeckung des Mißbrauchs handeln, ist nach Hooper (1989) von verschiedenen Faktoren abhängig. So spielt es eine Rolle, was die Frau von dem Geschehenen weiß, welches Verständnis sie davon gewinnt, wie sie die verfügbaren Hilfen einschätzt und wie sie die Möglichkeiten und Risiken ihres Verhaltens einschätzt. Hooper (1989) stellte fest, daß der Mißbrauch für alle Mütter eine große Belastung war. Einige der Befragten haben zunächst versucht, die Familie zusammenzuhalten und das Problem familienintern zu lösen, ohne Hilfe von außen einzuschalten. Der Erfolg war unterschiedlich. In keinem Fall empfanden die Frauen jedoch Gleichgültigkeit gegenüber dem Mißbrauchsgeschehen. Ebenso erlebte sich keine der Frauen als völlig machtlos. Das Verhalten der Frauen hing auch davon ab, ob sich die Einschätzung ihrer eigenen Bedrohung und der ihres Kindes veränderte oder ob sich die Ressourcen der Frauen veränderten (z.B. Bestätigung durch einen neuen Arbeitsplatz).

Ein weiterer Faktor für das Verhalten der Mütter ist die Art der Erklärung, die die Frauen für den Mißbrauch ihres Kindes haben. Diejenigen, die eindeutig die Verantwortung beim Täter sahen, konnten sich eher schützender gegenüber dem Kind verhalten als andere Mütter, die sich selbst einen Anteil der Schuld gaben.

Als hinderlich für die Suche nach Hilfsmöglichkeiten stellten sich bei den Müttern folgende Aspekte heraus: Schamgefühle und die Schwierigkeit, nicht darüber sprechen zu können, die Antizipation von Unglauben (z.B. von Freunden, Bekannten und Verwandten) und die Erwartung, selbst beschuldigt zu werden, die Angst, daß ihnen das Kind weggenommen wird, geteilte Loyalität sowie Angst vor den Konsequenzen. Einige der Frauen, so die Autorin, haben tatsächlich die Erfahrung gemacht, daß Professionelle mit Unglauben reagierten oder daß ihnen die Schuld an dem Mißbrauch gegeben wurde. Als zusätzlich verunsichernd stellten sich die oft unterschiedlichen, zum Teil sogar widersprüchlichen Botschaften der psycho-sozialen Institutionen heraus, die die Frauen aufgesucht hatten.

Eine der ersten deutschen Studien, die sich direkt mit den Müttern mißbrauchter Mädchen befassen, stammt von Breitenbach (1992). Die Autorin ist in ihrer Untersuchung der Frage nachgegangen, in welcher Weise sich Frauen die Realität des Inzests aneignen, wie sie das Geschehene bewerten und wie sie nach Bekanntwerden des Mißbrauchs handeln. Breitenbach (1992) führte sechs Leitfadeninterviews mit Müttern durch, deren Tochter vom Vater oder Stiefvater sexuell mißbraucht wurde. Das Alter der Mädchen zu Beginn des Mißbrauchs lag zwischen fünf und 14 Jahren.
An Hand von sechs Einzelfallanalysen beschäftigt sich Breitenbach (1992) insbesondere mit der Bedeutung von sexuellen Verletzungen für die Identität von Müttern sexuell mißbrauchter Mädchen. Die Ergebnisse der Untersuchung lassen sich wie folgt zusammenfassen: Alle befragten Frauen hatten große Probleme, den Mißbrauch der Tochter als Realität zu akzeptieren. Sie hatten Schwierigkeiten, das Gespräch mit der Tochter zu suchen, sowohl zur Klärung des Verdachts, als auch zur Bewältigung des Mißbrauchs nach der Aufdeckung. Auch fanden sie nur schwer Zugang zu dem Erleben und den Gefühlen der Tochter. Eine regelmäßige Kommunikation zwischen Mutter und Tochter mit dem Ziel der Verarbeitung des Geschehenen strebte nur eine der befragten Frauen an. Ebenso blieben den Frauen die eigenen Gefühle in bezug auf den Inzest nur schwer erklärbar.
In bezug auf die eheliche Beziehung fand Breitenbach (1992) heraus, daß sich aus den Erzählungen der Frauen keine 'typischen' Partnerschaften erkennen lassen. Zwei Frauen schilderten die Partnerschaft rückblickend als sehr positiv, zwei Frauen vermittelten ein sehr negatives Bild, eine Frau beschrieb ihre Ehe als »Vernunftssache« und eine andere als eine »harmonische Freundschaft«, in der Liebe und Sexualität eine weniger wichtige Rolle spielten.
Auch fand die Autorin keine einheitliche oder besondere Mutter-Tochter-Beziehung. Die Frauen verhielten sich gegenüber ihren Töchtern weder gleichgültig oder lieblos, noch besonders besitzergreifend oder ausbeuterisch. Für alle Frauen war die Beziehung zur Tochter wichtig. Spürbar war allerdings, so die Autorin, daß die Frauen große emotionale Erwartungen an die Tochter herantrugen und mit Enttäuschung reagierten, wenn diese nicht erfüllt wurden. Unterschiede zeigten sich bei den Frauen in bezug auf die Einschätzung der Beteiligung der Tochter am Inzest. Bei vier Frauen zeigte sich eine deutliche Ambivalenz in der Beurteilung der Rolle des Mädchens. Die Frauen neigten dazu, die Tochter als Mitschuldige zu betrachten. Möglicherweise hängt dies damit zusammen, daß sich einige der Mädchen schon in der Pubertät befanden.
Ein weiterer Aspekt der Studie bezog sich auf die Sexualitätskonzepte der Frauen. Diese waren geprägt von der Vorstellung eines Subjekt-Objekt

Verhältnisses zwischen Mann und Frau. Nur eine Frau hatte in ihrer Kindheit sexuelle Übergriffe erfahren, aber alle berichteten von erzwungenen sexuellen Kontakten und der Erfahrung, den eigenen Körper nur widerwillig zur Verfügung zu stellen. Männliche Sexualität wird von den Frauen als triebhaft und unkontrollierbar eingeschätzt. Dementsprechend vermuteten die meisten Frauen, daß sexuelle Motive beim Mißbrauch der Tochter die zentrale Rolle spielten. Die sexuellen Übergriffe an der Tochter wurden zwar als ungerechtfertigt angesehen, jedoch auch als erklärbar aus der sexuellen 'Natur' des Mannes heraus. Von den sechs befragten Frauen zeigten sich bei vier Frauen Tendenzen, die Übergriffe zu verharmlosen und zu entschuldigen. Nur zwei Frauen betrachteten den Mann eindeutig als Täter, d.h. als Mißbraucher ihrer Tochter.
Breitenbach (1992) kommt zu dem Schluß, daß die befragten Frauen Beeinträchtigungen im Zusammenhang mit der weiblichen Geschlechtlichkeit als normal betrachten. Die Frauen sind bereit, männliche Herrschaft und Gewalt als Bestandteil des weiblichen Lebens hinzunehmen und in ihre Identität sowie in ihre sexuellen Beziehungen zu Männern zu integrieren. Angriff und Verletzung im Zusammenhang mit Sexualität sind Erfahrungen der befragten Frauen und Bestandteile ihres Sexualitätskonzeptes. Mittels dieser Erfahrungen und Konzepte nehmen die Mütter auch den sexuellen Mißbrauch ihrer Töchter wahr. Die Frauen fanden keine Kriterien zur Beurteilung des Mißbrauchs ihrer Tochter, die es ihnen möglich gemacht hätte, die Tochter als schützenswerte Person zu betrachten. Die den Frauen zur Verfügung stehenden Konzepte von Weiblichkeit und Männlichkeit, von weiblicher und männlicher Sexualität und von der Beziehung zwischen Mutter und Tochter legen Deutungen nahe, die den Inzest verharmlosen, den Täter entlasten oder die Tochter beschuldigen.

2.5 Zusammenfassung

Zwar gibt es in der therapeutischen Literatur den Mythos der kalten, frigiden, masochistischen, feindlichen und abhängigen Mutter, die vom Inzest weiß und dennoch nicht eingreift, doch empirische Untersuchungen sind rar. Bislang gibt es nur wenige Studien, in denen Mütter sexuell mißbrauchter Kinder selbst die Informantinnen sind. Die meisten Untersuchungen beschäftigen sich nicht explizit mit den Müttern, sondern mit der gesamten Familie und schwerpunktmäßig mit den Inzestopfern. Die Mütter werden vor allem dahingehend untersucht, inwieweit sie an der Entstehung des Inzests beteiligt sind, und nicht, wie sie das Geschehene verarbeiten. Viele dieser Studien orientieren sich am familiendynamischen Modell. Dabei ist das Familienbild der ForscherInnen stark von traditionellen Vorstellungen geprägt (s. auch Kap. I.1.1). Die Beschreibungen der Mütter in diesen Studien sind häufig sehr negativ, und es entsteht der Eindruck, die entsprechenden AutorInnen können für das Handeln des Mißbrauchers mehr Verständnis aufbringen als für das Verhalten der Mütter.

Erst in den letzten Jahren entstanden vor allem im angloamerikanischen Raum Studien, die Mütter sexuell mißbrauchter Kinder selbst befragt haben (z.B. Newberger u.a. 1993; Wagner 1991; Groff 1987). Mit Hilfe standardisierter Inventare wurde die Persönlichkeitsstruktur und der Belastungsgrad der Mütter nach der Aufdeckung des Mißbrauchs erfaßt. Ein solches Design korrigiert zwar das Bild von der Persönlichkeit der Mütter, es trägt jedoch wenig zu einem umfassenderen Bild über Veränderungen des Lebenszusammenhangs der Mütter bei. Es fehlen insbesondere Erkenntnisse über Erleben und Bewältigung des Mißbrauchs im Alltag der Frauen. Einen ersten Ansatz in diese Richtung sind die Studien von Hooper (1989) und Breitenbach (1992). Breitenbach (1992) fragt vor allem nach der Bedeutung des sexuellen Mißbrauchs der Tochter für die Identität der Frauen. Hooper (1989) beschäftigt sich mit den Faktoren, die das Verhalten der Mütter nach dem Bekanntwerden des Mißbrauchs beeinflussen. Beide Studien stellen unter Einbeziehung des familiären und sozialen Kontextes eingehend und differenziert dar, wie die Frauen den sexuellen Mißbrauch ihres Kindes erleben und wie sie das Geschehene verarbeiten. Das Problem dieser Studien liegt meines Erachtens vor allem auf methodischer Ebene, und zwar in der Auswahl der Untersuchungsgruppe. Bei den von Breitenbach (1992) befragten Müttern befanden sich die Mädchen während des Inzests in sehr unterschiedlichem Alter (fünf bis 14 Jahre). Ein anderer Aspekt der Heterogenität der Stichprobe ist die Zeitspanne zwischen Bekanntwerden des Mißbrauchs und dem Interview. Sie liegt zwischen wenigen Wochen, einigen Jahren und zwölf Jahren. Dadurch befanden sich die Frauen zum Interviewzeitpunkt in sehr unterschiedlichen Stadien der Verarbeitung.

In der Studie von Hooper (1989) waren die Töchter der interviewten Frauen von deren Ehemännern, Lebensgefährten oder aber von anderen männlichen Verwandten sexuell mißbraucht worden. Somit bezieht die Autorin auch Fälle von sexuellem Mißbrauch außerhalb der Kernfamilie mit ein, was für die Verarbeitung der Mütter sicherlich von Bedeutung ist. Wird ein Kind außerhalb der Kernfamilie mißbraucht, so ist die Wahrscheinlichkeit des Auseinanderbrechens der (Kern-) Familie geringer als bei einem Mißbrauch durch den Vater oder Stiefvater. Auch die Dauer des

Mißbrauchs variierte bei den von Hooper (1989) untersuchten Fällen. Sie lag zwischen weniger als sechs Monaten und über zehn Jahren.
In beiden Studien ist das zentrale Problem die zu geringe Eingrenzung der Auswahlkriterien der Stichprobe. Dies erschwert eine Vergleichbarkeit der Einzelfälle und läßt verallgemeinernde Aussagen über die Untersuchungsgruppe kaum zu. Verwunderlich ist auch, daß sich beide Autorinnen, trotz der Heterogenität der Fälle, eher auf die Gemeinsamkeiten zwischen den befragten Frauen konzentrieren. Dies erweckt leicht den Eindruck, daß es sich bei Müttern mißbrauchter Kinder um eine homogene Gruppe von Frauen handelt, die den Mißbrauch ihrer Kinder auf sehr ähnliche Weise bewältigen. Unterschiede in bezug auf die Verarbeitung werden nur wenig deutlich.

II. Eine empirische Studie über Mütter sexuell mißbrauchter Mädchen

Die vorliegende Untersuchung basiert auf offenen leitfadengestützten Tonbandinterviews, die mit 14 Frauen, deren Tochter vom Partner (Kindesvater, Stiefvater oder Lebensgefährten der Frauen) sexuell mißbraucht wurde, durchgeführt wurden. Die verschrifteten Interviews bilden das Hauptmaterial der Studie und wurden mit Methoden der interpretativen Datenanalyse ausgewertet.

1. Fragestellung und Zielsetzung

Wie im ersten Teil der Arbeit (Kap. I) dargestellt, gibt es bislang nur wenige Studien, die das Erleben und die Verarbeitung von Müttern sexuell mißbrauchter Mädchen aus der Perspektive der Frauen selbst untersucht haben. Ein Großteil der Informationen über Mütter setzt sich aus den Berichten betroffener Töchter oder den Einschätzungen von TherapeutInnen zusammen. In einigen Studien werden die Mütter mittels wissenschaftlicher Theorien und Alltagstheorien, denen fast durchweg ein bestimmtes (meist traditionelles) Bild über die Persönlichkeit von 'guten' Müttern und das 'richtige' mütterliche Verhalten zugrunde liegt, bewertet und teilweise auch verurteilt. Um die Frauen in ihrer Situation nach der Aufdeckung des sexuellen Mißbrauchs der Tochter besser verstehen zu können, muß man sie jedoch selbst zu Wort kommen lassen. In dieser Untersuchung soll das Geschehene nicht aus der Sicht der Tochter oder des Täters dargestellt werden, sondern aus der Perspektive der Mutter. Ziel dieser Studie ist es, die Situation der Mütter, ihre Gefühle, ihre Einschätzungen, ihre Schwierigkeiten und ihr Handeln deutlich werden zu lassen.
Die Ergebnisse der Studie können TherapeutInnen und anderen Professionellen helfen, das Erleben und die Verarbeitungsprozesse der Mütter besser zu verstehen und die Frauen kompetent zu beraten. Eine verbesserte Beratung könnte dazu beitragen, die Ressourcen der Frauen zu aktivieren, selbstbestimmtes Handeln zu fördern und ein 'Verharren' in der Opferperspektive zu vermeiden.
Auch im Hinblick auf die betroffenen Kinder, ist es wichtig, die Verarbeitungsweisen der Mütter zu untersuchen. Wenn es den Müttern leichter ge-

lingt, ihre Schwierigkeiten zu bewältigen, kommt dies auch ihren Kindern zugute. Verschiedene Studien haben gezeigt, daß die Reaktionen von Bezugspersonen einen erheblichen Einfluß auf die Bewältigung der Mißbrauchserfahrung bei den Kindern haben können (Johnson/ Kenkel 1991; Gomes-Schwartz 1990). Nur wenn die Mütter Unterstützung erfahren, die ihnen hilft, das Geschehene zu verarbeiten und zu einem selbstbestimmten, zufriedenen Leben zu finden, können sie ihre Kinder bei der Verarbeitung des Erlebten unterstützen.

Anliegen dieser Studie ist es, zu erkunden, wie die Frauen die Erfahrung des Mißbrauchs der Tochter erleben, wie sie die damit zusammenhängenden Schwierigkeiten verarbeiten und welche Bewältigungsstrategien sie entwickeln, um das Geschehene in ihr Leben zu integrieren. Darüber hinaus soll untersucht werden, welche Faktoren die Verarbeitung positiv oder negativ beeinflussen.
Die beiden zentralen Fragestellungen der Studie lauten:

1. Wie bewältigen die Frauen die Erfahrung des sexuellen Mißbrauchs ihrer Tochter?
2. Welche Ähnlichkeiten und Differenzen zeigen sich zwischen den Frauen in bezug auf die Bewältigung dieser Erfahrung?

Im Zentrum der Studie steht die Zeit während und vor allem nach Offenlegung des Geschehens. Im Laufe des Auswertungsprozesses kristallisierten sich fünf Bereiche heraus, die durch die Konfrontation mit dem Mißbrauch der Tochter bei den Frauen erschüttert wurden. Die Erfahrung des Mißbrauchs der Tochter wurde von den Frauen als fünffache Krise erfahren (s. ausführlich Kap. II.3.1):

- als Krise des Zusammenbruchs des bisherigen Partnerschaftskonzeptes,
- als Krise der Verunsicherung als Mutter,
- als Krise des Zusammenbruchs des bisherigen Lebensplans und des Selbstbildes als Frau,
- als soziale Krise,
- als materielle Krise.

Diese verschiedenen Krisen zeigen, daß die Frauen nach dem Bekanntwerden des Mißbrauchs ihrer Tochter mit zahlreichen Problemen konfrontiert werden, die sich gegenseitig beeinflussen bzw. verschlimmern können. Daraus ergibt sich die Frage, wie die Frauen versuchen, mit diesen unterschiedlichen Problemen zurechtzukommen. Im Mittelpunkt der Studie steht die Bewältigung der ersten drei Krisen (als Partnerin, als Mutter und als Frau).

Im einzelnen sollen durch die Studie folgende vier Fragen beantwortet werden:

- Wie erleben die Frauen sich selbst (als Frau, als Partnerin, als Mutter) und ihre sozialen Beziehungen (insbesondere ihre Beziehung zum Partner und zur Tochter) während und nach Bekanntwerden des Geschehens?
- Wie verarbeiten die Frauen die Beziehung zum Partner und welche Auswirkungen hat die Erfahrung des Mißbrauchs der Tochter auf ihr Partnerschaftskonzept?
- Wie verarbeiten die Frauen ihre gesamte Situation als Mutter und welche Auswirkungen hat der Mißbrauch auf ihre Beziehung zur Tochter, den Erziehungsalltag und ihr Selbstbild als Mutter?
- Wie verarbeiten die Frauen den Mißbrauch der Tochter für sich selbst und wie wirkt sich diese Erfahrung auf das Selbst- und Lebenskonzept der Frauen aus?

Die individuellen Erlebnis- und Verarbeitungsweisen stehen im Mittelpunkt der Untersuchung. Dazu gehören sowohl intrapsychische Prozesse (emotionale und kognitive Inhalte) als auch konkrete Handlungsvollzüge.[4] Da die Situation der Frauen nicht allein individuell, sondern in weiten Teilen gesellschaftlich bestimmt ist, wurde auch auf gesellschaftliche Faktoren Bezug genommen, und zwar auf die Bedingungen und Strukturen, die sich auf die Verarbeitung des Mißbrauchs der Tochter zusätzlich erschwerend auswirken können. Dazu gehören u.a. Mutterideologien und die daraus resultierende Stigmatisierung der Frauen als 'schlechte' Mutter oder die frauenfeindliche Organisation von Kinderbetreuung und Erwerbsleben, die anderweitige Lebensorientierungen erschweren und eine autonome Entwicklung behindern können.

---

4 Bei einem Tonbandinterview werden nur Einstellungen erfaßt, denn es handelt sich um erinnerte Handlungsvollzüge, die als Text nur ein subjektives, unvollständiges Bild von den tatsächlichen Ereignissen darstellen. In der Studie werden diese Angaben überwiegend so behandelt, als ob die Schilderungen den (beobachtbaren) Tatsachen entsprechen würden.

2. Methodische Vorgehensweise

Der Grund meiner Entscheidung für ein qualitatives Erhebungs- und Auswertungsverfahren und die daraus resultierende Orientierung an der grundlagentheoretischen Position des interpretativen Paradigmas[5], war mein bislang noch weitgehend unerforschter Untersuchungsgegenstand, nämlich die Erfassung der subjektiven Realität der befragten Frauen, die im Zusammenhang mit der Erfahrung des Mißbrauchs ihrer Tochter durch den Partner steht. Im Vordergrund stand, wie die Frauen sich an das Geschehene erinnern, es heute rekonstruieren und bewerten, und nicht, was die einzelne Frau insgesamt objektiv durchlebt hat (was ohnehin nicht nachprüfbar ist). Einer solchen Vorgehensweise liegt die Annahme zugrunde, daß weniger die Ereignisse an sich für das Individuum handlungsrelevant sind, »sondern die Bedeutungen, die ihnen aufgrund von Definitions- bzw. Interpretationsprozessen zugeschrieben werden« (Kohli 1978, 2). Dadurch ist es auch weniger problematisch, daß es sich bei den Erzählungen der Frauen um die Rekonstruktion der Vergangenheit handelt und nicht etwa um objektive Tatbestände. Die rückblickenden Erzählungen der Frauen über ihr damaliges Erleben und die darin enthaltenen subjektiven Begründungen, Erklärungen und Rechtfertigungen für vergangenes und gegenwärtiges Verhalten zeigen sogar besonders deutlich, welche Deutungs- bzw. Verarbeitungsmuster die Frauen 'anwenden' und wie diese ihre heutige Lebensauffassung und Lebensführung bestimmen.

Für Studien mit einer interpretativen Methodologie ist es erforderlich, neben einer ausführlichen Fundierung der Ergebnisse durch empirisches Material (d.h. in dieser Studie Interviewzitate), den gesamten Forschungsprozeß detailliert zu beschreiben. Die Offenlegung des Forschungsprozesses, die sich sowohl auf die Datengewinnung als auch auf den Prozeß der Interpretation bezieht, enthält Hinweise für die Validität der Studie. Nur so wird deutlich, weshalb der Forscher oder die Forscherin zu ganz bestimmten Ergebnissen gelangt ist und zu keinem anderen gelangen konnte.

---

5 Methodologischer Ausgangspunkt meiner Studie sind theoretische Positionen, die soziale Interaktion als interpretativen Prozeß begreifen und die Wilson (1981) daher mit dem Begriff des 'interpretativen Paradigmas' bezeichnet und dem normativen Paradigma gegenübergestellt hat. Die zuletzt genannte Position bezieht sich auf die herkömmliche Forschungstradition, der das deduktive Erklärungsmodell der Naturwissenschaft zugrunde liegt. »Das interpretative Paradigma begreift soziale Wirklichkeit ... als durch Interpretationshandlungen konstituierte Realität« und nicht als objektiv vorgegebene und deduktiv erklärbare Tatbestände (Lamnek 1989, 43).

Innerhalb der verschiedenen Methodologien[6] und denen sich daraus entwickelnden zahlreichen Methoden, beziehe ich mich im einzelnen auf Max Webers Konzeption des idealtypischen Verstehens (Weber 1973, zuerst: 1922), auf die dokumentarische Methode der Interpretation (Wilson 1981; Bohnsack 1991 und Honig 1986), auf Konzepte des problemzentrierten Interviews nach Witzel (1982) und auf Konzepte der dialogischen Hermeneutik nach Sommer (1987).

Im folgenden Kapitel wird die Entscheidung für Teilelemente der oben aufgezählten Methoden begründet. Die verwendeten Methoden werden dargestellt und diskutiert sowie die konkrete Vorgehensweise in Erhebung und Auswertung ausführlich beschrieben.[7]

---

6 Den wissenschaftstheoretischen Bezugsrahmen meiner Untersuchung bilden phänomenologische und hermeneutische Konzeptionen (vgl. dazu zusammenfassend Sommer 1987, Lamnek 1988; Danner 1979). Beiden Methodologierichtungen geht es um den Versuch, physische und soziale Realität vom Subjekt her zu erfassen. Sie betonen die Bedeutung des interpretativen und interaktionellen Bezug auf die Umwelt des Handelnden und somit den Nachvollzug des subjektiv gemeinten Sinns von Handeln innerhalb seines Kontextes bei der Analyse von Daten. Vereinfacht zusammengefaßt geht es phänomenologischen Ansätzen vor allem um das Verstehen und die möglichst differenzierte Beschreibung von Bewußtseinsinhalten der untersuchten Personen. Hermeneutische Ansätze gehen darüber hinaus davon aus, daß es neben dem manifesten Sinngehalt noch einen hintergründigen Sinn gibt bzw. neben der bewußten Absicht noch eine unbewußte gibt. »Das Verstehen und Interpretieren des Phänomenologen ist also unmittelbare Evidenz, das des Hermeneutikers beruht dagegen auch auf Schlußfolgerungen und logischen Konstruktionen« (Sommer 1987, 159).

7 In diesem Zusammenhang möchte ich darauf hinweisen, daß sowohl die Erhebungs- als auch die Auswertungsphase in zwei verschiedenen universitär angegliederten Forschungskolloquien intensiv begleitet wurden. Diese Kolloquien hatten vor allem folgende Aufgaben: In der Phase der Datenerhebung wurden die aufgezeichneten Interviews (in Ausschnitten) gemeinsam gehört und Interviewsituationen besprochen. In der Auswertungsphase wurden die TeilnehmerInnen zum kritischen Beobachter der einzelnen Auswertungsschritte. Die Interpretationen zu einzelnen Textpassagen wurden diskutiert und hinterfragt. Die Gefahr jeder qualitativen Studie mit einer kleinen Probandenzahl, nämlich eine sehr subjektive und einseitige Interpretation der Daten von Seiten der Forscherin, wurde dadurch gemindert.

2.1 Erhebungsmethode

Für die Untersuchung wurde die Form des Interviewleitfadens gewählt. Für die Erforschung der Bewältigungsstrategien von Müttern sexuell mißbrauchter Mädchen kam nur ein Interviewverfahren in Frage, das es den Befragten ermöglicht, umfassend über ihre subjektive Erlebensweise Auskunft zu geben. Gleichzeitig war es mir wichtig, bestimmte Themenbereiche anzusprechen, falls diese nicht von den Frauen selber eingebracht würden, neu auftauchende Themen aufzugreifen, durch ergänzende Nachfragen Inhalte zu vertiefen und bei allzu großen Abschweifungen vom Thema vorsichtig lenkend in das Gespräch einzugreifen. Eine solche Vorgehensweise ermöglicht es, die Erlebensweisen zu dem vorher festgelegten Problembereich aus der Sicht der befragten Frauen zunächst kennenzulernen, um anschließend in einem Prozeß des methodisch kontrollierten Fremdverstehens die jeweiligen Verarbeitungsprozesse zu rekonstruieren.
Ein weiteres Argument für ein Leitfadeninterview ergibt sich aus der extrem sensiblen Thematik der Studie, die sehr belastende Erfahrungen der Frauen anspricht. Der Leitfaden bietet die Möglichkeit, flexibel auf die Frauen einzugehen und durch eine differenzierte Gesprächsführung auch subtile Informationen, Gefühle und komplexe Darstellungen der individuellen Situation zu erfassen. Ein standardisierter Fragebogen, der keinen Freiraum für Sondierungsfragen läßt, ist für das Vorhaben somit zunächst ungeeignet.

Die Methode des problemzentrierten Interviews

Bei der Wahl des Interviewverfahrens habe ich mich vor allem an der Methode des problemzentrierten Interviews orientiert (Witzel 1982).
Als problemzentriertes Interview bezeichnet Witzel (1982, 66ff.) ein themenbezogenes Gespräch, das den Befragten sehr weitgehende Artikulationschancen einräumt und sie zu freien Erzählungen anregen soll. Dabei kann das Interesse von Forscherin und Befragter an dem Gespräch durchaus unterschiedlich sein, solange die Interessen nicht gegensätzlich sind und/ oder nicht offen thematisiert werden. Diese unterschiedlichen Ziele sind »somit nicht ein zu eliminierender Störfaktor, sondern ein unvermeidliches Merkmal jeder Kommunikation im Interview ebenso wie im Alltag« (Kohli 1978, 3).
Das problemzentrierte Interview enthält sowohl Erzählungs- als auch verständnisgenerierende Kommunikationsstrategien (Wachtveitl/ Witzel 1986,

18ff.). Es wird vor allem das Erzählprinzip herausgestellt, d.h., die Befragten werden aufgefordert zu erzählen, wie sie in einer bestimmten Situation gehandelt und wie sie diese Situation erlebt haben. Durch eine solche Vorgehensweise bleibt die Bedeutungsstrukturierung der sozialen Wirklichkeit den Befragten selbst überlassen. Mit den überwiegend offen gestellten Fragen wird lediglich der Problembereich eingegrenzt, nicht aber Antwortmöglichkeiten vorgegeben. Der Leitfaden ist somit eine Gedächtnisstütze für die Forscherin und dient der Unterstützung und Ausdifferenzierung von Erzählsequenzen der Befragten. Dadurch, daß der Befragten die Möglichkeit zur Selbstdarstellung gegeben wird, andererseits die Interviewerin an bestimmten Stellen unterstützend eingreift und auch bestimmte möglicherweise heikle Themen von sich aus anspricht, stellt das problemzentrierte Gespräch eine geeignete Methode dar, die Verarbeitungsprozesse der Frauen zu erfassen.

Dennoch ist die Verwendung eines Leitfadens nicht ganz unproblematisch und erfordert eine hohe Kompetenz in Gesprächsführung von Seiten der Interviewerin. Die Nachteile liegen vor allem in der Kontrolle der Spontaneität der Befragten durch das Informationsinteresse der Forscherin an bestimmten vorgegebenen Themen. Nach Hopf (1978) ist das qualitative Interview durch ein nicht aufhebbares Dilemma gekennzeichnet: »Es soll einer 'natürlichen' Gesprächssituation möglichst nahe kommen, ohne zugleich auch die Regeln der Alltagskommunikation zu übernehmen. Die Rollentrennung von Frager und Befragten bleibt im Prinzip erhalten und damit auch der steuernde Einfluß des Interviewers« (Hopf 1978, 97). Meines Erachtens ist das asymmetrische Forschungsverhältnis zwischen Forscherin und Befragter (unabhängig von der jeweiligen Interviewform) ohnehin nicht aufhebbar. Thürmer-Rohr (1984, 76) weist darauf hin, daß die grundsätzliche Asymmetrie zwischen Forscherin und Befragter bei allem Bemühen um Offenheit und Akzeptanz gegenüber der Gesprächspartnerin bestehen bleibt. Ich halte es ohnehin für sinnvoller, die Kommunikationssituation im Interview als Forschungskommunikation zu betrachten und nicht durch eine künstliche Privatisierung des Kontaktes zu verschleiern. Der Versuch, eine persönliche Beziehung herzustellen, »erschwert es in Studien dieser Art häufig, sensible und sehr persönliche Themen anzusprechen. Das verfremdete 'unmoralische' Arrangement bietet zugleich den Interviewpartnern eine Möglichkeit, sich zu schützen, und gibt ihnen daher eine größere Sicherheit in der Interaktion, fördert aber auch eine reflexive Haltung zu den eigenen Erfahrungen, zu der Betroffenheit durch das Thema 'Gewalt'. Umgekehrt erleichtern diese Vorkehrungen ein 'unverschämtes' Nachfragen« (Honig 1986, 132). Zudem schließt meines Erachtens ein professionelles Interesse Akzeptanz, Wertschätzung und Empathie gegenüber den Befragten keineswegs aus und ist eine wichtige Voraussetzung für das Gelingen des Interviews. Viele Anregungen für das Interviewerverhalten, z.B. 'aktives Zuhören', habe ich der klientenzentrierten Gesprächsführung entnommen (Rogers 1973).

Interviewsituation

Für den Realitätsgehalt der erhobenen Daten spielt der gesamte Kontext der Forschungskommunikation eine wichtige Rolle, so daß die Anwendung bestimmter Erhebungsmethoden in einer bestimmten Erhebungssituation zu einem zentralen Kriterium für die Validität des erhobenen Interviewmaterials wird. »In diesem Verständnis kann der besondere soziale Kontext, der durch Forschungshandeln entsteht, nicht länger als eine Randbedingung aufgefaßt werden, die die zuverlässige Anwendung der Methoden stört. Er wird umgekehrt zu einem Prüfstein für die Gültigkeit der Erhebung« (Volmerg 1983 zit. nach Lamnek 1989, 151). Die Wahrnehmung und Definition der Erhebungssituation durch die Befragten ist somit ein zentraler Faktor für die Validität der Ergebnisse.
Die Motive der Frauen für ihre Teilnahme an dem Interview waren zum einen auf sich selbst bezogen, zum anderen helfender Art. Die Frauen nutzten das Gespräch, um ihre Wut und Empörung loszuwerden, aber auch als eine weitere Verarbeitungsmöglichkeit, indem sie einer außenstehenden Person, die an einigen Stellen nachfragte, ausführlich über ihre Erfahrungen erzählen konnten. Das helfende Motiv bestand darin, das Thema 'Sexueller Mißbrauch in der Familie' öffentlich zu machen und ihre persönlichen Erfahrungen anderen betroffenen Müttern mitteilen zu wollen.
Allen Frauen war die Situation, mit einer außenstehenden Person (z.B. einem professionellen Helfer oder einer professionellen Helferin) über das Geschehene zu reden, vertraut. Die meisten Frauen verfügten über Vorinformationen zu meinem Forschungsvorhaben. Die Informationen erhielten sie über die jeweiligen Vermittlungspersonen (z.B. Mitarbeiterinnen von Beratungsstellen) oder von mir selbst durch telefonische Vorgespräche. Zudem schickte ich allen Frauen eine kurze schriftliche Zusammenfassung über das geplante Forschungsprojekt. Die Frauen sahen mich vor allem als Beraterin und Expertin im Umgang mit sexuellem Mißbrauch. Die Wahrnehmung und Definition, Beraterin und Fachfrau 'die jetzt ein Forschungsprojekt durchführt', war für die meisten Frauen positiv, da sie ihre Beratungserfahrungen in dafür spezialisierten Institutionen weitgehend positiv erlebt und bewertet haben. Für einige Frauen stellte meine berufliche Vorerfahrung im Umgang mit sexuellen Mißbrauch eine notwendige Voraus-

setzung dar, sich für ein Interview zur Verfügung zu stellen, aus Angst vor Anklage, Ablehnung und erneuter Verletzung durch eine mit dem Thema nicht vertraute Person.

Der Ort der Interviewdurchführung wurde in Absprache mit den Frauen gewählt. Bei zehn Frauen fanden die Interviews an ihnen vertrauten Orten statt. Die anderen Frauen wollten mit mir an einem für sie 'neutralen' Ort sprechen.[8] Die Dauer der Gespräche lag zwischen zwei und fünf Stunden, durchschnittlich bei drei Stunden.

Der Interviewablauf war bei allen Frauen ähnlich, nämlich Begrüßung, erstes Kontaktgespräch, Erläuterung von Zweck und Ziel der Untersuchung, Zusicherung von Anonymität und Bedanken für die Gesprächsbereitschaft der Frau. Anschließend wurde der standardisierte Kurzfragebogen von den Frauen schriftlich beantwortet. Allen Frauen bot ich nach Beendigung des Interviews ein weiteres Gespräch außerhalb des Projektes an.

Erhebungsinstrumente

Die Erhebungsinstrumente der Studie (s. Anhang) setzen sich aus einem Leitfaden, einem standardisierten Kurzfragebogen, einer Checkliste zusammen. Der Interviewleitfaden ist nach inhaltlichen Schwerpunkten gegliedert und orientiert sich weitgehend an der zeitlichen Reihenfolge der Ereignisse wie von Goode und Hatt (1962, 115ff.) gefordert. Der Kurzfragebogen diente der Erfassung der wichtigsten Sozialdaten (Alter, Familienstand, Schulbildung, Zahl der Kinder etc.). In der Checkliste wurden u.a. nonverbale Ereignisse, Besonderheiten der Interviewsituation und erste Bemerkungen zur Verarbeitung von der Interviewerin schriftlich festgehalten.

Der Leitfaden gliedert sich in die folgenden fünf Themenbereiche:

A. Herkunftsfamilie (vor allem die Beziehung zu den Eltern)
B. Erwartungen an Ehe/ Partnerschaft und die Realität des Familienalltags
C. Beginn, Verlauf und Offenlegung des Mißbrauchs
D. Eigene Gewalterfahrungen (sexueller Mißbrauch, physische Mißhandlung)

---

8 Die Gespräche fanden in der Wohnung der Befragten (8 Frauen), in Beratungsstellen (2 Frauen), in der Wohnung der Interviewerin (2 Frauen) und in der Universität (2 Frauen) statt.

E. Verarbeitung, gegenwärtige Lebenssituation und Perspektiven
F. Erfahrung mit Beratungsstellen und anderen Institutionen (Gesundheitsfürsorge, Gericht)

Im Mittelpunkt der Untersuchung stehen die Themenkomplexe C und E, die sich mit der Zeit vom Beginn des Mißbrauchs bis zum Zeitpunkt der Interviews befassen. In diesem Komplex wurde schwerpunktmäßig auf die innerfamiliären Beziehungen (die Beziehung zum Partner und zur Tochter), auf das Selbstbild als Mutter und als Frau und auf das Lebenskonzept der Frauen in ihrer jeweiligen Vernetztheit Bezug genommen. In den Themenkomplexen A, B und D geht es um die Beziehungen in der Herkunftsfamilie, die Erwartungen und Wünsche als Jugendliche an die Zukunft und die realen Erfahrungen im Familienalltag sowie um eigene Gewalterfahrungen (sexueller Mißbrauch oder körperliche Mißhandlung). Durch diese Themenkomplexe wurden zusätzliche Informationen gewonnen, die das Erleben und die Verarbeitung der mit dem Mißbrauch zusammenhängenden Schwierigkeiten beeinflussen können. Der Themenkomplex E umfaßt die Einschätzung der Erfahrungen mit Beratungsstellen und anderen Institutionen im Zusammenhang mit dem sexuellen Mißbrauch der Tochter.

2.2 Auswahlkriterien, Rekrutierung und Beschreibung der Stichprobe

Auswahlkriterien

Um eine Vergleichbarkeit der Einzelfälle und die Generierung einer validen Typologie zu gewährleisten, erfolgte die Auswahl der Probandinnen nach bestimmten theoretischen Vorüberlegungen. Es wurden nur Frauen für die Studie ausgewählt, die sich in vergleichbaren Lebenssituationen befanden. Dabei wurde besonders darauf geachtet, daß diejenigen Faktoren übereinstimmen, die nach den bisherigen wissenschaftlichen Erkenntnissen für die Verarbeitung des Mißbrauchs der Tochter von wichtiger Bedeutung sein könnten.

Die Kriterien zur Auswahl der Stichprobe lauten:

1. Die Frauen besitzen die deutsche Staatsangehörigkeit und Kulturzugehörigkeit.
2. Der sexuelle Mißbrauch ist innerhalb der Kernfamilie geschehen, Täter: Vater oder Stiefvater, sexuell mißbrauchtes Kind: Tochter.

3. Die Frauen sind während des Mißbrauchs und im Zeitraum der Offenlegung des Geschehens verheiratet oder leben mit Vater und Tochter in eheähnlicher Lebensgemeinschaft zusammen. Es werden auch Frauen miteinbezogen, die sich schon vor dem Bekanntwerden des Mißbrauchs vom Partner getrennt haben oder sich gerade im Trennungsprozeß befinden.
4. Das Alter der Frauen zum Interviewzeitpunkt liegt zwischen 25 und 40 Jahren
5. Das Alter der Mädchen zu Beginn des Mißbrauchs liegt zwischen 0,5 und 7 Jahren.
6. Zwischen Aufdeckung und Zeitpunkt des Interviews liegen nicht mehr als drei Jahre.

Rekrutierung der Probandinnen

Die Rekrutierung der Stichprobe erfolgte über spezialisierte Beratungsstellen, Frauenberatungsstellen, der 'Interessengemeinschaft für Berliner Einzelfall- und Familienhelfer' sowie Zeitungsannoncen. Der Zugang zu den Interviewpartnerinnen gestaltete sich außerordentlich mühselig. Es stellte sich als sehr schwierig heraus, Interviewpartnerinnen zu finden, die den oben genannten Kriterien entsprachen, die sich nicht unmittelbar in der Aufdeckungskrise befanden und die motiviert waren, sich für ein Interview zur Verfügung zu stellen. Aus diesen Gründen erfolgte die Rekrutierung der Interviewpartnerinnen nicht nur innerhalb Berlins, sondern auch über Beratungsinstitutionen aus anderen Bundesländern, so daß zeitaufwendige Kontaktaufnahmen zu Beratungsstellen, Vermittlungsgespräche und Reisen zur Durchführung der Interviews erforderlich waren. Die Rekrutierungs- und Erhebungsphase erstreckte sich über einen Zeitraum von etwa sechs Monaten.
Ich möchte an dieser Stelle darauf hinweisen, daß die im folgenden genannten Namen der Frauen, der Mädchen und anderer Personen anonymisiert wurden und somit fiktiv sind (s. Anhang: Richtlinien der Transkription und Hinweise zur Zeichensetzung).

Bildungsabschluß

In bezug auf den Bildungsabschluß der Frauen wurde kein Kriterium festgelegt. Die 14 befragten Frauen lassen sich bezüglich ihrer Bildungsabschlüsse in drei Gruppen einteilen: Fünf Frauen haben einen Sonder- oder Hauptschulabschluß, fünf Frauen einen Fach- oder Realschulabschluß und vier Frauen Abitur oder einen Fachhochschulabschluß.

Alter der Frauen zum Interviewzeitpunkt

Das Alter der Frauen zum Interviewzeitpunkt schlüsselt sich wie folgt auf: Zehn Frauen sind zwischen 25 und 35 Jahren alt (Frau Arens, Frau Berg, Frau Diets, Frau Fischer, Frau Jäger, Frau Lorenz, Frau Nöllte, Frau Paul, Frau Sommer, Frau Thomas), drei Frauen zwischen 35 und 40 Jahren alt (Frau Gerhardt, Frau Krüger, Frau Ems) und eine Frau ist 43 Jahre alt (Frau Müller).

Alter der Mädchen zu Beginn des Mißbrauchs

Das Alter der Mädchen zu Beginn des Mißbrauchs lag bei vier Mädchen zwischen einem halben und drei Jahren, bei fünf Mädchen zwischen drei und fünf Jahren, und fünf Mädchen waren zwischen fünf und sieben Jahren alt.

Tabelle 1: Das Alter der Mädchen zu Beginn des Mißbrauchs

Altersstufen	0,5 - 3 Jahre	3 - 5 Jahre	5 - 7 Jahre
Anzahl der Mädchen	4	5	5

Dauer und Art des Mißbrauchs

Die meisten Frauen wußten nicht genau um die Fakten des sexuellen Mißbrauchs an der Tochter. Sie konnten keine präzisen Angaben über die Art und Dauer der sexuellen Übergriffe machen. Die Häufigkeit und Dauer des sexuellen Mißbrauchs an der Tochter lag etwa zwischen einigen Monaten (vermutlich zwei bis drei Monate) und zweieinhalb Jahren. Die wenigen Informationen, die die Frauen über die Art der sexuellen Übergriffe haben, stammen entweder von der Tochter selbst oder von Außenstehenden (BeraterIn, TherapeutIn, GutachterIn.). Die sexuellen Übergriffe umfaßten Berührungen und Streicheln der Brust, Berührungen und Masturbation im gesamten Genitalbereich des Mädchens, Einführen der Finger in Scheide und Anus, Schenkelverkehr, versuchte Penetration, oraler Mißbrauch und erzwungene Berührungen am Penis bis zur Ejakulation. Bei den meisten Mädchen sind die Übergriffe als 'intensiver' Mißbrauch zu bewerten (z.B. Berührungen im Genitalbereich) Die älteren Mädchen wurden (nach Angaben der Frauen) meist mit Drohungen, die jüngeren Mädchen mit Geschenken und schönen Versprechungen (z.B. auf einen gemeinsamen Ausflug) zum Schweigen angehalten.

Mißbrauch von Geschwistern
Von den 11 der 14 interviewten Frauen, die zwei und mehr Kinder haben, wurden in fünf Fällen (Frau Ems, Frau Gerhardt, Frau Jäger, Frau Lorenz, Frau Sommer) neben der Tochter noch weitere Geschwisterkinder mißbraucht, und zwar sowohl Jungen als auch Mädchen.

Eigene sexuelle Mißbrauchserfahrungen
Zehn der 14 Frauen (Frau Berg, Frau Diets, Frau Ems, Frau Fischer, Frau Jäger, Frau Krüger, Frau Lorenz, Frau Nöllte, Frau Paul, Frau Sommer) berichteten über sexuelle Mißbrauchserfahrungen in ihrer Kindheit. Die Art und Dauer der sexuellen Mißbrauchserfahrung ist bei den Frauen allerdings sehr unterschiedlich. Es handelte sich dabei um einmalige Übergriffe durch einen Fremdtäter, um sexuelle Übergriffe durch Personen aus dem sozialen Umfeld (Freund der Familie, Onkel) oder um einen Mißbrauch durch ein Familienmitglied innerhalb der Kernfamilie über mehrere Jahre. Bei den Frauen, die von Männern aus ihrem näheren sozialen Umfeld mißbraucht worden sind, handelt es sich meist um eine schwere Form von Mißbrauch (z.B. Berührungen an Scheide und Anus).

Zeitraum zwischen Aufdeckung und Interviewzeitpunkt
Die Zeit zwischen dem offiziellen Bekanntwerden des Mißbrauchs (also der Zeitpunkt, wo der Mißbrauch ausgesprochen und Außenstehenden gegenüber bekannt wurde) und Interviewzeitpunkt lag in drei Fällen zwischen einem halben und einem Jahr (Frau Diets, Frau Thomas, Frau Paul), in zehn Fällen zwischen einem und zwei Jahren (Frau Arens, Frau Berg, Frau Ems, Frau Fischer, Frau Gerhardt, Frau Jäger, Frau Krüger, Frau Lorenz, Frau Müller, Frau Nöllte), in einem Fall bei über zwei Jahren (Frau Sommer).

2.3 Auswertungsmethode

Ein zentrales Ziel der Studie bestand darin, zu untersuchen, ob sich in der Gegenüberstellung der Einzelfälle, d.h. beim Vergleich der jeweiligen individuellen Versuche jeder einzelnen Frau, den Mißbrauch der Tochter zu bewältigen, zentrale fallübergreifende Verarbeitungsmuster entdecken lassen.

Auf der Grundlage der Analyse ist somit eine Typologie von Bewältigungsstrategien entstanden. Bei dieser Typologie handelt es sich um eine idealtypische Konstruktion nach Max Weber (1973, zuerst 1922), d.h., in der Realität wird es kaum einen Fall geben, auf den alle Charakteristika eines Typs zutreffen. Nach Weber (1973, 191) wird der Idealtypus gewonnen »durch einseitige Steigerung eines oder einiger Gesichtspunkte und durch Zusammenschluß einer Fülle diffus und diskret, hier mehr, dort weniger, stellenweise gar nicht vorhandener Einzelerscheinungen, die sich jenen einseitig herausgehobenen Gesichtspunkten fügen, zu einem in sich einheitlichen Gedankenbild«. Der Interpretationsprozeß beinhaltet die Suche nach generellen Regeln und Mustern. Ziel der Analyse ist die Rekonstruktion eines objektiven Typus sozialen Handelns in seinen konkreten, fallspezifischen Ausprägungen. Die idealtypische Konstruktion ist jedoch keineswegs mit Beliebigkeit oder Spekulation zu verwechseln, sondern orientiert sich an den Schilderungen der Interviewpartnerinnen. Sie stellt ein Ordnungsprinzip dar, durch welches eine Vereinfachung der Realität in Kauf genommen wird. Die Einzelfälle (also die einzelne Frau mit ihrer ganz persönlichen, individuellen Lebensgeschichte) werden durch eine solche Typologie nur unzulänglich wiedergegeben.

Um zu einer solchen Idealtypik zu gelangen, ist es zunächst erforderlich, den mühevollen Weg der Einzelfallstudien zu beschreiten, um über die detaillierte Analyse aller Besonderheiten eines Einzelfalls im anschließenden Vergleich mit anderen Einzelfällen zentrale allgemeine Merkmale herausarbeiten zu können.
Die Rekonstruktion und Interpretation der Einzelfälle geschah unter Anwendung der dokumentarischen Methode der Interpretation. Diese Methode besteht darin, in der Vielfalt sprachlicher Äußerungen, Handlungen und Ereignisse den Sinn zu identifizieren (Bohnsack 1991; Honig 1986; Wilson 1981). Die einzelnen Äußerungen der Interviewpartnerinnen werden als Ausdruck eines bestimmten Musters betrachtet, welches wiederum durch die einzelnen Äußerungen aufgebaut wird. Es geht also darum, »daß ein Muster identifiziert wird, das einer Reihe von Erscheinungen zu Grunde

liegt; dabei wird jede einzelne Erscheinung als auf dieses zugrundeliegende Muster bezogen angesehen - als ein Ausdruck, als ein Dokument des zugrundeliegenden Musters. Dies wiederum wird identifiziert durch seine konkreten individuellen Erscheinungen, so daß die das Muster wiedergebenden Erscheinungen und das Muster selbst einander wechselseitig determinieren in der gleichen Weise, in der das Teil und das Ganze einan der wechselseitig (im Sinne von 'Gestaltphänomenen') determinieren« (Wilson 1981, 60). Ein zentraler Punkt dabei ist der Prozeßcharakter der dokumentarischen Methode der Interpretation: Neue Erfahrungen können zu einer Revision des ermittelten Musters führen und die Erwartungen zukünftiger Entwicklungen bestimmen.

Neben der genauen Rekonstruktion eines jeden Einzelfalls geht es um die Herausarbeitung der zentralen fallübergreifenden Verarbeitungsmuster als Grundlage der Typologie. Auch im Vergleich der Einzelfälle findet die dokumentarische Methode ihre Anwendung, zumal Einzelanalyse und generalisierende Analyse nicht klar voneinander zu trennen sind, sondern sich wechselseitig bedingen. In der dokumentarischen Methode wird eine Interpretationsweise angewendet, die aus einem Hin und Her zwischen Einzelfall und Verallgemeinerung besteht. Vom zuerst kaum überschaubaren Muster, das als zentrales Muster in vielen Einzelfällen zu finden ist, wird versucht, den Einzelfall zu erschließen; von zuerst kaum generalisierbaren Einzelfällen wird versucht auf ein zugrundeliegendes zentrales Muster zu schließen (Fuchs 1984, 165). Eine solche Vorgehensweise, die gekennzeichnet ist durch ein ständiges Präzisieren, Modifizieren und Revidieren der gefundenen Muster, entspricht auch dem reflexiven Charakter qualitativer Sozialforschung.

Bezugnehmend auf die dialogische Hermeneutik nach Sommer (1987, 183ff.) geht es neben der Herausarbeitung manifester Sinngehalte[9], die unmittelbar und direkt aus den Äußerungen der Interviewpartnerin ableitbar (und dadurch direkt nachweisbar) sind, auch um die Erfassung latenter Sinngehalte, die auf Abwehrprozesse hindeuten können.[10] Diese latenten Sinngehalte sind in der Regel nicht direkt auf konkrete Äußerungen der Befragten rückbeziehbar, sondern zeigen sich nach Sommer (1987) an Bruchstellen, d.h. an Widersprüchen und Ungereimtheiten der Erzählung. Intra-

---

9 Der manifeste Sinngehalt ist nach Sommer (1987) nicht immer identisch mit dem, was auf dem Papier steht, also mit dem genauen Wortlaut des Gesagten. Auch wenn etwas ironisch oder sarkastisch gemeint ist, gehört oft gerade das, was die Gesprächspartnerin nicht gesagt hat, zum manifesten Sinngehalt.

10 Sommer (1987) orientierte sich bei der Entwicklung seines Verfahrens vor allem an der Methode der Psychoanalyse, wie sie von Sigmund Freud entwickelt wurde (vgl. z.B. Freud 1975, zuerst: 1916/17: Vorlesungen zur Einführung in die Psychoanalyse).

psychische Konflikte bzw. Abwehrleistungen können sich auch in Eigenheiten der Interaktion niederschlagen: z.B. »um den heißen Brei reden«, Vermeidung emotionaler Anteile in der Gesprächsführung (z.B. pseudosachlich) oder non- bzw. paraverbalen Merkmalen (plötzliches Stottern, Lachen, sprachliche Stereotypien etc.). Das Erfassen latenter Sinnstrukturen ist jedoch nicht das Ergebnis von Spekulation und haltlosen Vermutungen, sondern erfordert die intensive Analyse eines jeden Einzelfalls in seiner Gesamtheit. Nur im Kontext des gesamten Interviews sind latente Sinngehalte aufzuspüren und herauszuarbeiten. Ob diese verdeckten Sinngehalte den Gesprächspartnerinnen selbst bewußt oder unbewußt sind (im psychoanalytischen Sinne), läßt sich meines Erachtens im setting einer Interviewsituation kaum beurteilen. Ich halte es zudem für sehr wichtig, mit Interpretationen, die auf latente bzw. unbewußte Inhalte abzielen, vorsichtig und zurückhaltend umzugehen. Demzufolge habe ich die von mir entdeckten latenten Sinngehalte in Form von Vermutungen und Annahmen formuliert.

In Orientierung an den zuvor dargelegten Methoden auf der einen Seite und der Auseinandersetzung mit dem ca. 1500 Seiten umfassenden Interviewmaterial auf der anderen Seite habe ich versucht, ein meinem Forschungsgegenstand angemessenes Auswertungsverfahren zu entwickeln. Für die konkrete Vorgehensweise bei der Auswertung verschrifteter Interviews gibt es bislang kein einheitliches Konzept. Vorhandene Auswertungskonzepte können immer nur als Anregung dienen, »wobei für die Auswertung ein inhaltlich (weniger formal) je neues Konzept, das theorie- und textgebunden ist, entwickelt werden muß« (Mühlfeld/ Windolf u.a. 1981, 332).
Wertvolle Anregungen für mein eigenes Konzept fand ich auch in dem von Karl Lenz (1986) in seiner Jugendstudie entwickelten themenzentriertenkomparativen Auswertungsverfahren, das sich ebenfalls auf die dokumentarische Methode bezieht. Das von mir entwickelte Auswertungsverfahren, das ich (in Anlehnung an Lenz) **als themenzentrierte-komparative Analyse** bezeichnet habe, lag nicht bereits zu Beginn der Datenauswertung als fertiges, unveränderbares Konzept vor, sondern wurde im Verlauf des Auswertungsprozesses modifiziert und präzisiert.

Bevor mit der eigentlichen Interpretationsarbeit begonnen werden konnte, wurden die auf Tonband aufgezeichneten Interviews von einer Fachfrau vollständig transkribiert und anschließend von der Forscherin mit der Bandaufnahme verglichen, um Tipp- und Hörfehler zu korrigieren. Durch das nochmalige Anhören der Bänder wird zudem sichergestellt, daß der Forscherin im Auswertungsprozeß der Text noch 'im Ohr' und nicht nur in verschrifteter Form präsent ist. Auch während der Interpretationsphase

wurde bei Unklarheiten und Widersprüchen immer wieder die Bandaufnahme zu Hilfe genommen.
Das Auswertungsverfahren der themenzentrierten-komparativen Analyse umfaßt drei Hauptarbeitsschritte (im folgenden als A, B, C gekennzeichnet), die sich in zahlreiche Unterschritte aufgliedern. Die genaue Vorgehensweise bei der Interpretation der Interviews wird im folgenden detailliert beschrieben.

A. Themenzentrierte Einzelfallanalyse: Erstellen von themenzentrierten- analytischen Gliederungen

A.1. Erstellen thematischer Verläufe

Zunächst wurden thematische Verläufe zu den einzelnen Interviews erstellt, in Form von kurzen Überschriften, Oberbegriffen oder Themen, die der Übersicht des Textes dienen. Die thematischen Verläufe entsprechen dem zeitlichen Verlauf der eingebrachten Themen im Interview. Auf besonders markante Textstellen wurde durch Zitate oder kurze Inhaltsangaben hingewiesen.

A.2. Erstellen von kurzen datenbezogenen Zusammenfassungen

Zu jedem Einzelfall wurden kurze datenbezogene Zusammenfassungen angefertigt, die dazu dienten, einen Gesamtüberblick zu jedem Interview zu verschaffen. Die wichtigsten Daten, wie Alter, Schulbildung, Beruf, Zahl der Kinder, Alter der Tochter etc. sowie Informationen zur Art und Dauer des Mißbrauchs der Tochter, Mißbrauch weiterer Geschwister, Zeitpunkt der Offenlegung, Regelung des Umgangsrechts, Strafprozeß sowie erste Bemerkungen zur Verarbeitung wurden in Form einer kurzen Zusammenfassung festgehalten.

A.3. Themenzentrierte Einzelfallanalyse
(Rekonstruktion des individuellen Verarbeitungsprozesses bis zum Interviewzeitpunkt)

A.3.1 Erstellen von themenzentrierten-analytischen Gliederungen

In einem weiteren Auswertungsschritt wurde jedes einzelne Interview in Form von themenzentrierten Gliederungen zusammengefaßt. Die Themenschwerpunkte sowie die dazugehörigen Unterthemen ergaben sich bei der Auswertung in Auseinandersetzung mit dem Datenmaterial, d.h., sie orientieren sich einerseits an den angesprochenen Themen des Leitfadens, andererseits an unvorhergesehenen Themen, die die Befragten selbst einbrachten. Die folgenden Themenkomplexe stellten sich für alle Frauen in unterschiedlichen Ausmaß als relevante Themenbereiche nach der Aufdeckung des sexuellen Mißbrauchs heraus:

Hauptthemenbereiche als Grundlage der Typologie
(Interpretationen der Frauen in bezug auf sich selbst)

- **Partnerschaft** (vor allem Verarbeitung der Beziehung zum Partner, heutiges Beziehungskonzept),
- **Situation als Mutter** (vor allem Auswirkung des Mißbrauchs auf die Beziehung zur Tochter, den Erziehungsalltag und das Selbstbild als Mutter),
- **Situation als Frau** (u.a. Herkunftsfamilie, eigene Gewalterfahrungen, vor allem Auswirkung des Mißbrauchs auf das Selbst- und Lebenskonzept).

Weitere Themenbereiche
(Veränderungen in der Lebenssituation der Frauen)

- **Beziehungen zum sozialen Umfeld** (soziale Beziehungen außerhalb der Kernfamilie),
- **Ökonomische Situation.**

Auf die letzten beiden Themenbereiche wurde in dieser Arbeit nur am Rande Bezug genommen.
Die entsprechenden thematischen Passagen (längere zusammenhängende Redebeiträge) wurden den einzelnen Hauptthemenbereichen zugeordnet. Diese Hauptthemenkomplexe gliederten sich wiederum in Unterthemen und Unter-Unterthemen auf. Dabei ergaben sich zwischen den einzelnen Interviews sowohl gleiche Unterthemen als auch verschiedene (Bsp. für Unterthemen, die für alle Befragten von Bedeutung sind: Zukünftiger Umgang mit Partnerschaft und Männerbild; Bsp. für ein Unterthema, das nicht für alle Befragten relevant ist: Klärung der Beziehung zum früheren Partner: Trennung vom Partner oder Fortführen der Partnerschaft). Nach der Erfassung der Unterthemen und Unter-Unterthemen wurde der individuelle Umgang bzw. die für die Frauen zentralen Gesichtspunkte eines Themas herausgearbeitet. Die so entwickelten Analysekategorien bestehen sowohl aus Fakten (Bsp.: Keine feste Partnerschaft zum Interviewzeitpunkt vs. feste Partnerschaft mit einem neuen Partner) als auch aus interpretativ erschlossenen komplexeren Inhalten (Bsp.: Umgang mit der Bindung/ Bezie-

hung der Tochter zum Vater nach der Aufdeckung: a) Akzeptanz der Loyalitätsgefühle der Tochter für den Vater oder b) Koalition mit der Tochter gegen den 'feindlichen' Partner).

Nach Abschluß der Bearbeitung eines Hauptthemenkomplexes wurden die zentralen Muster in bezug auf die Verarbeitung (z.B. der Partnerschaft) herausgearbeitet und zusammengefaßt. Als Ergebnis einer jeden Einzelfallanalyse entstanden themenzentrierte-analytische Gliederungen. Themenzentriert insofern, als sich die Gliederungen in drei Hauptthemenkomplexe (Partnerschaft, Situation als Mutter, Selbst- und Lebenskonzept) gliedern, analytisch insofern, als die zentralen Verarbeitungsmuster in Form von deskriptiven Zusammenfassungen zu einem Themenbereich herausgearbeitet werden.

A.3.2 Auswählen von thematisch relevanten Passagen und Interpretation dieser Passagen

Gleichzeitig mit dem Erstellen der themenzentrierten-analytischen Gliederungen wurden Passagen ausgewählt, die entsprechend der dokumentarischen Methode der Interpretation einer formulierenden und reflektierenden Interpretation unterzogen wurden (Bohnsack 1991, 132ff.). Dabei habe ich besonders solche Passagen herausgesucht, die sich durch ihre thematische Relevanz in bezug auf die Ausgangsfragestellung oder durch eine hohe methaphorische Dichte auszeichneten. Weiterhin wurden auch solche Passagen ausgewählt, die sich thematisch mit Passagen aus anderen Interviews vergleichen ließen. Bei der Analyse der ersten vier Interviews wurden mindestens ein bis zwei zentrale Passagen zu jedem Themenkomplex ausgewertet. Bei den folgenden Interviews wurde im Zuge der komparativen Analyse gezielt nach Textstellen gesucht und nur noch ein bis zwei Passagen eines jeden Interviews einer detaillierten Analyse unterzogen (Bsp. s. Anhang).

Formulierende Interpretation

Die formulierende Interpretation umfaßt die thematische Feingliederung der Passagen, das heißt die Gliederung des Textes in Ober- und Unterthemen. Aufgabe der formulierenden Interpretation ist es, schrittweise nachzuvollziehen und zu rekonstruieren, was die Befragte 'eigentlich gemeint' hat, und diesen textimmanenten Bedeutungsgehalt in Form zusammenfassender Formulierungen festzuhalten (Bohnsack 1991, 132f.). Bei der formulierenden Interpretation wurde besonders darauf geachtet, im Relevanzsystem der Befragten zu bleiben, um die textimmanenten Bedeutungsgehalte nicht durch die Verwendung von wissenschaftlich-theoretischen Konzepten zu überdecken. Ein weiterer Schritt der formulierenden Interpretation bestand in der Formulierung eines Oberthemas, das mit wenigen Begriffen das zentrale Thema bzw. die zentralen Themen der Passage wiedergibt (s. Beispiel im Anhang).

Reflektierende Interpretation

Bei der reflektierenden Interpretation geht es um die Rekonstruktion der Sinn- und Bedeutungsgehalte der einzelnen Passagen. Während die formulierende Interpretation der Rekonstruktion des Themas dient und im Begriffssystem der Befragten bleibt, wird bei der reflektierenden Analyse die spezifische 'Abarbeitung' eines bestimmten Themenbereiches aufgezeigt. Dabei wird die Selektivität, das heißt die spezifische Behandlung eines Themas sichtbar gemacht, indem Textstellen desselben oder eines ähnlichen Themas aus anderen Interviews zum Vergleich herangezogen werden (Bohnsack 1991, 134ff.). Ziel dieses Auswertungsschrittes ist es, die spezifischen Verarbeitungsmuster und die begrifflich-theoretische Explikation dieser Muster herauszuarbeiten (Bsp. Unterthema: Umgang mit den Verhaltensauffälligkeiten der Tochter nach der Aufdeckung: a) Frau Diets: Aneignen von Wissen und gezieltes 'Arbeiten' mit der Tochter an der Mißbrauchserfahrung; b) Frau Jäger: Suchen nach Hilfsmöglichkeiten und Delegation der Aufarbeitungsarbeit bei der Tochter an Professionelle). Bei der detaillierten Analyse einzelner Passagen wurden die jeweiligen Verarbeitungsprozesse teilweise mit theoretischen Begriffen (z.B. emotionale Verstrickung, Projektion, Verleugnung, Unterindividuation) beschrieben.

In einem weiteren Arbeitsschritt wurde versucht, mögliche latente Sinngehalte aus den Äußerungen der Befragten herauszuarbeiten. Bei der Rekonstruktion des manifesten Sinngehalts der Schilderungen ergaben sich bei vielen Interviews Bruchstellen, d.h. Widersprüche, Ungereimtheiten, Lükken, plötzlicher Wechsel in der Themenführung, unerwartete emotionale Reaktionen etc., die als Ansatzpunkt für latente Sinngehalte der Aussagen dienten (Sommer 1987, 165ff., 182ff.). Die vermuteten latenten Sinngehalte wurden den subjektiven Erlebnis- und Verarbeitungsweisen der Frauen, also den manifesten Sinngehalten, als Annahmen gegenübergestellt und konnten zur Erklärung von Widersprüchen und Unklarheiten beitragen (Bsp. für den vermuteten latenten Sinngehalt aus dem Interview mit Frau Diets zum Thema Auswirkung des Mißbrauchs auf die Beziehung zur Tochter: Die Einschätzung der Beziehung zur Tochter als ausschließlich harmonisch und konfliktfrei - *deskriptive Ebene* -, gegenüber der an anderer Stelle geäußerten tiefen Enttäuschung über die Tochter, die ihr nichts von den sexuellen Übergriffen erzählt hatte - *Bruch* -, könnte auf latente Aggressionen gegenüber der Tochter hindeuten - *latente Ebene*).

Die detaillierte Auswertung einzelner Passagen hat wiederum Auswirkungen auf die themenzentrierte-analytische Gliederung, die sich ggf. dadurch verändert.
Die Auswahl der Interviews für die ersten Einzelfallanalysen erfolgte nach dem Prinzip der maximalen Kontrastierung. Die themenzentrierten Einzelfallanalysen wurden in der oben beschriebenen Form mit den ersten acht Interviews durchgeführt. Die restlichen Interviews wurden gezielt nach den bisherigen gefundenen Verarbeitungsmustern zu den drei zentralen Themenkomplexen (Partnerschaft, Situation als Mutter, Selbst- und Lebenskonzept) durchgearbeitet.

B. Themenzentrierte fallübergreifende Analyse

Bei der fallübergreifenden Analyse ging es um die Gegenüberstellung der thematisch gleichen Themenkomplexe (z.B. Verarbeitung der Beziehung zum Partner) als auch der gesamten analytischen Gliederung (eines Einzelfalls), um Ähnlichkeiten und Differenzen in bezug auf die zentralen Muster der Verarbeitung herauszuarbeiten.
Weiterhin wurden thematisch ähnliche Passagen aus verschiedenen Interviews (die der formulierenden und reflektierenden Interpretation unterzogen worden sind) miteinander verglichen. Es wurden Gemeinsamkeiten und Unterschiede herausgearbeitet mit dem Ziel, spezifische fallübergreifende Verarbeitungsmuster aus der Kontrastierung der thematisch gleichen Themenkomplexe der Einzelfälle zu entdecken. Gerade durch die Gegenüberstellung von Gemeinsamkeiten und Unterschieden in der jeweiligen spezifischen Verarbeitungsweise eines für die Frauen relevanten Themas nach der Aufdeckung (z.B. Umgang mit den Verhaltensauffälligkeiten der Tochter) kristallisierte sich ein spezifisches Verarbeitungsmuster heraus. Es wurden analytische Kategorien entwickelt in bezug auf die zentralen Verarbeitungsweisen, die in der weiteren Analyse verifiziert und falls erforderlich modifiziert wurden, bis sich zunehmend ein bestimmtes Muster immer mehr verdichtete. Dieses herausgearbeitete zentrale Verarbeitungsmuster bezieht sich auf den Verarbeitungsprozeß zwischen Aufdeckung des Mißbrauchs der Tochter und Interviewzeitpunkt (Bsp. *Abwerten* der gesamten Zeit der Partnerschaft, *Anklagen* des Partners und *Selbstabwertung*_als Partnerin als zentrales Muster in bezug auf die Verarbeitung der Erfahrun-

gen in der Partnerschaft). Nachdem die zentralen Muster herausgearbeitet waren, erfolgte ein erstes Ordnen der Einzelfälle zu Gruppen.

C. Konstruktion von Typen der Verarbeitung

In einem letzten Schritt wurden die gefundenen zu Gruppen geordneten Verarbeitungsmuster inhaltlich exakt voneinander abgegrenzt und zu Typen zusammengefaßt. Diese sogenannten Idealtypen wurden gebildet durch die Konzentration und einseitige Übersteigerung einiger als wichtig angesehener Aspekte in bezug auf die Verarbeitung des Mißbrauchs der Tochter und unter Weglassung der zahlreichen einen jeden Einzelfall charakterisierenden Details (Weber 1973, zuerst: 1922). Ließen sich bestimmte Fälle nicht zu einem Typ zuordnen, wurden die Muster modifiziert oder revidiert, oder es wurde ein neuer Typ konstruiert.

Die Generierung der Typen erfolgte zunächst innerhalb der drei zentralen Themenkomplexe, d.h., es wurden drei Typologien konstruiert zu den Themenbereichen Partnerschaft (Verarbeitung der Beziehung zum Partner und Partnerschaftskonzept), Situation als Mutter (Auswirkung des Mißbrauchs auf die Beziehung zur Tochter, den Erziehungsalltag und das Selbstbild als Mutter) und Selbst- und Lebenskonzept der Frauen. Zu jedem dieser drei Themenkomplexe wurden jeweils vier typische Verarbeitungsmuster herausgearbeitet. Insgesamt wurden somit zwölf Typen gebildet. Diese Typen sind primär deskriptiv, d.h., sie stellen die zentralen fallübergreifenden Verarbeitungsmuster der Frauen heraus. Darüber hinaus wurde versucht, 'latente' Sinnstrukturen herauszuarbeiten (Sommer 1987, 182ff.), die eher die verdeckten Muster in bezug auf die jeweils spezifische Verarbeitungsweise der Frauen aufzeigen.
In einem weiteren Schritt wurden die Typen zu den einzelnen Themenbereichen einander gegenübergestellt und in Form einer Gesamttypologie zusammengefaßt. Dies geschah, indem alle drei Themenkomplexe mit ihren jeweils vier Verarbeitungstypen in einer dreidimensionalen Tabelle zueinander in Beziehung gesetzt wurden.

Tabelle 2: Gesamttypologie

P	a				b				c				d			
M	a	b	c	d	a	b	c	d	a	b	c	d	a	b	c	d
S a	F	D														
b			T		S		J									
c												E, N				
d															B, G, K	A, L, M, P

Zeichenerklärung:
P: Partnerschaft
M: Situation als Mutter (Beziehung zur Tochter, Selbstbild)
S: Selbst- und Lebenskonzept
a,b,c,d: Typen
A, B, C, D,...: Namen der Frauen

Anschließend wurden inhaltlich sehr nah beieinander liegende Verarbeitungsweisen, d.h. Typen, die sich hinsichtlich ihrer Bewältigungsstrategien ähnlich sind, in einem Typ zusammengefaßt. Insgesamt wurden vier verschiedene Typen gefunden.

Tabelle 3: Zusammenfassung der Typen

P	a			b			c/d		
M	a/b	c	d	a/b	c	d	a/b	c	d
S a	D, F								
b		T		S	J				
c/d								B, G, K	A, L, P, M, E, N

Zeichenerklärung:
P: Partnerschaft
M: Situation als Mutter (Beziehung zur Tochter, Selbstbild)
S: Selbst- und Lebenskonzept
a,b,c,d: Typen
A, B, C, D,...: Namen der Frauen

Die Typen wurden wie folgt zusammengefaßt:
Partnerschaft: Typ c und d
Situation der Mutter: Typ a und b
Selbst- und Lebenskonzept: Typ c und d

Die Frauen wurden folgenden Typen zugeordnet:
Typ 1: D, F
Typ 2: J, S, T
Typ 3: B, G, K
Typ 4: A, L, P, M, E, N

3. Ergebnisse: Beschreibung der typischen Verarbeitungs muster

3.1 Die Erfahrung des Mißbrauchs der Tochter als biographische Lebenskrise

Die Konfrontation mit dem sexuellen Mißbrauch der Tochter war für alle 14 befragten Frauen ein tiefer Einschnitt in ihre bisherige Biographie. Die Erfahrung des sexuellen Mißbrauchs der Tochter wurde als fünffache Krise erfahren:

- als Krise des Zusammenbruchs des gesamten oder von Teilen des bisherigen Partnerschaftskonzeptes - Zweifel an der eigenen Wahrnehmungsfähigkeit im Hinblick auf die Partnerwahl, Ablehnung, Unsicherheit und Mißtrauen gegenüber Männern,

- als Krise der Verunsicherung als Mutter - Schuldgefühle, Probleme der Identifikation und Abgrenzung gegenüber der Tochter, Unsicherheit im Umgang mit den Verhaltensauffälligkeiten der Tochter, Infragestellung der bisherigen Erziehungskonzepte und Zweifel an der Kompetenz als Mutter,

- als Krise des Zusammenbruchs des gesamten oder von Teilen des bisherigen Lebensplans und des Selbstbildes als Frau - Orientierungsverlust und Zukunftsangst, negative Selbstwertschätzung und Auseinandersetzung mit der eigenen Lebensgeschichte,

- als soziale Krise des Verlustes und/oder der Veränderung der sozialen Beziehungen (Eltern, Verwandte, Freunde, Bekannte) - Stabilitätsverlust, Isolation und Einsamkeit,

- als materielle Krise der Verschlechterung der ökonomischen Situation.

Die hier geschilderten Krisen werden von den Frauen unterschiedlich bewältigt. Die aus dem Interviewmaterial herausgearbeiteten Typologien beziehen sich nicht auf die spontanen Reaktionen und die ersten Wochen nach Bekanntwerden des Mißbrauchs. Diese Zeit erleben alle Frauen mehr oder weniger ähnlich. Folgende Reaktionen sind typisch in der ersten Zeit nach der Aufdeckung: Unglauben, Ohnmachtsgefühle, Schock, Erstarrtheit, Erschütterung, Angst, Panik und Verzweiflung, Ekel, psychosomatische

Beschwerden (Magen- und Kopfschmerzen) sowie Wut und Haßgefühle. In dieser Studie geht es vor allem um den Verarbeitungsprozeß im Anschluß an die erste Aufdeckungskrise (etwa ein halbes Jahr nach Bekanntwerden des sexuellen Mißbrauchs der Tochter).
Die Bewältigung der ersten drei o.g. Krisen bilden die Grundlage der Typologien, die auf Selbstinterpretationen der Frauen basieren und somit vor allem die innerpsychischen Prozesse und die daraus resultierenden Handlungsweisen beschreiben. Auf die sozialen Beziehungen und die ökonomische Situation der Frauen wird nicht in einem separaten Kapitel eingegangen, sondern innerhalb der drei Typologien.

Bevor nun die einzelnen Typen ausführlich beschrieben werden, möchte ich noch einige zentrale Gemeinsamkeiten zwischen allen Frauen nennen. Diese Gemeinsamkeiten beziehen sich auf das Erleben und Verhalten der Frauen sowie auf äußere Belastungsfaktoren nach Bekanntwerden des sexuellen Mißbrauchs der Tochter.
Alle befragten Frauen haben sich für die Tochter und gegen den Partner (den Täter) entschieden. Sie haben der Tochter, trotz gelegentlicher Zweifel an der Realität des Mißbrauchs, grundsätzlich geglaubt. Sie haben die Tochter als hilfsbedürftige Person betrachtet und Maßnahmen eingeleitet, um sie vor dem Täter zu schützen. Dabei ist natürlich zu berücksichtigen, daß es sich bei der Stichprobe um eine ausgewählte Gruppe von Frauen handelt. Wahrscheinlich stellen sich gerade solche Frauen für ein Interview zur Verfügung, die ohnehin eine gewisse Bereitschaft zur Auseinandersetzung haben. Frauen, die den Mißbrauch der Tochter leugnen oder die sich für den Partner entscheiden, werden sich nur selten zu einem Gespräch bereit erklären (s. auch Kap. II.2.2, II.5).
Allen befragten Frauen ist die Beziehung zur Tochter wichtig und sie wünschen sich die Liebe, Akzeptanz und Ähnlichkeit ihrer Töchter. Auch waren die Frauen in der Lage, sich aktiv Unterstützung bei anderen Personen zu suchen und den meisten Frauen war es möglich, nach der Aufdeckung des Mißbrauchs Gespräche mit der Tochter über das Geschehene zu führen. Festzustellen ist, daß alle befragten Frauen wirkungsvoll für den Schutz der Tochter gesorgt haben und bemüht waren, die positive Entwicklung der Tochter zu unterstützen (s. auch Kap. II.3.3, II.5).
Nicht zu vergessen sind die enormen äußeren Belastungen nach dem Bekanntwerden des Mißbrauchs der Tochter, denen fast alle befragten Frauen ausgesetzt waren. Hierzu gehören u.a. Sorgerechtsverfahren, Strafverfahren, psychologische Begutachtung des Kindes und teilweise auch der Mütter, aber auch die Stigmatisierung als 'schlechte' Mutter durch Personen aus dem sozialen Umfeld, Morddrohungen des früheren Partners sowie regelmäßiger Telefonterror bis hin zur Drohung der Kindesentführung. Da fast

alle befragten Frauen diesen Belastungen in ähnlicher Weise ausgesetzt waren, wird bei der Darstellung der Typologien nicht näher darauf eingegangen.

3.2 Verarbeitung der Beziehung zum Partner und Partnerschafts konzept

Die Konfrontation mit dem Mißbrauch der Tochter wurde von den Frauen, wie schon erwähnt, als fünffache Krise erfahren (s. Kap. II.3.1). Eine der Krisen bezieht sich auf den Zusammenbruch ihres gesamten oder von Teilen ihres bisherigen Konzeptes von Partnerschaft und Familienleben. Die daraus resultierenden Probleme wurden von den Frauen unterschiedlich bewältigt.
Im Mittelpunkt der folgenden Darstellung steht das Erleben und Verhalten der Frauen gegenüber dem Partner nach der Aufdeckung des sexuellen Mißbrauchs der Tochter. Hierauf beziehen sich auch die herausgearbeiteten Verarbeitungsmuster, aus denen sich die vier Typen von Verarbeitungsformen ableiten.
Bei der Beschreibung der verschiedenen Typen werde ich mich nicht auf die Zeit nach der Offenlegung des sexuellen Mißbrauchs beschränken, sondern auch auf die Motive der Frauen für ihre Partnerwahl sowie auf das Zusammenleben des Paares im Alltag eingehen. Dadurch ist es möglich, eventuelle Zusammenhänge zwischen Verarbeitung der Erfahrungen in der Partnerschaft nach dem Bekanntwerden des sexuellen Mißbrauchs und anderen Lebenserfahrungen oder -ereignissen aufzuzeigen, Widersprüche zu entdecken und zu erklären, wie die Frauen zu der jeweils 'gewählten' Bewältigungsstrategie gekommen sein mögen.
Da es in bezug auf die Motive der Partnerwahl und die geschilderten Partnerschaftsprobleme zahlreiche Gemeinsamkeiten zwischen den befragten Frauen gibt, werde ich mich bei der Darstellung der einzelnen Typen im wesentlichen auf die Aspekte beschränken, die für den jeweiligen Typ charakteristisch sind.

Bevor nun die vier Typen vorgestellt werden, folgt zunächst eine tabellarische Auflistung der für die Frauen zentralen Gesichtspunkte und der Variationen eines jeden Gesichtspunktes. Dabei wird differenziert zwischen Gesichtspunkten, die sich auf die Verarbeitung der erfahrenen Kränkungen in der früheren Partnerschaft beziehen (mit dem Täter), und solchen, die für eine gegenwärtige oder mögliche zukünftige Partnerschaft relevant sind.

Auch in den folgenden beiden Kapiteln werde ich zunächst die zentralen Gesichtspunkte eines Themenkomplexes herausstellen, bevor die einzelnen Typen beschrieben werden (Kap. II.3.3 und 3.4).

Zentrale Gesichtspunkte in bezug auf die Verarbeitung der früheren Partnerschaft

- Allgemeine Bedeutung von Partnerschaft und Familienleben im Rahmen der eigenen Lebensplanung.
- Bedeutung anderer Lebensbereiche.
- (Damalige) Bedeutung des Partners im Rahmen der eigenen Lebensplanung.
- (Damalige) Bedeutung des Partners für das Selbstbewußtsein und den persönlichen Selbstwert als Partnerin: Aufwertung vs. Abwertung durch den Partner.
- (Damalige) Emotionale Intensität der Beziehung: Nähe/Distanz.
- Einschätzung der sexuellen Beziehung zum Partner.
- Reaktion auf Partnerschaftsprobleme.
- Schuld und Verantwortung,
  a) für das Scheitern der Partnerschaft,
  b) für den Mißbrauch der Tochter.
- Trauer und Verlust,
  a) Trauer über den Verlust des Partners für sich selbst,
  b) Trauer über den Verlust des Partners als Vater der Tochter.
- Loyalität,
  a) gegenüber dem Partner,
  b) gegenüber der Tochter.
- Abwerten und Anklagen,
  a) den Partner,
  b) sich selbst als Partnerin.
- Wut und Haß.
- Kränkung und Enttäuschung als Partnerin.
- Reflektieren und Analysieren.
- Eigenverantwortung in bezug auf das eigene Verhalten in der Partnerschaft, Einflußnahme auf die Beziehung: Aktivität vs. Passivität.
- Bedeutung des Verlusts zweier zentraler Lebensbereiche: Partnerschaft und Familienleben.

Zentrale Gesichtspunkte in bezug auf gegenwärtige oder zukünftige Partnerschaft

- Vertrauen vs. Mißtrauen u. Ablehnung.
- Angst,
  a) vor erneuter Verletzung und Enttäuschung,
  b) vor erneuter emotionaler und ökonomischer Abhängigkeit,
  c) vor einem erneuten Mißbrauch der Tochter.
- Abgrenzung,
  a) gegenüber Männern als potentiellen Partnern,
  b) gegenüber dem neuem Partner.
- Emotionale Nähe und Zuwendung durch einen bzw. durch den Partner.
- Unterstützung und Entlastung durch einen/durch den Partner,
  a) im Umgang mit der Tochter,
  b) als vertrauter Gesprächspartner für sich selbst.
- Auseinandersetzung in der/in einer möglichen zukünftigen Partnerschaft.
- Selbständigkeit u. Individualität vs. Anpassung in der/in einer möglichen zukünftigen Partnerschaft.
- Rollenverteilung in der/in einer möglichen zukünftigen Partnerschaft.
- Einstellung zur Sexualität mit Männern.
- Selbsteinschätzung der Kompetenz als Partnerin.
- Autonomie und individuelle Selbstverwirklichung.
- Eigenverantwortung in bezug auf den gegenwärtigen oder zukünftigen Umgang mit Partnerschaft.
- Männerbild (Einstellung gegenüber Männern).
- Sensibilisierung gegenüber patriarchalischen Gesellschaftsstrukturen.

Typ A Zentrales Verarbeitungsmuster:
Abwerten und Anklagen des früheren Partners und sich selbst als Partnerin, Ablehnen von Männern und Partnerschaft
(Frau Diets, Frau Fischer, Frau Thomas)

Partnerwahl

Die Partnerwahl der Frauen dieses Typs ist gekennzeichnet durch eine anfänglich auffällige Idealisierung des Partners, insbesondere bei Frau Diets und Frau Fischer. Der Wunsch nach Partnerschaft und Familienleben war bei den Frauen weniger als fester biographischer Entwurf im Lebenskonzept verankert, sondern sehr stark an die Person ihres Partners geknüpft. Es war der Mann, den sie sich schon immer erträumt hatten und der ihrem Leben wieder einen neuen Sinn und Perspektiven gab.

FRAU FISCHER
*F: Also dat war 'n Mann, ich hab' gedacht, Mensch jetzt haste endlich * den Partner gefunden, den du immer gesucht hast, ne.* (S. 9)

FRAU DIETS
D: (...) ich hatte ne Perspektive wieder, also es wär mir vorher egal gewesen, wenn er (ihr erster Partner, von dem sie mißhandelt wurde, Anm.d.Verf.) *mich umgebracht hätte, aber jetzt hatte ich wieder, hatte ich wieder Kraft zu kämpfen und * ich wollte mir da nichts mehr zerstören lassen.* (S. 4)

*D: (...) es war für mich der Mann in meinem Leben und ** hm gut.* (S. 10)

Das Besondere und Einzigartige war für die Frauen, vor allem für Frau Diets, die emotionale Intensität dieser Beziehung. In ihrem neuen Partner fand sie nicht nur ihre »große Liebe«, er war zudem der einzige Mann, den sie überhaupt je geliebt hatte, auch in Abgrenzung zu ihrer früheren Beziehung mit dem Kindesvater.

FRAU DIETS
*D: (...) ich hab' ** mit Danielas Vater zusammengelebt ** äh *3* das war *4* das war noch nie Liebe und ich hab' trotzdem mit ihm zusammengelebt, ich hab' halt gedacht, das klappt schon irgendwie ne.* (S. 31)

Harmonie, intensive Zuwendung, das Gefühl ernst genommen zu werden, sowie Achtung und Respekt vor ihnen als Frau waren für die Frauen weitere zentrale Motive, sich auf eine feste Bindung mit dem Partner einzulassen.

FRAU FISCHER

I: Wenn Sie sich einmal daran zurückerinnern, als Sie Ihren Partner, also den Vater Ihrer Tochter kennengelernt haben, was war das, was hat Ihnen damals an dem Mann gefallen?

F: Au (lacht)

I: ......aus Ihrer damaligen Sicht?

F: Aus der damaligen Sicht

I: hm.

*F: Also aus der damaligen Sicht, ja, da hat allet harmoniert, det war schon richtig eigentlich unheimlich ne, daß dat so jut geklappt hat(...) er hatte Zeit für mich * hat viel mit mir unternommen, hat auch zugehört (...).* (S. 6)

FRAU DIETS

I: Was war das, was Ihnen an diesem Mann gefallen hat, als Sie ihn kennengelernt haben ** damals?

*D: *2* Der hatte Achtung vor mir.*

I: Mhm.

*D: Der hat *4* der hat mich ** wie 'n Menschen behandelt. So *3* der war ** der war überhaupt nur * toll, der hat *4* hm ** also * der hat mich auch wie ne Frau behandelt, also nich wie ne * wie 'n * wie 'n Objekt oder so (...).*

I: Hm,

*D: (...). Was mir aufgefallen ist, war eben * dieses * ähm ** nur ich hab' gezählt und ich wurd' ernst genommen, richtig ernst (...).* (S. 6)

Ein anderer von Frau Diets genannter besonders positiver Aspekt der Partnerschaft war die sexuelle Beziehung zu ihrem Lebensgefährten. Obwohl sie sich selbst als sexuell »schwierig« beschreibt - ein Hinweis für ihr negatives Selbstbild als Partnerin -, löste die Liebe zu ihrem Partner zunächst auch dieses Problem. Frau Diets empfand das sexuelle Zusammensein mit ihrem Lebensgefährten als durchaus befriedigend und fühlte sich auch in diesem Punkt durch den Partner akzeptiert und aufgewertet.

FRAU DIETS

*D: (...) und ** wir haben auch * auch sexuell haben wir *3* irgendwie ** uns gut verstanden, also ich hatte *3* ich mein, ich bin zwar sehr* *schwierig als Frau, auch sexuell sehr schwierig bestimmt, * weil * ich ** naja ich würde mal behaupten, ich bin frigide* (lacht), *aber das ist *3* das ist halt so und ** aber ** ich hatte deswegen nicht weniger Lust und und und Spaß dadran, also weil * ich hab' ihn wirklich mit Haut und Haaren geliebt (...) irgendwie * ich hatte das Gefühl, wir waren sehr glücklich.* (S. 10)

Weiterhin wurde das geringe Selbstbewußtsein und das angeschlagene Selbstwertgefühl der Frauen durch den Partner enorm gestärkt.

FRAU FISCHER
*F: Er hat mir also ** wie soll ich sagen, Selbstvertrauen gegeben ** und * ja.* (S. 6)

FRAU DIETS
*D: (...) ich hab' ** halt auch unheimlich viel Selbstvertrauen bekommen, also das war ganz * ganz toll, ich hab' mich plötzlich gefühlt wie * wie ** ich weiß nicht so *3* so wie wie alle andern, die um mich rumgegangen sind so u// um mich herum gelaufen sind * die waren wer und ich war ja eigentlich * nicht nicht so toll ne * (...) ich hatte ihm halt auch *3* am Anfang nicht so viel erzählt und * trotzdem ich ** hm * naja trotzdem ich einfach nur so ** hm ** so doof war, hat er mich halt wirklich * geliebt und ** ich hab' mich halt auch ganz schrecklich verliebt.* (S. 6)

Die Zunahme des Selbstbewußtseins und das Gefühl, nur durch das Zusammensein mit gerade diesem Mann eine liebenswerte und wichtige Person zu sein, zeigt, wie sehr die Frauen in ihrem Selbstvertrauen und ihrem persönlichen Selbstwert als Person auf die Bestätigung des Partners angewiesen waren.

Das Zusammenleben mit dem Partner führte bei den Frauen zwar zu einer optimistischeren Lebenshaltung, jedoch im Unterschied zu den noch folgenden Typen schildern diese Frauen rückblickend die Zeit des Kennenlernens so, als wenn die gesamte Zukunft ausschließlich an die Existenz der Partnerschaft geknüpft war. Die Verantwortung für ihr Leben bzw. ihr Lebensglück wurde dadurch zu einem großen Teil an den Partner delegiert. Insbesondere Frau Diets verband mit der neuen Partnerschaft die Hoffnung, ein völlig neues Leben anzufangen, und sie war voller Vertrauen auf eine glückliche Zukunft.

FRAU DIETS

D: *(...) ich hatte auch vollstes Vertrauen (...). Also ich hatte wirklich die Kraft auch das Vertrauen zu haben * auf alles, daß alles wieder gut wird und ** ja.* (S. 8)

Die idealisierten Vorstellungen von einer lebenslangen Beziehung und einem glücklichen Familienleben spiegeln die tiefe Sehnsucht der Frauen nach einer unauflösbaren, stabilen Beziehung wider und werden vor dem Hintergrund ihrer von Bindungslosigkeit, Gewalt und Ablehnung geprägten Kindheit und Jugend sowie ihrer negativen Erfahrungen in früheren Partnerschaften verständlich. Ernst genommen zu werden und besondere Beachtung zu genießen war vor allem für Frau Diets ein einschneidendes Erlebnis. Weder in ihrer Kindheit noch in der Beziehung mit ihrem ersten gewalttätigen Freund (dem Kindesvater) hatte sie diese Akzeptanz und Anerkennung erfahren. Es ist anzunehmen, daß die Beziehung mit dem Partner mit der Hoffnung verbunden gewesen war, sämtliche Bedürfnisse nach Liebe, Geborgenheit und Harmonie endlich erfüllt zu sehen.

Zusammenleben im Alltag

Die Enttäuschung war um so größer, als die Frauen feststellten, daß der Partner ihrem Idealbild schon nach kurzer Zeit des Zusammenlebens nicht mehr entsprach. Die mit der Beziehung verknüpften großen Erwartungen und Sehnsüchte, die zunächst lebbar schienen, wurden bitter enttäuscht, denn »es hatte sich alles verändert« (Frau Diets) und »der Alltag wurde zur Hölle« (Frau Thomas).

Als besonders schlimm erlebten die Frauen die emotionale und sexuelle Abweisung durch den Partner, die zunehmende Ignoranz ihren Bedürfnissen gegenüber und die Aggressivität und Gewalttätigkeit des Partners im alltäglichen Zusammenleben. Alles, was die Frauen in ihrer rückblickenden Einschätzung glauben von ihrem damaligen Partner an Bestätigung, Anerkennung und Aufwertung bekommen zu haben, schlug um in Abwertung, Mißachtung und Zurückweisung bis hin zur körperlichen Gewaltanwendung.

FRAU DIETS

D: *Dann hat er mir alles, was er mir gegeben hat oder was * was ich an ihm ** hm wieder bekommen hab' oder mit ihm wieder äh bekommen hab' oder bekommen hab' überhaupt, so dieses Selbstvertrauen und*

*Selbstbewußtsein und ** und *3* das fing er an, ganz systematisch zu zerstören, er hatte mich hinterher ganz toll unter der Fuchtel.*(S. 10)

FRAU FISCHER

F: *Also die Bez// die Prinzipien waren dann so immer nach ihm ausgerichtet, er wollte partout immer seinen Willen durchsetzen * und hat's also überwiegend auch geschafft, weil es gab immer stundenlange Diskussionen, * denen ich mich dann nach 'ner gewissen Zeit nich mehr gewachsen gesehen habe, * und er wurde also dann noch mit der Zeit gewalttätig, also er hat mich auch geschlagen (...).* (S. 6-7)

Die anfängliche Traumbeziehung entwickelte sich allmählich zum Beziehungsdrama und zum absoluten Gegenteil von dem, was die Frauen sich gewünscht hatten. Die verzweifelten Versuche der Frauen, das positive Anfangsstadium der Beziehung wiederherzustellen durch Bitten um körperliche Zuwendung oder Gespräche, scheiterten an den abweisenden Reaktionen des Partners.

FRAU DIETS

D: *(...) ich hab' ihn immer noch so sehr geliebt (...) dann hab' ich versucht, mit ihm zu reden, ich hab' wirklich alles probiert (...).* (S. 10)

D: *(...) er hat das auch alles so ins Lächerliche gezogen zwischen mir und ihm (...).* (S. 16)

FRAU THOMAS

T: *(...) ich hab' ihn drauf* (auf sein Fremdgehen und seinen regelmäßigen Konsum von Pornofilmen, Anm.d.Verf.) *angesprochen und er schnauzt mich an gell und sagt, ob ich denn spinne, was ich mir da einbilde und das ist eben öfters vorgefallen (...) und zum Schluß hab' ich schon nicht mehr gewußt spinn' ich oder spinn' ich net gell (...) irgendwie ich hab' mit ihm geredet und er hat immer wieder gesagt, ich bild' mir alles nur ein, auf der anderen Seite wußt ich, ich bild' mir das net ein (...).* (S. 9)

Das Gefühl der Frauen, nicht ernst genommen zu werden, und das Absprechen ihrer Wahrnehmungen und Empfindungen stellten eine noch schlimmere Kränkung dar als das eigentlich kritisierte Verhalten am Partner. Trotz der massiven Probleme war die Angst der Frauen, all das Positive wieder zu verlieren, das sie glaubten, endlich in ihrem Leben gefunden zu haben, enorm groß. Dementsprechend bestimmten Hilflosigkeit und ein extremes 'Festklammern' an der Beziehung die Reaktion auf die sich zuspitzenden Konflikte. Dies zeigt sich in ausgeprägter Weise bei Frau Diets, die zunächst bereit war, »alles« zu tun, um die Beziehung zu retten.

In ihrem verzweifelten Bemühen »erniedrigt« sie sich vor dem Partner und »bittet« und »bettelt« um Zuneigung.

FRAU DIETS
D: *(...) und ich hab' ** ich hab' *2* alles probiert, ich hab' wirklich alles probiert ** ich hab' *3* mich manchmal richtig erniedrigt, ** ich hab' ihn gebeten und gebettelt, daß er mich nur mal in Arm nimmt oder *5* ich *3* ich hab' ** alle Tricks versucht anzuwenden und ich hab' ** aber er hat mich da völlig * völlig stehenlassen.*

.

.

*(...) ich konnte das auch so nicht ** nicht akzeptieren, weil ich * weil ich eben vorher diesen ganz anderen Mann kennengelernt hab', der so toll war und *4* und * naja.* (S. 11)

Dieses selbsterniedrigende Verhalten gegenüber dem Partner zeigt Frau Diet's Bestreben, die Ablehnung ihres Partners nicht wahrhaben zu wollen, denn das wäre das Ende ihrer Idealisierung und der daran geknüpften Hoffnungen gewesen.

Nach den gescheiterten Versuchen, die Beziehung wieder zu verbessern, reagierten die Frauen vor allem mit tiefen Selbstzweifeln, Enttäuschung und Resignation. Sie fühlten sich verletzt, betrogen, getäuscht und vom Partner für seine Zwecke mißbraucht.

FRAU FISCHER
I: Hat sich das dann auch also so gefühlsmäßig * verändert nach der Heirat, also vorher haben Sie ja gesagt, haben sie sich ja schon, mochten Sie ihn, haben sich hingezogen gefühlt?
F: *Ja, ich hab' mich sehr verletzt gefühlt * irgendwo ** weil ich das Gefühl hatte, er hat nur mit mir gespielt, bis er det hatte, was er wollte, ja, also eben 'ne Ehefrau, und * dann hat er mich zurückgestoßen, also ** er hat mich im Prinzip fallenlassen (...).* (S. 6-7)

FRAU DIETS
D: *(...) ich hab' mich da nicht mehr getraut und ich hab' dann versucht* (mit dem Partner zu sprechen, Anm.d.Verf.) *und * ab ner bestimmten Grenz// also ab ner bestimm// bestimmten Punkt hab' ich's dann einfach nicht mehr probiert.* (S. 16)

Nach einer Phase massivsten Leidens unter der Partnerschaft (zwischen einem und fünf Jahren) wurde das Zusammenleben als dermaßen unerträglich erlebt, daß die Frauen relativ plötzlich ihren Trennungsentschluß faßten und unmittelbar realisierten. Die Schuld und Verantwortung für das Scheitern der Partnerschaft wird ausschließlich dem Partner zugewiesen. Die Beziehung galt als endgültig »kaputt«, sinnlos und irreparabel, die Liebe hatte der Partner durch sein Verhalten zerstört.

FRAU DIETS

*D: Und dann ** ist sie* (ihre Tochter, Anm. d. Verf.) *halt mit den Großeltern in Urlaub gefahren und während der Zeit hab' ich ihm klar gemacht, also so nicht mehr und du ziehst jetzt aus, es reicht, ich will das nicht mehr und du machst hier unser ganzes Leben kaputt und hatte dann auch irgendwie die Kraft dazu und hab' das auch geschafft, weil inzwischen hatt' ich also weder Liebe noch überhaupt irgendwas, (...) es war alles so kaputt, ne und ich wollte ihn nur noch loswerden (...). Er ist dann auch ausgezogen (...).* (S. 17)

FRAU FISCHER

I: Was war da der Grund für die Trennung, gab's irgend 'n besonderen Anlaß, daß Sie gesagt haben, ... jetzt auf keinen Fall mehr?

*F: Na ich selber hab' mich ja mit der Zeit unwohl gefühlt (...) ick bin mit dem Mann nicht mehr klargekommen, weil er hat mich zu oft im Stich gelassen (...) ich hatte also keene Lust mehr, ne * also nicht Lust, aber ick hab' keinen Sinn mehr im Fortbestehen dieser Ehe gesehen.*

I: Ging es von Ihnen aus, daß Sie gesagt haben, ich geh jetzt?

F: Also aus seinem Verhalten heraus, ging's von ihm aus und ich hab's dann getan, ne. (S. 31)

FRAU THOMAS

T: (...) ich hab' gemerkt, ich kann nicht mehr, ich will nicht mehr und ich hab' für mich die Konsequenzen gezogen, ich hab' gedacht, entweder ich geh' kaputt oder sonstwas und dann hab' ich mich von ihm getrennt (...). (S. 28)

Nach der Trennung fühlten sich die Frauen tief enttäuscht und verletzt. Ihr Traum von einem lebenslangen glücklichen Zusammenleben war geplatzt. Das Scheitern der Partnerschaft führte zum Zusammenbruch ihrer bisherigen Lebensperspektive. Trotz der Kränkung und Enttäuschung wurden dem Partner noch positive Gefühle entgegengebracht (Ansätze von Loyalität), sei es auf »menschlicher« Ebene (Frau Diets) oder in seiner Bedeutung als Vater ihrer Tochter (Frau Fischer, Frau Thomas). Das Bedürfnis, der Tochter den Vater erhalten zu wollen aufgrund eigener Kindheitserfahrungen (Frau Fischer hatte als Kind nach der Trennung ihrer Eltern unter dem

Verlust des Vaters sehr gelitten), und Mitleid für den Partner spielten dabei eine zentrale Rolle.

FRAU DIETS

D: *Er wäre mir dann als Mensch noch wertvoll gewesen. Das war er mir noch, ja.* (S. 32)

FRAU FISCHER

F: *Also ick muß sagen * bevor das passiert ist* (der Mißbrauch, Anm.d.Verf.) *(...) ja * das muß ich schon dazu sagen, denn * weil ich das ja selber aus der Kindheit erfahren habe, wie det is, ohne Vater aufzuwachsen und ** wollt ich natürlich meinem Kind ** ebend * so weit *3* bißchen helfen, ne, indem ick ihm habe det Besuchsrecht eingeräumt und dann * er hätt' sie auch mit in Urlaub nehmen können, alles so, ja, det war alles so geplant gewesen dann, ne * sie sollte ebend * zwar mitkriegen, daß wir nicht mehr zusammen leben können, aber daß sie Mama und Papa hat ne * ja.* (S. 32)

FRAU THOMAS

T: *(...) aber die Tanja * das darf ich ihm net antun, (...) nachdem ich mich von ihm trenne usw. hab' ich gedacht, also das kann ich ihm net antun.* (S. 23)

Möglicherweise waren die Frauen auch bestrebt, sich wenigstens etwas Positives an der Partnerschaft zu bewahren, um sich den Irrtum ihrer von hohen Idealen geleiteten Partnerwahl nicht gänzlich eingestehen zu müssen.
Bei allen Frauen dieses Typs erfolgte die Aufdeckung des sexuellen Mißbrauchs der Tochter zwischen zwei und 14 Monaten nach der Trennung vom Partner. Die Konfrontation mit dem Mißbrauch der Tochter traf die Frauen (mit Ausnahme von Frau Thomas) relativ unverhofft, d.h., die Phase des Verdachts war eher kurz oder fehlte völlig.
Für Frau Diets kam die Aufdeckung absolut unerwartet, denn sie hatte »gar nichts bemerkt« und hatte »überhaupt keine Ahnung«, weder während des Zusammenlebens noch nach der Trennung vom Partner. Das Fehlen jeglicher Verdachtsmomente bei Frau Diets hing vermutlich mit ihrer Schwierigkeit zusammen, sich den früher so stark idealisierten Partner als Täter vorzustellen zu können.
Die Frauen erfuhren auf unterschiedliche Weise von dem Mißbrauch der Tochter: Von der Tochter selbst (Frau Fischer), durch Verwandte (Frau Diets) oder durch Mitarbeiterinnen spezialisierter Beratungsstellen, die die Frauen aufgesucht hatten (Frau Thomas, Frau Fischer).

Verarbeitung nach der Aufdeckung

Nach dem Bekanntwerden des sexuellen Mißbrauchs der Tochter setzte das Muster des massiven Abwertens und Anklagens ein. Der in irgendeiner Form noch bestehende Kontakt zum Partner wurde umgehend abgebrochen.

FRAU DIETS
D: *(...) als ich das dann erfahren hab' mit dem Mißbrauch *3* da hab' ich ihn dann rausgeschmissen, aber dann hochkant.* (S. 18).

Das wenige, was nach der Trennung noch an positiven Gefühlen und Loyalität gegenüber dem Partner vorhanden war, brach mit dem Zeitpunkt der Offenlegung völlig zusammen. Alles im Zusammenhang mit der Partnerschaft wird seitdem negativ betrachtet. Auch die positiven Phasen der Beziehung werden durch dieses Ereignis überschattet.

FRAU DIETS
D: *Aber danach* (nach der Aufdeckung, Anm.d.Verf.) **4* also sowas von unten durch war noch nie jemand bei mir (...).* (S. 32)

FRAU FISCHER
F: *(...) ick kann mich also wirklich an * an die * schönsten Zeiten unserer Ehe auch nicht mehr so erinnern, ne, das verblaßt alles, ich seh nur dieses Negative.* (S. 43)

Das Scheitern der von sehr hohen Erwartungen getragenen Liebesbeziehung wird durch die Aufdeckung des Mißbrauchs der Tochter in massivster Form bestätigt. Die Enttäuschung und Verletzung als Partnerin ist vor allem bei Frau Diets noch größer als unmittelbar nach der Trennung, denn sie vermutet im nachhinein, daß die emotionale und sexuelle Zurückweisung durch den Partner im Zusammenhang mit dem Mißbrauch der Tochter gestanden haben könnte. Die Erklärung von Frau Diets für das damalige Verhalten ihres Partners deutet darauf hin, daß sie glaubt, die Tochter sei vom Partner bevorzugt worden. Möglicherweise empfindet sie auch eine gewisse Rivalität gegenüber der Tochter. Hierfür spricht auch das Verhältnis zu ihrer Tochter nach dem Bekanntwerden der sexuellen Übergriffe. Die Beziehung zu ihrer Tochter zeichnet sich aus durch ein ausgeprägtes Harmoniestreben und eine Tendenz zur Konfliktvermeidung. Wut- und Rivalitätsgefühle können dadurch weitgehend ausgeblendet werden (s. Kap. II.3.3, Typ B).

Der Ehemann bzw. Lebensgefährte hat aber nicht nur als Partner, sondern ebenfalls in seiner Rolle als Vater versagt. Auch die nach der Trennung noch bestehende Hoffnung auf ein harmonisches Leben alleine mit der Tochter (bzw. den Kindern) hat sich seit dem Bekanntwerden des sexuellen Mißbrauchs der Tochter zerschlagen. Standen nach der Trennung Kränkung und Verletztheit im Vordergrund, wurden nach der Offenlegung des Mißbrauchs Wut- und Haßgefühle zentral, die auch noch zum Interviewzeitpunkt dominieren. Dabei ist allerdings zu berücksichtigen, daß der Abstand zwischen Aufdeckung und Interviewzeitpunkt bei Frau Fischer und Frau Thomas ca. ein halbes Jahr beträgt, so daß der Verarbeitungszeitraum relativ kurz ist und die Frauen noch eine geringe emotionale Distanz gegenüber dem Geschehenen haben.

FRAU FISCHER

*F: (...) ich muß ganz ehrlich sagen, ick hab' 'n unwahrscheinlichen Haß auf ihn ** ja. (...). Verständnis hab' ick * also bestimmt nich für ihn gehabt und ich sage, ich hab' nur noch Haßgefühle für den Mann * ja.* (S. 32)

FRAU DIETS

D: (...) nachdem so immer mehr rauskam (über die Art des sexuellen Mißbrauchs, Anm.d.Verf.) **3*, wenn ich das in dem Moment so empfunden und gefühlt hätte ** ich hätt' das Küchenmesser genommen. Ich hätt' ihn alle gemacht. Wenn ich an dem Tag gewußt hätte, was passiert wäre, *2* wär er gestorben, ganz sicher. ** Und ich hab' ihn auch schon tausendmal umgebracht * noch öfter und jeden Tag* (spricht leiser), *immer wieder aufs neue (...) ja, also *3* mein Haß, oh mein Haß der ist so groß gewesen * und er ist es immer noch also ich * ich trau' mir jetzt zu ** nicht mehr jede Sekunde ähm loszuren// losrennen zu wollen, um ihn umzubringen * wobei ich das immer noch könnte, jede Sekunde und ich wüßte heute, wenn er vor mir stände, ** ha * es dürfte nie passieren, es dürfte wirklich nicht passieren, ich hätte Angst davor (...).* (S. 22-23)

FRAU THOMAS

T: Ich hab' mir ehrlich gedacht, ich hab' gedacht, nee, kastrieren brauch' man den Kerl net, der soll abfaulen millimeterweise, damit er lange was davon hat, und das wünsch' ich ihm heute noch. (S. 33)

Die Anklagen und Vorwürfe richten sich nicht nur gegen den Partner, sondern auch gegen die eigene Person. Zwar wird die Verantwortung für den Mißbrauch dem Partner zugeschrieben, dennoch werfen sich die Frauen vor, sich überhaupt auf die Beziehung eingelassen oder die Trennung nicht früher vollzogen zu haben.

FRAU DIETS
D: *(...) und dann mach' ich diesen Fehler und verlieb' mich ein einziges Mal in einen Mann und das * das ist so das, was ich mir gar nicht verzeihen kann ** und dann ist das so 'n Schwein hach.* (S. 32)

FRAU FISCHER
F: *(...) den einzigen großen Vorwurf, den ich mir so indirekt mache, ist, ick hätte früher gehen sollen ** viel früher.* (S. 32)

Entsetzen und Erschütterung darüber, sich so in dem Partner getäuscht zu haben, Zweifel an der eigenen Wahrnehmungsfähigkeit bezüglich der damaligen Partnerwahl und Selbstvorwürfe, dem Partner nach der Trennung in seiner Funktion als Vater noch vertraut zu haben, kennzeichnen die anklagende Haltung der Frauen gegenüber sich selbst.

FRAU FISCHER
I: Wie denken Sie heute über Ihren damaligen Partner?
F: *Muß ick sehr blind gewesen sein ** ja * also ** ick * ick ekel mich vor dem Mann, ick seh' an dem überhaupt nischt irgendwat Anziehendes * ick weeß gar nicht, wat mich damals geritten hat (...) also wirklich nur negativ ** nur negativ. (...).* (S. 43)

FRAU THOMAS
T: *(...) wie wie konnt' ich so blöd sein, wie wie konnt' ich so blöd sein und ihn überhaupt, wie wie so konnt' ich so blöd sein und ihm überhaupt noch über'n Weg trauen. Ich hätt' doch von Anfang an denken müssen, da stimmt was net mit dem Kerl (...).* (S. 32)

Das massive Anklagen des Partners wird auf dem Hintergrund der anfänglichen extremen Idealisierung und Aufwertung der Beziehung verständlich. Der Glaube daran, daß ihr Mann trotz der gescheiterten Partnerschaft auch gute Seiten hat, konnte nach der Offenlegung des Mißbrauchs der Tochter nicht mehr aufrechterhalten werden und schlug um in Haß und Entwertung. Der Verlust der beiden wichtigsten Lebensziele, nämlich Partnerschaft mit gerade diesem besonderen Mann und (nach der Trennung) ein unbeschwertes Familienleben mit der Tochter, stürzte die Frauen in tiefe Verzweiflung. Beides wurde ihnen durch den Partner genommen. Das Umschlagen von Liebe und Bewunderung in massive Wut- und Haßgefühle, Wut auf sich selbst und den früheren Partner kann als Reaktion auf diesen enormen Verlust gedeutet werden. Nachdem der Partner die Erwartungen nicht erfüllt hat, schlägt der Wunsch nach Liebe um in Haß und Verachtung, vermutlich damit die Enttäuschung und Verunsicherung besser ertragen werden können.

Infolge der Erfahrung des Mißbrauchs der Tochter schätzen die Frauen ihr vergangenes, aber auch ihr gegenwärtiges und zukünftiges Leben als extrem belastet (Frau Thomas) oder sogar weitgehend zerstört ein (Frau Diets, Frau Fischer; s. auch Kap. II.3.4, Typ A). Frau Diets und Frau Fischer und weniger ausgeprägt auch Frau Thomas nehmen eindeutig die Opferrolle ein. Sie zeigen ein nur geringes Maß an Reflexion und Selbstverantwortung[11], denn die eigene Rolle in der Partnerschaft wird nur wenig hinterfragt. Die Frauen entwickeln kaum ein Bewußtsein gegenüber ihren eigenen problematischen Verhaltensweisen in der Partnerschaft. Sie scheinen die Partnerschaft lediglich in den Kategorien 'ausschließlich positiv' und seit dem Bekanntwerden des Mißbrauchs 'ausschließlich negativ' zu bewerten. In der Rückschau auf ihr damaliges Verhalten gegenüber dem Partner stellen sie sich auch eher als reagierend und weniger als aktiv handelnde Person dar. Sie fühlten sich machtlos, abhängig, unterlegen und benutzt und auf ihre Rolle als dienende und versorgende Ehefrau reduziert.

FRAU FISCHER
F: *(...) ick hab' so det Gefühl, für ihn ist 'ne Frau nur dazu da gewesen, den Haushalt zu machen, im Bett da zu sein * und wenn's geht gar keene Ansprüche zu stellen. So diese Einstellung da.* (S. 6-7)

F: *(...) er hat mich also überhaupt nicht in der Form mehr beachtet hat * als als Partnerin oder so, sondern ebend benutzt ** nur so als Mittel zum Zweck, ne.* (S. 32)

FRAU DIETS
D: *(...) er hatte mich hinterher ganz toll unter der Fuchtel. Er hat ** es hat ein 'n Blick von ihm genügt, und und hm 'n strenger Blick (...) und ich hab' noch manchmal ganz zaghaft versucht, mich zu wehren, (...) aber irgendwie er hatte mich voll im Griff (...).* (S. 11)

---

11 Ich möchte an dieser Stelle noch einmal darauf hinweisen, daß sich der Aspekt 'Selbstverantwortung' *nicht* auf die Verantwortung der Frauen für den sexuellen Mißbrauch der Tochter bezieht. Das Stattfinden der sexuellen Übergriffe hat allein der Täter zu verantworten. Vielmehr bezieht sich der Aspekt 'Selbstverantwortung' auf die Verantwortung der Frauen für ihr eigenes Verhalten gegenüber dem Partner. So tragen sie z.B. dafür die Verantwortung, an einer unbefriedigenden Partnerschaft festzuhalten.

Das Erleben von Machtlosigkeit und Sich-Nicht-Wehren-Können scheinen bei Frau Diets und Frau Fischer zentrale, sich in ihrem Leben wiederholende Erfahrungen zu sein. Beide Frauen wurden als Kind sexuell mißbraucht. Frau Fischer berichtete zudem von Prügel und Schlägen durch die Mutter, und Frau Diets war in ihrer ersten Liebesbeziehung schweren körperlichen Mißhandlungen durch ihren Freund ausgesetzt. Es ist anzunehmen, daß diese Erlebnisse den Umgang mit Konflikten in der Partnerschaft und später mit dem Mißbrauch der Tochter beeinflußt haben und Gefühle von Ausgeliefertsein und Hilflosigkeit erneut aktualisiert wurden.
Frau Thomas betrachtet sich zwar auch zurückschauend eher als Opfer, jedoch gelingt es ihr, die Wut auf den früheren Partner als Kraftquelle für die Verfolgung beruflicher und privater Pläne zu nutzen und nicht wie Frau Diets und Frau Fischer in der Opferrolle zu verharren. In diesem Punkt ist sie eher mit den Frauen vom Typ B vergleichbar. Ein Grund dafür ist sicherlich, daß Frau Thomas ihren Partner zu Anfang der Beziehung weitaus weniger idealisierte und ihre Abhängigkeit vom Partner stärker finanzieller als emotionaler Art war. Zudem hatte sie bereits vor der Trennung vom Partner über schulische und berufliche Weiterbildung und das Knüpfen neuer sozialer Kontakte erste Schritte in Richtung Autonomie eingeleitet und sich dadurch einen neuen Lebensbereich erschlossen (s. auch Kap. II.3.4, Typ B).

Eine zukünftige Partnerschaft wird von den Frauen grundsätzlich oder zumindest für sehr lange Zeit ausgeschlossen. Die Abgrenzung gegenüber Männern erfolgt vor allem auf sexueller und demzufolge auch auf partnerschaftlicher Ebene. Mißtrauen und Ablehnung bestimmen ihr Verhältnis zu Männern.

FRAU FISCHER

I: Und Ihre Vorstellung über Partnerschaft, ist das auch was, was sich verändert hat?

*F: Ja ** auf keinen Fall 'n Mann. ** Ja also ** ich könnte also *3* jetzt also als Lebenspartner sowieso nicht mehr (...).* (S. 26)

FRAU THOMAS

I: Hm *4* können Sie sich vorstellen, mal wieder mit einem Mann zusammenzuleben?

T: Nee, mhm mhm mhm (Verneinung) **3**

I: und 'n Partner zu haben, ohne jetzt mit gemeinsamer Wohnung und .....

T: Die Vorstellung hab' ich halt schon mal gehabt gell und und ich hab' gedacht ich hab' das, was ich mir vorgestellt hab' und das war halt das Schlimmste überhaupt ne. (S. 36)

Sexuelle und intensive emotionale Beziehungen zu Männern sind weder auf verbindlicher noch auf unverbindlicher Ebene vorstellbar. Fragen wie die Wahrung ihrer Selbständigkeit in einer Beziehung oder Möglichkeiten fruchtbarer Auseinandersetzung stellen sich gegenwärtig nicht. Die Frauen haben auch kein Interesse, sich abstrakt damit zu beschäftigen, denn zukünftige Partnerschaft ist für sie ohnehin ausgeschlossen. Aus dem gleichen Grund scheint die Selbsteinschätzung der Kompetenz als Partnerin zum Interviewzeitpunkt kein zentrales Thema zu sein. Zumindest lassen sich in den Schilderungen der Frauen keine Hinweise dafür finden. Angesichts der Aussagen der Frauen über ihre Selbsteinschätzung in der Beziehung mit dem früheren Partner (dem Täter) ist allerdings anzunehmen, daß das Selbstbild der Frauen als Partnerin eher negativ ist.

Männer als potentielle Sexualpartner stellen für die Frauen dieses Typs eine Bedrohung dar und werden mit aggressiven Phantasien belegt, abgelehnt und nicht ernst genommen.

FRAU DIETS

*D: Ein Mann, der mich * als Frau sieht, als Sexualobjekt, der darf mir keinen Schritt zu nahe kommen, sonst hat er 'n Messer ** sonst schneid' ich ihm sein Teil ab, sonst hat er 'n Messer im Bauch.* (S. 40)

FRAU FISCHER

*F: (...) ick bin * nach neun Monaten mal hier unten in der Kneipe* (lacht) *weil ** also ob ick det irgendwo satt hatte, hier zu Hause alleene zu sitzen * und ** da hab' ick jemand kennengelernt (...) ick * ick weeß nich, ich bin nur am verarschen ne, * für mich is 'n * ja ehrlich * ich verscheißer die nur* (lacht) *(...) und dann ** haben wir uns nochmal getroffen und dann wollte er natürlich wat von mir, * und da bin ich also fluchtartig hier ins Haus rin, in die Wohnung, alles zugemacht, ja, also * also bloß nicht hier rein lassen * und bloß nicht ins Bett mit ihm ne * war irgendwo ne Schockreaktion von mir aus ne.* (S. 26)

Sexualität mit Männern wird grundsätzlich mit Ekel, Gewalt und Ausbeutung assoziiert. Das Wissen über den Mißbrauch der Tochter, negative sexuelle Erfahrungen mit dem damaligen Partner sowie eigene Mißbrauchserfahrungen in der Kindheit beeinflussen vermutlich die extrem negative Einstellung der Frauen zu sexuellen Beziehungen mit Männern. So kann sich z.B. Frau Fischer ein positives sexuelles Erleben mit einem Mann überhaupt nicht mehr vorstellen. Intime sexuelle Kontakte mit Männern lösen bei ihr Ekelgefühle und Abneigung aus.

FRAU FISCHER

*F: Ick glaub' nich, daß ich nochmal mich da mit 'm Mann 'n * also jetzt so sexuell sowieso erstmal nich (...).* (S. 27)

I: Hat sich die Mißbrauchserfahrung in irgend 'ner Form auf Ihr Leben ausgewirkt?

*F: Ja * ick komm' mit 'm Mann nich aus, also nich aus, nicht klar, sagen wir mal so, im sexuellen Bereich jar nich (...) ick kann partout 'n Mann nicht anfassen unten rum oder ** ...... da wird mir anders bei * da komm// da wird mir regelrecht schlecht, ich muß regelrecht brechen.*(S. 39)

Nur wenn ein Mann nicht als sexuelles Wesen wahrgenommen wird, ist ein positives Auskommen auf unverbindlich freundschaftlicher Ebene eventuell möglich.

FRAU DIETS

*D: (...) da ist zum Beispiel ** ja (...) Rudi, Rudi lebt sogar bei uns, Rudi hat ein Zimmer bei uns, weil *3* das ist auch sowas, * er ist erst 20 Jahre alt ** ist im * ist im Grunde genommen 'n Kind ja, aber es es ist so, * es ist angenehm mit ihm zu leben.* (S. 32)

*D: (...) ich habe, die männlichen Freunde, daß das sind einfach nur * ja ** 'n *3* das asexuelle Wesen für mich (...).* (S. 40)

FRAU THOMAS

*T: Jetzt so von R-Stadt von der Schule her noch * da da is einer, der heißt Rudolf, und meine Freundin, die Susanne wir drei, wir sehen uns eigentlich regelmäßig, wir haben auch mit'n Kindern, wir gehen dann essen entweder hier oder in R-Stadt, mit dem Mann komm' ich prima aus, es gibt eigentlich zwei Männer, aber die sind beide schwul, vielleicht ist es auch deshalb.* (S. 37)

Auch das Männerbild der Frauen dieses Typs ist äußerst negativ. Männer sind »alle Schweine«, frauenfeindlich, sexistisch und potentielle Kindesmißbraucher.

FRAU DIETS

*D: Ah ich hab' so 'n Haß ** ich könnt' se alle* (alle Männer, Anm.d.Verf.) *umbringen.* (S. 32)

D: Da könnte ich durch die L// wirklich da könnt ich durch die Welt gehen mit ner MG und könnte alle Männer erschießen. Ich würd' se am lieb-

*sten alle ausrotten * nur noch 'n paar Zuchtexemplare halten, also meine meine Phantasie kennt da ja keine Grenzen mehr, ne. Und ich kann mir nicht vorstellen, daß es besser wird, weil * ich sehe einfach, daß die Männer nicht bereit sind dazu. ** Ich seh' in jedem Mann erstmal jetzt 'n Schwein.* (S. 39)

FRAU FISCHER

*F: Also * das ganze * für mich männliche Bild ist irgendwo ins Schw// ins Wanken geraten (...). Wenn ick so 'n Mann beobachte oder 'n Mann mit Kinder sehe, dann * sind die Gedanken immer dahin, vielleicht tut's der auch, ne. Det is so ganz eigenartig, ja und *3* weeß ich nich ** so so ** steht für mich sehr * sehr vorrangig da (...).* (S. 33)

Die mißtrauische Haltung gegenüber Männern basiert vor allem auf der Generalisierung ihrer individuellen Erfahrungen mit dem früheren Partner. Diese Erfahrungen haben auch dazu geführt, daß die Frauen eine größere Sensibilität gegenüber patriarchalischen Machtstrukturen entwickelt haben, vor allem Frau Thomas. Zum Beispiel wird sexuelle Gewalt gegen Mädchen und Frauen oder auch die eigene damalige ökonomische und emotionale Abhängigkeit vom Ehemann im Zusammenhang mit patriarchalischen Machtverhältnissen betrachtet. Daraus ziehen diese Frauen die Konsequenz, Kontakte mit Männern im Beruf und Alltag weitgehend zu vermeiden. In diesem Aspekt unterscheiden sie sich von den Frauen der Typen C und D, die eine intensivere Auseinandersetzung mit Männern anstreben und um mehr Partnerschaftlichkeit kämpfen wollen.

Die neu gewonnene Autonomie und die Möglichkeit zu individueller Selbstverwirklichung stellen für die Frauen dieses Typs (mit Ausnahme von Frau Thomas) keine wirklich positive Lebensalternative dar, sondern sind vielmehr die Folge von Kränkung, Verletztheit und tiefer Verbitterung. Die strikte Ablehnung von partnerschaftlichen Beziehungen mit Männern und die weitgehende Ausrichtung des Lebensumfeldes auf Frauen (eine durchaus mögliche positive Bewältigungsstrategie) scheinen für Frau Diets und Frau Fischer eine Entscheidung zu sein, die keine oder nur wenig positive Aspekte impliziert, denn das gegenwärtige Leben der Frauen ist gekennzeichnet durch Leiden unter Einsamkeit und Isolation, Hoffnungslosigkeit und Resignation sowie die ständige Erinnerung an den Mißbrauch der Tochter (s. auch Kap. II.3.4., Typ A).

FRAU DIETS

D: (...) ich hab' nie Abstand davon (von dem Mißbrauch der Tochter, Anm. d. Verf.) *gewonnen * und mir dreht sich heute noch der Magen rum (...).* (S. 21)

*D: Also *3* ich möchte nicht mehr behaupten, daß ich gerne lebe (...) ich bin für Daniela da (...), ich will nicht, *4* ich will eigentlich nur noch Daniela helfen.* (S. 41)

FRAU FISCHER
I: (...) wie geht es Ihnen jetzt in Ihrer derzeitigen Lebenssituation?
F: Bescheiden.
I: Wie fühlen Sie sich?
F: Mies.
I: Schlecht?
F: Sehr schlecht ja ** vor allen Dingen eben alleine (...). (S. 39)

Zwar ist auch für Frau Thomas die kategorische Ablehnung von Partnerschaft primär die Konsequenz ihrer negativen Erfahrungen, dennoch kann sie ihrer derzeitigen Lebenssituation etwas Positives abgewinnen, und zwar im Sinne einer Chance zur persönlichen Weiterentwicklung ähnlich wie die Frauen vom Typ D.

Frauen wie Frau Diets und Frau Fischer, deren Selbstbild sich in hohem Maße von der Beziehung zum Partner ableitet, haben besonders große Schwierigkeiten, nach dem Verlust des Partners und dem Zusammenbruch des Familienlebens andere Perspektiven für sich zu entwickeln, denn Ehe- und Familienleben ist auch zukünftig keine Alternative mehr. Obwohl beide Frauen zeitweilig oder fortwährend einer beruflichen Tätigkeit nachgingen und diese ihnen auch wichtig war, erscheint die Identifikation mit der Berufsrolle relativ gering. Der eigentliche Lebensmittelpunkt ist Partnerschaft und Familienleben. Dementsprechend bedeutet der Verlust dieser Bereiche eine Bedrohung für die Frauen in wichtigen Teilen ihres Selbstbildes. Dies ist jedoch kein spezifisches Charakteristikum von Frauen, die den sexuellen Mißbrauch ihrer Tochter erfahren mußten, sondern ein generelles Problem von Frauen nach einer Trennung, deren Lebensmittelpunkt Partnerschaft und Familienleben darstellte. So fand Rocho-Bender (1990, 70ff.) in ihrer Untersuchung von 15 Frauen in Trennungssituationen heraus, daß die Frauen, die einen großen Teil ihrer Identität und ihres Lebenssinns über den Ehemann bezogen, ihre neue Lebenssituation nach der Trennung weitgehend negativ beurteilten. Sie befürchteten ihr Leben nicht alleine bewältigen zu können. Diese Frauen waren in ihrem Selbstwert von der Bestätigung des Partners abhängig. Sie hatten große Schwierigkeiten, sich unabhängig davon als Persönlichkeit mit eigenen Fähigkeiten zu schätzen und zu lieben. Die Frauen, die sich stärker als eigenständige Persönlichkeiten sahen, erlebten ihre neue Lebenssituation nach der Trennung weitaus positiver. Sie machten die Erfahrung, daß sie ihre Interessen und Bedürfnisse in

der Ehe nicht realisieren konnten. Daraufhin trennten sie sich von ihrem Partner. Diese Frauen legten ihrem Handeln eigenständige Interessen zugrunde und waren in erster Linie für sich da und nicht für andere.
Das Gefühl, in zwei zentralen Lebensbereichen versagt zu haben (nämlich als Partnerin und als Mutter), ist bei den Frauen, die den Mißbrauch ihrer Tochter erfahren mußten, vermutlich noch wesentlich stärker ausgeprägt als bei Frauen, die sich getrennt haben, ohne diese schreckliche Erfahrung machen zu müssen.

Frau Diets und Frau Fischer haben zwar eine gewisse äußere Unabhängigkeit erlangt (räumliche Trennung: Frau Diets, Frau Fischer; finanzielle Unabhängigkeit: Frau Diets), jedoch läßt ihre extrem schlechte psychische Verfassung zum Interviewzeitpunkt vermuten, daß die Frauen (noch) nicht zu einer 'inneren' Autonomie gefunden haben. In dem massiven Ablehnen und Abwerten von Partnerschaft lassen sich auf latenter Ebene Bedürfnisse nach Bindung und Dependenz erkennen. Alleinleben wird zwar als einzig mögliche Lebensform proklamiert, jedoch leiden die Frauen in ihrer gegenwärtigen Lebenssituation, und der emphatische Bezug auf das damalige Ideal der Beziehung bleibt deutlich erkennbar, z.B. in der euphorisch geschilderten Idylle einer glücklichen Partnerschaft in der ersten Zeit des Zusammenlebens. Auch die schon erwähnten Aspekte wie die Einschätzung der Partnerschaft als positiver Wendepunkt in dem zuvor trostlosen oder sogar unerträglichen Leben und die beinahe ausschließliche Lebensorientierung am Partner deuten darauf hin, daß in der vehementen Ablehnung von Partnerschaft nach der Aufdeckung Wünsche nach emotionaler Nähe und Versorgtwerden zum Ausdruck kommen. 'Hinter' der äußeren Ablehnung zeigt sich tiefer Schmerz und Traurigkeit und die Sehnsucht danach, von einem geliebten Partner akzeptiert und angenommen zu werden.

Liebesbeziehungen werden von den Frauen vermutlich zwar ersehnt, sind aber so bedrohlich, daß sie abgewehrt werden müssen. Infolge der massiven Angst vor einer erneuten Enttäuschung, aber auch vor ökonomischer und emotionaler Abhängigkeit, wird die eigene Bedürftigkeit wahrscheinlich auch vor sich selbst verleugnet.

FRAU FISCHER
*F: (...) ich weiß, daß meine// dieses Alleinsein ja auch zum Teil von mir provoziert ist, ne also * herbeigeführt wurde, ne und *4* ja ick hab' eben jetzt im Moment immer nur wieder Angst vor Enttäuschungen, ne.* (S. 39)

F: *Ich glaube nicht, daß ich irgendwie Vertrauen nochmal in Mann setzen kann, so Vertrauen ebend äh *3* überhaupt Vertrauen, ja * ich hab' da immer irgendwo meine Zweifel, meine Ängste (...).* (S. 56)

FRAU THOMAS

T: *(...) also ich möcht' net, ich möcht' schon selbständig bleiben bis zum Gehtnimmer (...) niemals abhängig werden von 'nem Mann (...).* (S. 40)

Zusammenfassung

Bei den Frauen vom Typ A ist die Verarbeitung der Erfahrungen in der Partnerschaft vor allem durch Anklagen des Partners und Selbstabwertung gekennzeichnet. Dieses Abwerten und Anklagen bezieht sich nicht nur auf den früheren Partner, sondern auf Männer im allgemeinen und auch auf die eigene Person. Partnerschaft als Lebensform ist für diese Frauen weitgehend negativ besetzt und wird verknüpft mit Ausbeutung, Abhängigkeit und sexueller Verletzung, sowohl retrospektiv als auch in ihrem gegenwärtigen und zukünftigen Leben. Partnerschaft ist somit grundsätzlich nicht mehr vorstellbar. Die Ablehnung von Partnerschaft bezieht sich vor allem auf den Ausschluß dauerhafter und exklusiver Bindungen. Darüber hinaus haben die Frauen ein starkes Mißtrauen gegenüber anderen Formen vertrauter emotionaler oder sexueller Beziehungen zu Männern.
Das Verarbeitungsmuster dieses Typs kann als Versuch angesehen werden, zukünftig eine 'enttäuschungssichere' Lebensform zu etablieren. Wichtig dabei ist, daß es sich um eine extreme Abgrenzung gegenüber partnerschaftlichen Bindungen handelt. Durch den Ausschluß jeglicher Form emotionaler und intimer Beziehungen kann zumindest das Risiko des Scheiterns, das die Frauen ja schon einmal, u.a. durch den Mißbrauch der Tochter, in massivster Form erfahren mußten, weitgehend ausgeschlossen werden.

Typ B Zentrales Verarbeitungsmuster:
Abwerten des Partners, Vorsicht bei zukünftiger Partnerwahl und Aufschieben einer neuen Partnerschaft
(Frau Jäger, Frau Sommer)

Partnerwahl

Der Wunsch nach einem ganz 'normalen' Ehe- und Familienleben stand bei den Frauen dieses Typs bei der Wahl ihres Partners im Vordergrund und nicht intensive Liebesgefühle und das Besondere an gerade diesem Mann wie beim Typ A. Der Wunsch nach Partnerschaft und Familienleben nahm einen zentralen Stellenwert in ihrer Lebensplanung ein, war jedoch weniger an die Person des Partners gebunden. Dementsprechend werden die Männer auch nicht so phantastisch überhöht dargestellt und vermutlich auch mit weniger Phantasien belegt. Sie bleiben eher farblos und wenig greifbar. Die Ehe war für die Frauen vor allem der Einstieg in ein 'normales' erwachsenes weibliches Dasein.

Die Frauen schildern die Anfangszeit der Partnerschaft eher nüchtern und pragmatisch. Zufällig lernten sie eben gerade diesen Mann kennen, der damals den Eindruck machte, als ließe sich mit ihm eine ganz normale Familie gründen. Das Kennenlernen erscheint somit auch weitaus weniger spektakulär und einschneidend als bei den Frauen vom Typ A.

FRAU JÄGER

I: Hm * wenn Sie sich mal daran zurückerinnern, als Sie Ihren Partner, also den Vater Ihrer Kinder kennengelernt haben, können Sie noch sagen, was Ihnen damals, also aus Ihrer damaligen Sicht, an Ihrem Partner gefallen hat?

*J: Kennengelernt hab' ick'n ** durch * seinen Bruder, also der hat noch 'n Bruder gehabt *3* und * da sind wir also des öfteren ** ja *3* spazierengefahren halt * und ähm ** haben denn ** äh * haben halt so miteinander gequatscht usw. ** und denn * wurde halt mehr daraus *3* indem man sich also immer näherkam (...). Er mußte arbeiten ** und * wenn man denn halt die Zeit hatte * ist man da hingegangen und ähm * ich mußte ja damals arbeiten zu der Zeit auch.* (S. 5)

Frau Sommer hoffte, durch die Ehe ihrer Einsamkeit zu entfliehen und endlich die Geborgenheit und emotionale Sicherheit zu finden, die sie bei ihren eigenen Eltern und bei ihrem ersten, gewalttätigen Mann so sehr vermißt hatte. Die Erfahrung von Zuwendung durch die Eltern ihres Partners, die für Frau Sommer möglicherweise eine Art Elternersatz waren, spielte bei ihrer Partnerwahl ebenfalls eine wichtige Rolle.

FRAU SOMMER

S: (...) 'n halbes Jahr war ich allein gewesen (nach der Trennung von ihrem ersten Ehemann, Anm. d. Verf.)*, also ich war sehr einsam, ich hab' keinen gekannt (...) ich war total allein gewesen, also die Einsamkeit war sehr schlimm.* (S. 9)

S: (...) also ich war (bei dem neuen Partner, Anm.d.Verf.) *nicht gleich den ersten Blick verliebt in ihn, aber er war in mir verliebt gewesen und erste Mal so'ne Schwiegereltern hab' ich gehabt, 'ne Schwiegereltern, sowas, ich hab' das erste Mal so'ne Liebe gehabt, ich hab's gemerkt (...), hab' auch gleich Mutti und Vati, ich bin sogleich sofort aufgenommen worden mit die* (sic!) *Sandra, das war sowas Schönes gewesen, so warm.*

I: Die Schwiegereltern waren sehr warmherzig?

S: Gleich warm, die haben mich gleich sofort aufgenommen in 'ne Familie mit die Sandra. (S. 9)

Besonders bei Frau Jäger stand die Orientierung an der traditionell weiblichen Normalbiographie im Vordergrund, das heißt, ab einem gewissen Alter das Elternhaus zu verlassen, zu heiraten, Kinder zu bekommen und eine gute Hausfrau, Ehefrau und Mutter zu sein.

FRAU JÄGER

*J: (...) dann hat er denn irgendwann gesagt haben, naja jetzt wollen wir heiraten oder * möchteste heiraten oder so (...) und weiß nich, wie alt ich war ** ob ich nun 20 oder 21 war, weiß ich jetzt nicht mehr * jedenfalls hatte det Alter da also * hatten wir noch 'n Jahr gewartet * denn war ich auf einmal 22 ** und denn * haben wir halt geheiratet, ne.* (S. 60)

In der Anfangszeit der Beziehung bis zur Geburt ihres Sohnes verlief das Zusammenleben normal und für Frau Jäger durchaus befriedigend, das heißt ohne besondere Vorkommnisse weder positiver noch negativer Art.

FRAU JÄGER

*J: (...) waren bemüht, ne Wohnung zu finden ** und die hatten wir dann durch 'n ** Freund von ihm gefunden *4* und denn * ja * verlief es eigentlich normal * sozusagen **, er ging seinen Weg, ich ging mein*

*Weg ** beziehungsweise * haben beide zusammen gewohnt, jeder ging seiner Arbeit nach (...).* (S. 6)

J: *(...) dann hatt' ich halt aufgehört zu arbeiten* (als Frau Jäger schwanger war, Anm.d.Verf.), *weil ich's ** äh nicht konnte ** (...) und ** wie es denn so weit war * war er halt auch da *3* war bei der Geburt des Sohnes mit dabei *3* und *3* da war also das Leben sozusagen * noch * in Ordnung.* (S. 6)

Im Vergleich zum Typ A wirkt die emotionale Beziehung zum Partner bei den Frauen dieses Typs eher distanziert. Die Bedeutung, die der Mann als spezifische Person, das heißt jenseits seiner Funktion als Partner und Ehemann für die Frauen hatte, bleibt unklar. Auch war der Selbstwert und das Selbstbewußtsein der Frauen weniger von dem konkreten Verhalten des Partners abhängig als bei den Frauen vom vorherigen Typ, dafür stärker durch die Existenz der Ehe bestimmt.
Die sexuelle Beziehung nahm ebenfalls einen eher geringen Stellenwert ein. Sexualität spielte zwar in der Beziehung eine Rolle, stellte jedoch nicht einen besonders wichtigen Erlebnisbereich dar, der die Partnerwahl entscheidend mitbeeinflußte wie z.B. bei Frau Diets vom vorherigen Typ. Vielmehr wurde Sexualität als normal im Zusammenhang mit einer ehelichen Beziehung betrachtet, aber als ein von männlicher Seite dominierter Bereich.
Im Vordergrund stand für die Frauen dieses Typs, daß der Partner die finanzielle und soziale Verantwortung für die Familie übernehmen und sich in angemessener Weise am Familienleben beteiligen sollte. Für sie selbst war die Rolle als Hausfrau und Mutter zentral, was Bedürfnisse, auch eine geliebte Ehefrau zu sein, nicht grundsätzlich ausschloß, aber ihre Lebensführung war nicht darauf fokussiert.

Zusammenleben im Alltag

Das zentrale Problem im alltäglichen Zusammenleben war für diese Frauen, daß der Partner in seiner Rolle als verantwortungsbewußter Ehemann und Partner völlig versagte. Er war weder in der Lage, die ökonomische Sicherheit der Familie zu gewährleisten noch sich an der Familienarbeit zu beteiligen.

FRAU JÄGER

J: *(...) es gab finanzielle Probleme, * weil er also * meistens * sein Geld ins Auto gesteckt hat und die Kinder durften zugucken * und det fand* *ich also auch nicht gut an ihm (...) ist halt dieses Problem zustande gekommen, weil er damals arbeitslos war ** und mir also ständig auf auf'm * Pelz gehangen hat und es ging mir so auf'n Sack sozusagen, daß ich also nicht mehr ein und nicht mehr aus wußte.* (S. 13)

J: *(...) war also froh, wie er immer draußen war. Na konnt' ich im Haushalt nichts machen, weil also er immer ständig da war (...) er saß halt vorm Fernsehen und guckte in die Videos * guckt sich ein Video nach 'm andern an, ging mir also auch auf 'n Sender.* (S. 20)

FRAU SOMMER
S: *(...) der Mann, der hat sich nicht geändert, der saß inne Stube, früh bis abends Fernsehen, der ** also, er hat nüscht gesagt nüscht gemacht so.* (S. 31)

Die Frauen waren enttäuscht über die Unfähigkeit ihrer Partner, finanziell für die Familie zu sorgen und ein fürsorglicher Ehemann und Vater zu sein. Die Reaktion der Frauen auf die familiären Probleme waren nach anfänglichen erfolglosen Versuchen, durch Vorwürfe, Trennungsandrohung und vorübergehende Trennung die familiäre Situation zu verändern, vor allem Rückzugsstrategien und Resignation.

FRAU SOMMER
S: *(...) ich wurde immer mehr abgestumpft, (...) und ich hab's mir reingefressen.* (S. 12)

S: *Ich weiß ooch nich äh ich hab' mich ich hab' mir total zurückgezogen.* (S. 21)

Im Unterschied zu den Frauen vom Typ A arrangierten sich diese Frauen schließlich mit der für sie unbefriedigenden ehelichen und familiären Situation. Sie kümmerten sich weiterhin um die Familie, den Haushalt, die Kinder und zeitweise auch um die Finanzen; ihre Partner übernahmen keinerlei Verantwortung.

FRAU JÄGER
J: *(...) und dann sind wir halt wieder zusammengekommen, * aber jeder ist noch seine Wege gegangen (...) meine Tochter mußte damals immer noch zum Turnen (...) und er war hier zu Hause, wenn ich ihn gefragt habe, ja, fährst du mich da mal hin * hast'n Auto und ** mein ick, ist ja kein Problem, du bist ja eh zu Hause * naja jedenfalls, er nö, hab' keene Lust und * qualmte also eine nach der andern * was mir also überhaupt nicht gepaßt hat (...) naja jedenfalls * bin ich dann immer*

*mit der U-Bahn hingefahren (...) anderthalb Stunde ** und ähm * war denn wieder hier, dann mußt ich Mittagessen machen, durfte mein Sohn vom Kindergarten holen und er saß hier, wie gesagt, hatte also kein Tropfen getan (...).* (S. 18-19)

FRAU SOMMER

S: (...) ich hab' nur gearbeitet und zu Hause alles gemacht und der wollte nur haben, an mir hat der nie gedacht (...). (S. 12)

Das Festhalten an der Ehe war bei diesen Frauen vorrangig gegenüber der Erfüllung der Wünsche nach Liebe sowie materieller und sozialer Sicherheit.

FRAU SOMMER

S: (...) also, ich hatte keine Beziehung mit ihm mehr gehabt, ich habe schon vor mir gelebt (...) also ich hab' nur vor mich hingelebt kann ich sagen (...) ich bin aber bei meinem Partner geblieben. (S. 36)

Die Aufrechterhaltung der institutionell verankerten Bindung stellte für diese Frauen einen eigenen Wert dar, unabhängig von der emotionalen Intensität der Beziehung, wogegen beim Typ A beides untrennbar miteinander verknüpft war. Das Verhalten des Mannes erschien zwar als extrem belastender, jedoch untergeordneter Aspekt. Es ist anzunehmen, daß die Bedrohung, die von einem möglichen Verlust der ehelichen Lebensgemeinschaft ausging, so groß war, daß die enormen familiären Belastungen zunächst in Kauf genommen wurden (d.h. bis zur Aufdeckung des Mißbrauchs der Tochter), um die Ehe aufrechtzuerhalten.

Im Unterschied zum Typ A erfuhren die Frauen von dem sexuellen Mißbrauch ihrer Tochter, als sie noch mit ihrem Partner zusammenlebten. Ähnlich wie bei den Frauen vom Typ A hatten auch diese Frauen keinen Verdacht, daß ihr Mann die Tochter sexuell mißbrauchen könnte. Frau Sommer erfuhr von ihrer Tochter selbst von den sexuellen Übergriffen durch den Stiefvater, und Frau Jäger wurde von der Polizei über den Mißbrauch ihrer Tochter (und ihres Sohnes) informiert.[12] Die Trennung vom Partner erfolgte bei Frau Jäger wenige Wochen nach Offenlegung des Mißbrauchs, bei Frau Sommer ca. ein Jahr später.

---

12 Der Mann von Frau Jäger hatte neben den eigenen Kindern auch noch weitere Kinder in der Nachbarschaft sexuell mißbraucht, die ihren Eltern von den Übergriffen erzählten. Die Eltern erstatteten daraufhin Strafanzeige gegen den Mann von Frau Jäger.

Verarbeitung nach der Aufdeckung

Im Unterschied zum Typ A empfanden diese Frauen auch nach der Aufdeckung des Mißbrauchs noch eine gewisse Loyalität gegenüber dem Partner, und es fiel ihnen außerordentlich schwer, die Beziehung endgültig aufzugeben. Besonders Frau Sommer zweifelte lange Zeit an der Glaubhaftigkeit ihrer Tochter. Sie war zunächst sehr darum bemüht, ihrem Mann zu helfen und ihn in Schutz zu nehmen.

FRAU SOMMER

S: (...) also ich hab' immer meinem Mann Schutz gegeben, ich hab' immer wieder versucht und und immer wieder und so hab' so ging's mit mit meinem Mann. (S. 11)

S: (...) so hab' ich ganz normal mit ihm geredet, so wie Erwachsene sich unterhalten so, geh doch zum Psychologen, zum Arzt, tu dich untersuchen lassen. Ich bin nicht krank, hat er immer gesagt, ich bin nicht krank, ich brauch' keinen Psychologen und alles

(...) er hat sich nicht helfen lassen von mir, ich hab' ihn in Schutz genommen gegen die andern (...). (S. 24)

Auch Frau Jäger brachte ihrem Mann noch positive Empfindungen entgegen und konnte sich einfach nicht vorstellen, daß er die Tochter sexuell mißbraucht hatte.

FRAU JÄGER

I: Ja, Sie haben ja vorhin erzählt, daß Ihr Mann Ihnen noch Briefe geschrieben hat, und daß er noch versucht hat wieder mit Ihnen zusammenzukommen, war das für Sie da endgültig klar, jetzt nicht mehr oder?

*J: Ja so ganz klar war es also ** in der Beziehung war es schon ** bloß ebend äh ** man hat also noch so 'n bißchen * gehangen an ihm sozusagen * weil ich's einfach nicht glauben konnte, daß er also * so'n// so ne Dinger vollbracht hat, ne.* (S. 47)

Bei den Frauen dieses Typs dauerte es länger, bis sie den Mißbrauch der Tochter akzeptieren konnten und die Beziehung als endgültig gescheitert betrachteten. Das dann einsetzende Abwerten des Mannes ist im Vergleich zum vorherigen Typ weniger massiv und wird nicht auf alle Männer übertragen. Dementsprechend hat sich auch das Männerbild der Frauen kaum verändert. Lediglich der Partner gilt als schlechter Ehemann und Vater, denn er hat ihre Erwartungen auf ein geregeltes, glückliches Familienleben nicht erfüllt. Das weniger massive Anklagen hängt vermutlich auch damit zusammen, daß die Frauen das damalige Verhalten des Partners nicht so sehr auf die eigene Person beziehen, sondern ihren Partner grundsätzlich als unfähig und »dumm« einschätzen. Im Vergleich zum vorherigen Typ fühlen sich diese Frauen somit auch weniger als Partnerin mißbraucht und gekränkt. Die Frauen sind vielmehr darüber enttäuscht, daß ihre Erwartungen auf ein 'normales' Ehe- und Familienleben nicht erfüllt wurden. Die Männer erscheinen als »Muttersöhnchen«, »nicht normal«, »krank« und »verantwortungslos«. Sie sind eben keine »richtigen« Männer, mit anderen Worten, sie gelten als völlige Versager.

FRAU SOMMER
S: (...) also mein Mann also is kein richtiger Mann, also das ist ein Muttersöhnchen. (S. 11)

S: (...) also psychisch ist er sehr krank (...) also ist das (sein Verhalten, Anm.d.Verf.) *krankhaft, sehr krank.* (S. 25)

S (...) der Mann, der is nicht normal. Überhaupt, ein Mensch wird sich nie ändern, nie, der Charakter nie ändern. (S. 38)

FRAU JÄGER
*J: Er hat sich keine Arbeit gesucht, ging von morgens um * ja nach 'm Frühstück ist er abgehauen, kam Mitternacht erst wieder nach Hause.* (S. 13)

J: (...) ja also er kann für ne Familie nicht sorgen. (S. 61)

Im Unterschied zum Typ A entwickelten die Frauen erst allmählich Wut- und Haßgefühle auf den Partner. Zudem sind diese Empfindungen insgesamt weniger ausgeprägt als beim vorherigen Typ, besonders bei Frau Jäger.

FRAU JÄGER
I: Hm. Wie denken Sie heute * über Ihren damaligen Partner?
*J: Naja * wie soll ick sagen (...) hat man irgendwie 'n gewissen Haß gegen ihn*
I: hm
*J: * äh * weil er also * wie gesagt, dies gemacht hat und ** er einfach * halt sagt ** mich also auch wütend macht immer wieder, weil er sagt ebend äh * er hat's nicht getan, er war's nicht und äh * det ärgert mich an dem also auch, ne, wenn man det immer wieder hört. * Er ist sich seiner Schuld nicht bewußt.* (S. 88)

Auch wenn der Partner kein Schuldbewußtsein zeigt, wird die Verantwortung für das Scheitern der Beziehung und den Mißbrauch der Tochter dem Mann zugewiesen, denn er hat die Tochter sexuell ausgebeutet und dadurch die Fortführung der Ehe unmöglich gemacht. Unabhängig davon, wie zufrieden die Frauen mit ihrem Mann waren, wären sie möglicherweise noch bei ihm geblieben, hätte er die Tochter nicht sexuell mißbraucht. Im Gegensatz zum Typ A führt die negative Erfahrung in der Partnerschaft bei diesen Frauen nicht zu Selbstvorwürfen in bezug auf die Partnerwahl, sondern sie sind mehr oder weniger zufällig dem 'Falschen' begegnet. Allenfalls bereuen die Frauen es, so lange mit einem nicht 'normalen' Mann, der die Tochter mißbraucht hat, in einer zerstörten Ehe und Familie ausgeharrt zu haben.

FRAU SOMMER

S: (...) ich bereu's heut, hätt' ich's schon eher, ich hätte schon eher die Scheidung eingereicht, also schon ziemlich eher, weil der Mann, der is nicht normal. (S. 36)

Der Zusammenbruch des Ehe- und Familienlebens infolge des Mißbrauchs der Tochter bedeutete auch für diese Frauen den Verlust zweier zentraler Lebensbereiche. Wie beim vorherigen Typ leiten die Frauen ihr Selbstbild im hohen Maße von dem Bestehen einer Partnerschaft und einem Familienleben ab, wobei für Frau Sommer Berufstätigkeit und die daraus resultierende finanzielle Unabhängigkeit seit der Trennung von ihrem Partner einen größeren Stellenwert einnimmt. Zudem sehen diese Frauen, anders als die Frauen vom Typ A, die Möglichkeit einer erneuten Partnerschaft und damit der Wiederherstellung ihres eigentlich gewünschten Lebenszusammenhangs.
Bei den Frauen dieses Typs sieht sich vor allem Frau Sommer als Opfer des Partners, jedoch in einer weniger ausgeprägten Form als die Frauen vom Typ A. Die Einnahme der Opferrolle bezieht sich bei Frau Sommer ausschließlich auf die Vergangenheit, d.h. auf die Einschätzung ihrer damaligen Situation in der Partnerschaft. Der Beziehung in ihrer sich entwickelnden Dynamik fühlte sie sich ausgeliefert und stand den Konflikten hilflos gegenüber.

FRAU SOMMER

S: (...) ich hab' nur gearbeitet und zu Hause und der wollte nur haben, an mir hat der nie gedacht, ich war nur in 'ne Küche, hab' nur gekocht also ihn bedient, also nur bedient (...). (S. 11)

*S: (...) ich war ooch am Ende gewesen psychisch und so hilflos, der hat mich noch beschimpft trotzdem, der *3* der hat mich trotzdem beschimpft.* (S. 31)

S: (...) was er mich bestraft hat für nüscht. (S. 50)

Im Unterschied zu Frau Sommer erlebt sich Frau Jäger rückblickend weniger als Opfer des Partners, denn sie hatte während des Zusammenlebens zeitweilig immer wieder versucht, aktiv Einfluß auf die Beziehung auszuüben ähnlich wie die Frauen vom Typ C und D.
Beide Frauen sehen ihre Ehe durch den Partner zerstört, ihre Zukunft wollen sie sich jedoch nicht zerstören lassen, und sie sind im Vergleich zum vorherigen Typ stärker darum bemüht, in bezug auf ihr gegenwärtiges und zukünftiges Leben eine eigenverantwortliche Haltung einzunehmen. Wie die Frauen vom vorherigen Typ reflektieren sie nur wenig über ihr eigenes damaliges Verhalten in der Ehe. Sie entwickeln kaum ein Bewußtsein gegenüber ihren eigenen Verhaltensmustern, so daß sie rückblickend emotionale Abhängigkeiten und Verstrickungen in der Partnerschaft nicht erkennen. Auch betrachten sie den Mißbrauch der Tochter und ihre eigene Situation nicht in einem größeren gesellschaftlichen Kontext, sondern ausschließlich als ihr persönliches Schicksal. In diesem Aspekt unterscheiden sie sich auch von den Frauen vom vorherigen Typ, die den sexuellen Mißbrauch der Tochter in einem größeren gesellschaftlichen patriarchalischen Kontext betrachten. Die Einschätzung bestimmter Lebenserfahrungen und -ereignisse als unbeeinflußbar und schicksalhaft sowie als ausschließlich individuelles Problem könnte auch mit dem Bildungsabschluß und der sozialen Herkunft der Frauen zusammenhängen. Im Vergleich zu allen anderen Frauen besitzen Frau Sommer und Frau Jäger nämlich die niedrigsten Bildungsabschlüsse, und sie wuchsen selbst in zerrütteten Familienverhältnissen auf.
Forschungsergebnisse zur schichtspezifischen Bewältigung kritischer Lebensereignisse (zu denen man die Konfrontation einer Mutter mit dem Mißbrauch ihrer Tochter zweifellos zählen kann) bestätigen, daß die Schichtzugehörigkeit für die Art des Umgangs mit solchen Ereignissen bedeutsam ist. So stellte Wheaton (1980 nachgewiesen bei Filipp 1981, 21f.) fest, daß Angehörige unterer sozialer Schichten bei der Bewältigung von Krisensituationen im höheren Maße fatalistische Tendenzen zeigen. Für die Frauen dieses Typs trifft dies jedoch nur für die rückblickende Beurteilung des Geschehenen zu und nicht für die Einschätzung ihres zukünftigen Lebens. Im Gegensatz zum Typ A nehmen sie eine weitaus optimistischere Zukunftshaltung ein, und sie streben an, ihr Leben zukünftig aktiv und selbstbestimmt zu gestalten (s. auch Kap. II.3.4, Typ B).

Zur Zeit lehnen die Frauen verbindliche emotionale und sexuelle Beziehungen zu Männern ab. Die Abgrenzung gegenüber Männern als potentiellen Partnern ist bei diesen Frauen geringer als beim Typ A, denn Kontakte zu Männern auf einer lockeren, freundschaftlichen Ebene werden zumindest von Frau Sommer durchaus positiv bewertet.

FRAU SOMMER
S: (...) ich geh' in 'ne Diskothek mit Freunden, ich tu' gerne so auch unterhalten und so alles, aber mehr nicht so, daß irgendwas zusammen ist, möcht' ich zur Zeit nicht, kann ich gar nicht. (S. 46)

Alleinleben ist in der Vorstellung der Frauen nur eine begrenzte Lebensphase, die primär dazu dient, sich voll und ganz der Mutterrolle widmen zu können. Im Unterschied zu den Frauen vom Typ A spielt Angst vor erneuter Abhängigkeit und Enttäuschung oder ein extremes Mißtrauen gegenüber Männern bei ihrer Entscheidung gegen Partnerschaft eine eher untergeordnete Rolle. Auch wird das Alleinleben nicht so sehr als Phase betrachtet, die dem Ausleben der neugewonnenen Autonomie und der individuellen Selbstverwirklichung dient wie bei den Frauen vom Typ D. Gegenwärtig wollen die Frauen ihre volle Aufmerksamkeit ausschließlich den Kindern widmen. Zwar verspüren die Frauen gelegentlich die Sehnsucht nach einem Partner, jedoch wollen die Frauen diese Bedürfnisse aus Verantwortung und Loyalität gegenüber den Kindern zunächst zurückstellen.

FRAU SOMMER
S: (...) ich muß jetzt erst an meine Kinder denken. (S. 39)

S: Ich denk' jetzt nur an meine Tochter, an meine Kinder jetzt (...).

.

.

(...) ich muß für die Kinder da sein und da kann ich nicht für andere da sein, ich ich muß an meine Kinder denken, das ist das erste, was am wichtigsten ist. (S. 47-48)

FRAU JÄGER
*J: (...) ich hab' mir also wirklich geschworen, daß die Kinder also Hilfe kriegen in der Hinsicht äh * mich bereit erkläre, mit denen dahinzugehen, * egal wo und wie weit (...).* (S. 40)

Anders als beim vorherigen Typ ist Partnerschaft in Form einer verbindlichen Beziehung als wichtiger Bestandteil im zukünftigen Lebenskonzept der Frauen enthalten und wird somit nicht grundsätzlich als Lebensform angezweifelt. Ihr Lebensglück sehen die Frauen weiterhin in einer

Partnerbeziehung, und im Unterschied zu den Frauen vom vorherigen Typ können sie auch offen dazu stehen.

FRAU SOMMER
I: Hm und so für sich selbst, was wünschen #Sie sich#
S: #das is das is#
I: für die Zukunft?
S: Na ja, da kommt es noch mal das große Glück, daß ich mal einen Partner habe, daß ich ooch mal also an mir denk' (...). (S. 51)

Sie »sehnen« sich nach emotionaler Zuwendung, und sie wünschen sich einen Vater für ihre Kinder, der sie im Alltag unterstützt und entlastet.

FRAU SOMMER
S: (...) die Zärtlichkeit brauch' ich heute ooch noch (...). (S. 39)

S: (...) also ich will das Erfreuliche sehen und ich will auch neuen Partner haben, der sich kümmert auch, eben (ne normale Familie) und nicht mehr alleine ne (...). (S. 61)

FRAU JÄGER
*J: Man sehnt sich ab und zu abends, wenn man hier alleine sitzt nach 'm Partner (...). Ja, hab' ja noch 'n bißchen Zeit. *4* Muß ja nicht gleich von heut auf morgen ** 'n Neuer sein, aber irgendwann äh wenn die Zeit dran ist, dann schon, denn vor allem so ganz ohne* (Vater, Anm.d.Verf.) *sollen die ja nun auch nicht aufwachsen weiter.* (S. 84)

Die Frauen glauben, daß es auch »richtige« Männer gibt, und sie hoffen, zukünftig auf einen solchen zu treffen. Das Beziehungskonzept der Frauen hat sich nur wenig verändert, und sie wünschen sich weiterhin ein normales (eher traditionelles) Familienleben, in dem der Partner seine finanzielle und soziale Verantwortung übernimmt. Lediglich bei der Partnerwahl wollen sie sich zukünftig mehr Zeit lassen. Ein möglicher potentieller Partner soll mit mehr Skepsis und Vorsicht betrachtet werden, um nicht noch einmal in eine solche Beziehung zu geraten.

FRAU SOMMER
S: (...) bin noch jung, kann mir später noch mal 'n neuen Partner, aber nicht mehr so schnell, ich bin vorsichtiger (...), ich bin noch jung und warum soll ich nicht deswegen äh mich deswegen kein Partner suchen und alles (...). (S. 39)

FRAU JÄGER

*J: (...) man muß halt immer erst gucken ** wie der ist und * wie die Eigenschaften von dem sind ***

I: hm

*J: darauf kommt's ja nun hauptsächlich an * jeder hat ja ne andere Eigenschaft (...).* (S. 84)

Zwar streben die Frauen die Einnahme einer aktiven Rolle in einer zukünftigen Partnerschaft an, jedoch scheinen sie keine konkreten Vorstellungen davon zu haben, wie sie sich selbst einem zukünftigen Partner gegenüber verhalten wollen und in welchen Aspekten sich eine Partnerschaft anders gestalten sollte. Auch wenn die Frauen ihre eigene Kompetenz als Partnerin nicht oder nur geringfügig in Frage stellen, ist zu vermuten, daß sie in einer neuen Partnerschaft bei ähnlichen Problemen auf die alten Verhaltensmuster zurückgreifen (d.h. z.B. sich wieder mit einer unbefriedigenden Partnerschaft zu arrangieren). Die Frauen dieses Typs äußern sich auch nicht über Themen wie Möglichkeiten fruchtbarer Auseinandersetzung in einer Partnerschaft, zukünftige Rollenverteilung oder die Wahrung ihrer Selbständigkeit in einer Partnerschaft, die für Frauen vom Typ C und D sehr relevant sind.

Die Einstellung der Frauen zur Sexualität als ein überwiegend von Männern bestimmter Bereich hat sich auch nach der Erfahrung des Mißbrauchs der Tochter nicht verändert. Die Vorstellung, daß Männer von Frauen sexuell versorgt werden müssen, scheint tief im Bewußtsein der Frauen verankert zu sein. Das damalige Vorhandensein und die Verfügbarkeit einer Sexualpartnerin (nämlich sie selbst), macht es vor allem Frau Sommer völlig unverständlich, warum der Partner sich dennoch an der Tochter sexuell vergreifen mußte.

FRAU SOMMER

S: (...) und denn konnt' ich's nicht begreifen (...). Warum, warum, warum er das machst, warum machst er das, er hatte dafür mich wie ma// äh unsere Beziehung äh unsere Beziehung ist trotzdem im Bett gelaufen. (S. 26)

Die Auffassung, daß Frauen für die Befriedigung der sexuellen Bedürfnisse der Männer zuständig sind, findet sich auch in der Studie von Breitenbach (1992, 116f.), die ebenfalls Mütter befragte, deren Tochter vom Partner sexuell mißbraucht wurde. Dies könnte damit zusammenhängen, daß die Frauen dieses Typs wie auch die von Breitenbach interviewten Frauen der Unterschicht angehören (soweit aus den Einzelfalldarstellungen von

Breitenbach zu ersehen ist). Die Einstellung, daß Männer ein Anrecht auf die angemessene Befriedigung ihrer sexuellen Bedürfnisse haben, ist vermutlich in den unteren sozialen Schichten noch weiter verbreitet als in der Mittel- oder Oberschicht.

Zusammenfassung

Bei den Frauen vom Typ B zeichnet sich die Verarbeitung der Partnerschaft wie beim Typ A überwiegend durch Abwerten und Verurteilen des früheren Partners aus. Anders als beim Typ B richten sich die Vorwürfe jedoch nicht gegen die eigene Person, und die Abwertung des Partners wird nicht pauschal auf alle Männer übertragen. Ausschließlich der Partner wird als Versager eingeschätzt. Emotionale und sexuelle Beziehungen zu Männern sowohl in verbindlicher als auch in unverbindlicher Form werden gegenwärtig aus Loyalität und Verantwortung gegenüber den Kindern abgelehnt. Feste Partnerschaft als Lebensform wird aber in der Zukunft durchaus angestrebt. Dabei erscheint eine neue Partnerschaft relativ unkompliziert wieder vorstellbar, denn die Frauen müssen nur dem »richtigen« Mann begegnen. Im Unterschied zum Typ A können sich die Frauen dieses Typs Wünsche nach Bindung durchaus eingestehen und deren Realisierung auf einen späteren Zeitpunkt aufschieben. Gegenüber ihren eigenen Verhaltensmustern in der damaligen Partnerschaft haben sie jedoch kaum ein Bewußtsein entwickelt ähnlich wie die Frauen des vorherigen Typs. Ihr Beziehungskonzept erscheint eher vage und unklar. Die Etablierung dauerhafter stabiler Veränderungen erscheint somit fragwürdig, und es besteht die Gefahr, daß die Frauen in einer neuen Partnerschaft in alte Verhaltensmuster zurückfallen werden.

Typ C Zentrales Verarbeitungsmuster:
Handlungsorientiertes Reflektieren über das eigene Verhalten als Partnerin, Rückgriff auf schon vorhandene Beziehungskonzepte und Eingehen einer neuen Partnerschaft
(Frau Ems, Frau Nöllte)

Partnerwahl

Nach den Schilderungen der Frauen dieses Typs wurde der Partner weder in seiner Funktion als zukünftiger Ehemann (wie beim Typ B) noch als Liebespartner (wie beim Typ A) besonders geschätzt. Über die Gründe, sich dennoch auf eine feste Bindung einzulassen, sagt Frau Ems, daß sie nicht aus Verliebtheit oder sexueller Attraktion eine feste Beziehung mit ihrem Partner einging, sondern vor allem aus »Mitleid« und Verantwortungsgefühl gegenüber dem Partner. Den vorausgegangenen Suizidversuch ihres Partners (der versucht hatte sich umzubringen, nachdem sie seinen Wunsch nach Heirat zunächst abgelehnt hatte) deutete sie damals als Liebesbeweis, und sie gab daraufhin ihre Einwilligung zur Heirat.

FRAU EMS
*E: (...) dann hab' ich gedacht, Mensch, wenn der dich so liebt, daß der sogar sich das Leben nehmen will, dann mußt du den, dann mußt du den heiraten (...) dann hab' ich mir gesagt, lieber Gott, wenn der durchkommt, dann heirate ich den, und der ist durchgekommen ** Und so hab' ich geheiratet.* (S. 17)

Selbst die massiven Einschränkungen durch ihren Mann deutete Frau Ems zu Anfang als Zeichen seiner Zuneigung für sie.

FRAU EMS
*E: Ich durfte nicht mehr in meiner Firma tätig sein * das hätt/ ne, es hätte ja sein können, daß wieder ein anderer an mir interessierter Mann da sich rumtreibt.*
I: War das Eifersucht oder # wie erklären Sie sich das, daß er das nicht wollte?#
*E: #Nur Ei// .... es ähm# Damals hab' ich das äh * hat's mich, war ich sogar ein bißchen geschmeichelt.* (S. 19)

Die Kontrolle durch ihren Partner und seine extreme Eifersucht vermittelten Frau Ems das Gefühl, geliebt und gebraucht zu werden, und machten für sie den besonderen Reiz der Beziehung aus.
Wie beim Typ B waren feste Partnerschaft und Familiengründung auch bei diesen Frauen zentrale Lebensziele, jedoch im Unterschied zum Typ B war ihre Zukunftsplanung nicht ausschließlich darauf ausgerichtet. Im Vergleich zu den Typen A und B hatten diese Frauen bereits ein relativ konkretes Beziehungskonzept, schon bevor sie ihren Partner kennenlernten. Sie wünschten sich Kinder, einen Beruf und einen Partner, der sich die Familienarbeit mit ihnen teilen würde.

FRAU EMS
*E: Also ich wollte relativ früh 'ne Familie haben * ich wollte also * viele Kinder (...) also * Familie mit äh ja * mit allem drum und dran (...).* (S. 10)

E: (...) ich fin// find// äh fand äh eigentlich immer, daß man das unter einen Hut irgendwie kriegen kann, Familie, Kinder und äh ich wollte eigentlich 'n Partner, der dann auch im Haushalt mitarbeitet. (S. 14)

Im Unterschied zu allen anderen Typen hatten die Frauen dieses Typs von Anfang an große Zweifel, ob sich ihre Vorstellungen mit dem Partner realisieren lassen würden, jedoch hofften sie, daß »er sich schon noch ändern« werde.
Die Bedeutung, die der Partner in bezug auf den Selbstwert der Frauen einnahm, läßt sich lediglich bei Frau Ems und auch bei ihr nur indirekt erschließen, denn es gibt keine konkreten Äußerungen dazu. Aufgrund der Motive ihrer Partnerwahl ist anzunehmen, daß Frau Ems in ihrem Selbstwert stark von der Bestätigung und dem uneingeschränkten Interesse des Partners an ihrer Person abhängig war.
Im Unterschied zu den Typen A und B gab es für Frau Ems zentrale Lebensbereiche außerhalb der Beziehung, die ihr Selbstbewußtsein stärkten und ihr Anerkennung verschafften (z.B. in ihrem Beruf). Zudem schätzten sich beide Frauen als kompetente Mütter ein, was ebenfalls ihr Selbstbewußtsein stärkte.

FRAU EMS
E: (...) die X-Arbeit (Beruf von Frau Ems, Anm.d.Verf.) * *hat in meinem Leben ja immer ne Riesenrolle gespielt (...) jeder Mensch hat im Leben 'ne Aufgabe zu erfüllen, der eine wird mit den * Neigungen geboren, der andere mit * mit den äh * (...) Talenten * und mein Gebiet äh, daß mein Gebiet in der X-Arbeit ist (...).* (S. 100)

Im Vordergrund bei der Partnerwahl dieser Frauen stand vermutlich ihr Bedürfnis nach einer möglichst festen unauflösbaren Beziehung. Intensive Liebesgefühle für den Partner wie beim Typ A oder der Wunsch nach einem 'durchschnittlichen', eher traditionellen Familienleben wie beim Typ B traten dagegen in den Hintergrund. Vielmehr gab der Partner ihnen emotionale Sicherheit, denn die Frauen hatten das Gefühl, für ihren Partner existentiell wichtig zu sein, so daß die Möglichkeit einer Trennung von Seiten des Mannes kaum bestand.

Zusammenleben im Alltag

Im alltäglichen Zusammenleben ließen die Probleme mit dem Partner nicht wie erhofft nach, sondern nahmen stattdessen zu. Wie die Frauen vom Typ B erlebten auch diese Frauen die Ignoranz und Gleichgültigkeit des Partners gegenüber der Familie als besonders belastend. Weder finanziell noch durch Unterstützung bei der Hausarbeit und Kinderbetreuung übernahm der Partner Verantwortung für die Familie. Frau Ems mußte zudem erfahren, daß ihr Mann gewalttätig wurde.

FRAU EMS

*E: (...) er hat also ** hat überhaupt nichts gekümmert (...), hab' gesagt, sag mal du spinnst wohl (...) du arbeitest und ernährst uns nicht, du kümmerst dich echt um gar nichts * das war mit so der ausschlaggebende Punkt auch ahm * das ist überhaupt, es ist keine Partnerschaft hinten nicht und vorne nicht, es stimmt überhaupt nichts, ja, da * du kommst nach Hause, tust die Füße auf 'n Tisch, dann willst du dein Essen haben * ansonsten äh ist irgendwas aus dem Weg zu räumen (...).* (S. 30)

*E: (...) er hat dann mit Schlüsseln nach mir geschmissen oder wurde also * mich auch geschlagen.* (S. 23)

Die Reaktionen der Frauen auf die Probleme lassen sich vereinfacht beschreiben als ein Wechsel zwischen Widerstand und Anpassung. Im Vergleich zu den Frauen vom Typ B war bei diesen Frauen eine stärkere Bereitschaft zur Auseinandersetzung vorhanden, auch wenn sie den Wünschen ihres Partners aus Mitleid und in der Hoffnung, er würde sich doch noch ändern, zeitweilig immer wieder nachgaben.

FRAU EMS

E: *Ich habe mit ihm * mich unheimlich oft gestritten ** ah * ah so richtig auch sich auseinanderzusetzen mit dem Mann war unmöglich, der hat erstmal, erstmal hat der gleich losgeschrien (...).* (S. 23)

E: *(...) dann fing er immer an zu heulen, es tut ihm ja alles so leid * (...) Ich hab' meine Arbeit ihm zuliebe * äh * sollt ich sie hinschmeißen (...).* (S. 37)

FRAU NÖLLTE

N: *Ja, und dann haben wir hat er mir auch immer alles mögliche versprochen, daß sich das bessert mit'm Alkohol, er war// hat auch ziemlich viel getrunken (...).* (S. 3)

Das Mitleid für den Partner als Reaktion auf seine Schuldbekenntnisse und Versprechungen verwandelte sich mit der Zeit in Enttäuschung und eine mit den Jahren immer größer werdende Wut. Die Frauen erkannten schließlich, daß die einzige Möglichkeit, ihre belastete Lebenssituation zu verändern, in einer Trennung vom Partner bestand (dieser Prozeß dauerte bei Frau Ems mehr als zehn Jahre und bei Frau Nöllte vier Jahre). Ihrem Trennungsentschluß folgte eine längere Phase des emotionalen Rückzugs. Im Unterschied zu den Typen A und B setzte der innere Trennungsprozeß bereits schon während des Zusammenlebens ein. Gleichzeitig leiteten die Frauen konkrete Schritte ein, um die Trennung vorzubereiten, d.h., sie suchten eine Wohnung, eine Arbeit und Betreuungsmöglichkeiten für die Kinder. Erst dann verließen sie ihren Mann bzw. forderten ihn auf, die gemeinsame Wohnung zu verlassen. Auch die Bitte des Partners, die Ehe doch fortzusetzen, konnte Frau Ems nicht mehr von ihrer Entscheidung abbringen.

FRAU EMS

E: *(...) erstmal erstmal kullerten da gleich die Tränen ** ja und ich hab' mich doch aber geändert und ich bin doch 'n anderer Mensch geworden und ihr müßt mir doch noch 'ne Chance geben und dann hab' ich nur eiskalt und wütend gesagt, wie oft hab' ich dir ne Chance gegeben und wie oft hast du mich hinter// hintergangen usw. (...) sag ich, du ich will nicht mehr und damit basta und such dir bitte 'ne Wohnung (...).* (S. 50)

Im Vergleich zum Typ A und B waren die Frauen dieses Typs weniger enttäuscht über das Scheitern der Beziehung als vielmehr erleichtert über das Ende der für sie unerträglich gewordenen Partnerschaft. Im Vergleich zu den Typen A und B hatten die Frauen dieses Typs eine größere emotionale Distanz zum Partner.

Die offizielle Aufdeckung des Mißbrauchs der Tochter erfolgte bei Frau Ems ca. ein halbes Jahr und bei Frau Nöllte ca. drei Jahre nach der Trennung vom Partner. Im Unterschied zu den beiden vorherigen Typen hatte Frau Ems schon während des Zusammenlebens den konkreten Verdacht, daß ihr Partner die Tochter sexuell mißbrauchen könnte. Sie konfrontierte ihren Mann damit, der ihren Verdacht zurückwies. Gleichzeitig suchte sie Hilfe beim Jugendamt. Auch dort wurde ihr nicht geglaubt. Erst nach der Trennung wurde der Mißbrauch durch einen Mitarbeiter des Jugendamtes bestätigt. Frau Nöllte nahm erst nach der Trennung Verhaltensänderungen bei ihrer Tochter wahr. Aufgrund bestimmter verbaler Äußerungen ihrer Tochter schloß sie einen sexuellen Mißbrauch nicht aus und suchte daraufhin eine Beratungsstelle auf. Dort erzählte die Tochter von den sexuellen Übergriffen durch den Vater. Im Gegensatz zum Typ A und B hatten die Frauen dieses Typs bereits einen wesentlichen größeren emotionalen Abstand zum Partner, als sie von dem sexuellen Mißbrauch ihrer Tochter erfuhren.

Verarbeitung nach der Aufdeckung

Auch bei diesem Typ wird der Partner seit dem Bekanntwerden des Mißbrauchs abgewertet und verachtet. Wie bei den Frauen vom Typ B ist der Partner auch für diese Frauen ein Versager. Er gilt als »Idiot«, als »krank« oder als »psychisch gestört«.

FRAU NÖLLTE
N: (...) ich denk, da bin ich mir total sicher, daß das doch ein Idiot ist, ja (lacht). (S. 30)

FRAU EMS
E: (...) ich weiß nicht, was in seinem Kopf vor sich geht, für mich ist der Mann ja irgendwie krank. (S. 33)

Im Vergleich zum vorherigen Typ ist die Wut der Frauen auf den Partner ausgeprägter, oder zumindest wird sie in den Schilderungen der Frauen deutlicher spürbar. Die Frauen plädieren für eine Bestrafung ihres früheren Mannes. Sie sind seit der Offenlegung des Mißbrauchs nicht mehr bereit, in irgendeiner Form Rücksicht auf ihn zu nehmen.

FRAU EMS
*E: (...) eigentlich ist so das Wutgefühl viel größer * die Wut äh auf ihn.* (S. 72)

*E: (...) da ist mir jetzt scheißegal, daß er sein äh sein Job verliert, daß er * ähm * was weiß ich, vor der Gesellschaft ganz schön mies dasteht (...).* (S. 74)

Zum Zeitpunkt der Aufdeckung bestand bei den Frauen dieses Typs kaum noch eine emotionale Bindung an den Partner. Im Gegensatz zum Typ A und B spielen Gefühle von Loyalität für den Partner, Kränkung und Verletztheit als Partnerin oder gar Trauer über den Verlust des Partners im Zusammenhang mit der Verarbeitung des Mißbrauchs der Tochter keine Rolle mehr.

Im Unterschied zu den Typen A und B ist Abwerten und Anklagen aber nicht das eigentlich zentrale Verarbeitungsmuster. Vielmehr wird über den Verlauf der Partnerschaft intensiv reflektiert. Dieses Reflektieren ist stark auf Handlungen ausgerichtet. Die Frauen versuchen aus ihren Erfahrungen mit dem damaligen Partner Konsequenzen zu ziehen, um zukünftig nicht die gleichen 'Fehler' in ihrer neuen Partnerschaft zu wiederholen.

Die Schuld und Verantwortung für das Scheitern der Beziehung und den Mißbrauch der Tochter sehen auch diese Frauen eindeutig beim Partner. Im Unterschied zu den Frauen vom vorherigen Typ fühlen sie sich dafür schuldig, den Mißbrauch nicht rechtzeitig verhindert zu haben. Dies geschieht jedoch in einer weniger selbstanklagenden Form als beim Typ A. Vielmehr überlegen die Frauen, aus welchen Gründen es ihnen damals nicht möglich war, sich schützend gegenüber der Tochter zu verhalten.

FRAU EMS
*E: (...) ich hab' mich schuldig gefühlt und * mach' ich auch heute noch, ich hätte viel dominierter sein müssen, ich wußte ja nicht, was man alles für Rechte hat (...) das Sauer-Sein über mich * daß ich da eben bei der Frau X* (Mitarbeiterin vom Jugendamt, Anm.d.Verf.) *da nicht * dominierender war.* (S. 72)

Anders als die Frauen vom Typ B betrachten sie sich auch nicht als Opfer des Partners, sondern erleben sich rückblickend als aktiv und einflußnehmend auf den Verlauf der Beziehung. Einige ihrer Verhaltensweisen sehen sie heute äußerst kritisch und erkennen, daß sie selbst zu ihrem damaligen Leid beitrugen, indem sie dem Partner immer wieder nachgaben und Mitleid für ihn empfanden.

FRAU EMS
*E: (...) wenn ich weg wollte, dann hat Herr E. * der ist dann für Tage verschwunden mit dem Zettel auf dem Tisch, ich bring mich um, und ich*

blöde Kuh hab' dann gewartet, ne (...) ja, so hat er mich in diese Ehe gekriegt und wenn ihm was nicht gepaßt hat, dann wollt er sich umbringen, wenn ich weg wollte. (...). (S. 33)

*E: (...) ich hab' auch immer wieder * Mitleid gehabt, wenn er geheult hat und mit seinen Scheiß Selbstmordversuchen.* (S. 87).

Wie beim Typ B hat sich das Männerbild der Frauen nicht grundsätzlich verändert. Die Ausübung sexueller Gewalt wird vor allem als individuelles Problem bestimmter Männer betrachtet und nicht (auch) als Ausdruck patriarchalischer Machtstrukturen gedeutet. Beide Frauen betonen zudem, daß es nicht nur »schlechte Männer«, sondern auch »schlechte Frauen« gibt, denn auch Frauen würden z.B. Kinder mißhandeln oder sich im Falle eines sexuellen Mißbrauchs für den Partner entscheiden. Dem ist zwar zuzustimmen, jedoch erkennen die Frauen nicht, daß sexuelle Ausbeutung von Kindern sowie die Situation von Müttern mißbrauchter Kinder in einem gesamtgesellschaftlichen Zusammenhang eingebettet ist, in dem das Geschlechterverhältnis hierarchisch definiert ist. Diese Strukturen können mit dazu beitragen, daß Mütter ihre Töchter verraten und Partei für den Partner ergreifen, weil für sie eine Existenz außerhalb der Ehe oder einer eheähnlichen Lebensgemeinschaft nicht vorstellbar ist.

Im Unterschied zu allen anderen Typen leben die Frauen dieses Typs schon kurze Zeit nach der Trennung wieder mit einem neuen Partner zusammen. Völlig ungebunden zu sein ist für die Frauen keine erstrebenswerte Lebensweise (auch nicht für einen gewissen Zeitraum). Im Vergleich zu den Frauen vom Typ D ist bei den Frauen dieses Typs das Bedürfnis nach Autonomie und individueller Selbstverwirklichung weniger ausgeprägt. Partnerschaft und Familienleben haben für diese Frauen deutlich mehr Vorteile gegenüber dem Alleinleben. Sie schätzen die emotionale Nähe im Zusammensein mit ihrem Partner und erleben ihn als große Unterstützung und Entlastung im Alltag. Er ist sowohl als Gesprächspartner für sie selbst als auch als Hilfe im Umgang mit den Kindern gefragt. Anders als die Frauen vom vorherigen Typ, die einen neuen Partner für die Kinder eher als störend und belastend einschätzen, glauben diese Frauen den Mißbrauch der Tochter gerade mit Hilfe des neuen Lebensgefährten bewältigt zu haben.

FRAU NÖLLTE

I: Hm. Haben Sie denn Unterstützung bekommen...?

*N: Sehr große Unterstützung hatte ich von meinem zukünftigen Mann (...) wollen mal sagen, auch wenn er nicht der leibliche Vater ist, aber er ** *ist eben der Vater von den Kindern. Er sagt immer: es ist seine Tochter, ne.* (S. 32)

N: *(...) er ist nun ein Gesprächspartner, mit dem kann man halt über alles reden (...).* (S. 39)

FRAU EMS

I: Hm. Ja Sie haben 'n neuen Partner, haben Sie ja vorhin schon erzählt, konnten Sie mit dem, haben Sie mit ihm über den Mißbrauch geredet?

E: *Ja, wir haben den Mißbrauch ja eigentlich gemeinsam bewältigt * (...) * ja, ohne ihn hätt' ich's nicht geschafft (...).* (S. 100)

Das Beziehungskonzept der Frauen bleibt in seiner Grundform erhalten, d.h. eine verbindlich-treue Partnerschaft in Form einer Lebensgemeinschaft. Die Beibehaltung ihrer Lebensform und die daraus resultierende biographische Kontinuität erklärt die relativ große emotionale Stabilität dieser Frauen. Ihr Partnerschaftskonzept, basierend auf Gleichberechtigung, Teilung der Familienarbeit und Bereitschaft des Partners zu produktiver Auseinandersetzung, glauben die Frauen mit dem neuen Partner realisiert zu haben.

FRAU NÖLLTE

N: *(...) Wie gesagt, wir können über alles reden und der Haushalt läuft wirklich geteilt, also ich mach' zur Zeit jetzt noch X-Tätigkeit ja und um nebenbei noch so'n bißchen Geld zu verdienen, weil ich unter Leuten kommen will (...) denn kümmert er sich um Haushalt, Kinder usw. (...).*

.

.

Und so läuft das ja halt heute auch noch, ne. Ja wirklich Gleichberechtigung. (S. 38-39)

FRAU EMS

E: *Familie ist ist immer der Grundstock, wenn in der Familie was nicht stimmt, kann man auch beruflich nichts leisten, so seh ich das (...) der Grundstock der muß stehen und daran muß auch gearbeitet werden und da muß man jeden Tag drauf, dran arbeiten und sich auseinandersetzen mit dem Partner (...).* (S. 107)

In ihrer Beziehung mit dem neuen Lebensgefährten legen die Frauen besonders großen Wert auf die Wahrung ihrer persönlichen Autonomie und den Erhalt ihrer Selbständigkeit, z.B. indem sie berufstätig sind oder Kontakte außerhalb von Partnerschaft und Familie pflegen.

FRAU NÖLLTE

N: *(...) dieser Job ist mir sehr wichtig und macht mir unheimlich viel Spaß. Ich komm' halt mit Leuten zusammen, kann auch mal so bißchen Tratschen und Klatschen und so, ja, und hab' auch mal Zeit für mich irgendwo ohne, daß die Kinder halt da sind und das ist mir auch ganz wichtig (...).* (S. 37)

N: *(...) wie ich dann auch meinen jetzigen Mann kennengelernt hab' und so, da fing ich halt auch wieder an, eigene Freundschaften zu haben (...). Ja, jeder hat auch mal einen Freiraum (...) und dann wird halt nachgekiekt, wir haben einen Terminkalender und so, weil das bei uns nicht mehr anders läuft. Na, sagt er, o.k., du kannst gehen oder du, ich hab' das, können wir das nicht verschieben ne, es wird wirklich vorher abgesprochen.* (S. 40)

Angst, in eine erneute finanzielle oder emotionale Abhängigkeit vom Partner zu geraten, haben die Frauen nicht, denn sie schätzen sich als kompetent und selbstsicher im Umgang mit dem neuen Lebensgefährten ein. Wie die Frauen vom Typ B nehmen sie eine eigenverantwortliche Haltung als Partnerin ein. Im Vergleich zu den Frauen vom vorherigen Typ haben sie jedoch wesentlich konkretere Vorstellungen davon, was sie in ihrer neuen Beziehung anders machen wollen. Im Unterschied zu damals sind sie heute nicht mehr bereit, Konzessionen zu machen, wenn sie von einer Sache fest überzeugt sind. Besonders Frau Ems ist es inzwischen wichtiger, nach ihren Grundsätzen zu leben und dem Partner klare Grenzen zu setzen. Die Wahrung ihrer persönlichen Integrität hat Vorrang gegenüber dem eventuellen Verlust des Partners.

FRAU EMS

E: *(...) auch äh wenn wir uns noch so sehr mögen hier * der Elmar und ich * trotz alledem, also ** ich hab' bestimmte Sachen, die für mich wichtig sind und ich steck da nicht ein Zahn zurück (...) zum Beispiel ich werd' auch nie akzeptieren, ähm * wenn er denn jetzt plötzlich anfangen würde, äh * ja ** was weiß ich hier, zu saufen oder ** ne, also dann * würd ich, da würd ich ihn rausschmeißen Schluß aus. * Ich bin nicht mehr ber// nicht mehr bereit, die äh mit äh mit halb geschlossenen Augen durch die Welt zu gehen, wenn ich was nicht gut finde, dann sag ich das (...).* (S. 125)

Einen erneuten Mißbrauch der Tochter befürchten die Frauen nicht. Sie vertrauen ihrem neuen Partner und sind zudem der Überzeugung, daß sie auf einen Mißbrauch hindeutende Verhaltensänderungen bei der Tochter frühzeitig bemerken würden.

Im Unterschied zum vorherigen Typ führt das Wissen von dem Mißbrauch der Tochter bei Frau Nöllte dazu, die sexuelle Beziehung mit dem damaligen Partner zu hinterfragen (bei Frau Ems gibt es dazu keine Aussagen). Dabei richtet sich die Kritik auf das rücksichtslose Verhalten des Partners, der nur an der Befriedigung seiner sexuellen Bedürfnisse interessiert war.

FRAU NÖLLTE

N: (...) wie ich vorhin schon sagte, zu meinem Ex-Mann hatte ich so'ne Beziehung gehabt ja so rauf und runter fertig (...). (S. 37)

Bei ihrem neuen Lebensgefährten ist es ihr mit einigen Schwierigkeiten möglich, eigene Vorstellungen und Wünsche im sexuellen Bereich zu entwickeln und zu äußern. Entscheidend dabei ist für Frau Nöllte, daß sie sich von ihrem neuen Partner nicht auf ihre Sexualität reduziert fühlt und dieser nicht die Befriedigung seiner sexuellen Bedürfnisse als ein ihm zustehendes Recht einfordert.

FRAU NÖLLTE

N: (...) jetzt, mein Mann, der gibt sich wirklich viel Mühe. Bloß ich hab' ihm denn auch gesagt, ich wünsche mir eigentlich auch so, daß er öfter mit mir kuschelt, aber nu nicht unbedingt mit mir ins Bett geht.

I: Hm.

N: Ne und denn so inzwischen haben wir uns eigentlich so eingespielt, daß das eigentlich auch ganz gut klappt ebent, daß das nicht immer zum Geschlechtsverkehr kommen muß (...) er ist auch sehr verständnisvoll. Wir reden halt drüber. (S. 37)

Die Frauen, die diesem Typ zugeordnet werden, erreichen relativ schnell wieder einen Zustand von Wohlbefinden und Stabilität. Im Unterschied zum Typ B decken sich die theoretischen Vorstellungen und emotionalen Bedürfnisse der Frauen mit ihrer derzeitigen Lebensweise. Dennoch scheint sich der übergangslose Wechsel von einer Beziehung in die nächste, zumindest bei Frau Ems, nicht problemlos zu vollziehen. Auffällig ist, daß Frau Ems ungeachtet ihrer negativen Erfahrungen und jahrelangen Abhängigkeit von ihrem damaligen Partner (der nicht nur ihre Tochter mißbrauchte, sondern auch Frau Ems schwer körperlich mißhandelte), unmittelbar nach der Trennung erneut einem Mann eine zentrale Bedeutung in ihrem Leben einräumt. Dieser Mann ist zwar in ihrem Erleben ein »ganz anderer« und sie wäre zudem in erster Linie für sich selbst und nicht für den Partner da, jedoch scheinen die theoretischen Ansprüche nicht in dem Maße mit dem tatsächlichen Verhalten übereinzustimmen. Zwar beschreibt sich Frau Ems als »brutal konsequent« im Hinblick auf die Durchsetzung bestimmter Vorstellungen gegenüber dem Partner, jedoch ihre in Konfliktsituationen sehr vorsichtig und zurückhaltend geäußerte Kritik, weckt eher den Eindruck der Vermeidung von Konflikten und Auseinandersetzungen. Ihre Unzufriedenheit über die unzureichende Beteiligung ihres Partners an der Hausarbeit äußert sie z.B. wie folgt:

FRAU EMS
*E: (...) du komm mal bitte * sag ich, sei bitte nicht sauer, aber det find' ich eigentlich nicht gut (...).* (S. 125)

Dieser Bruch zwischen Selbsteinschätzung und tatsächlichem Verhalten deutet auf ihre Selbstüberschätzung hin und könnte mit ihrer Angst vor einem erneuten Scheitern der Beziehung zusammenhängen, die sie durch ihre idealisierende Selbstwahrnehmung aus ihrem Bewußtsein auszublenden vermag. Hierfür spricht auch, daß Frau Ems mit ihrem damaligen Partner zwar streiten konnte, jedoch seinen Forderungen lange Zeit immer wieder nachgab. Auch wenn dies nach ihren Aussagen nur aus Mitleid geschah, ist davon auszugehen, daß sie selbst an der Fortführung der Beziehung interessiert war. Das uneingeschränkte Interesse des Partners an ihrer Person brachte ihr einen (ihr selbst vermutlich nicht bewußten) Selbstwertgewinn, der sie an der Beziehung festhalten ließ (s.o Motive ihrer Partnerwahl). Mit ihrem neuen Lebensgefährten könnte sich dieses Verhaltensmuster bei gravierenderen Partnerschaftsproblemen wiederholen.

Zusammenfassung

Das Verarbeitungsmuster der Frauen vom Typ C läßt sich wie folgt zusammenfassen: Reflektieren über die damalige Partnerschaft, Zurückgreifen auf ein schon vorhandenes Beziehungskonzept und Eingehen einer neuen Partnerschaft. Im Unterschied zum Typ A und B nehmen diese Frauen eine Außenperspektive ein. Dabei denken die Frauen besonders über ihr eigenes Verhalten nach und weniger über das Verhalten des Partners. Dieser wird, wie beim Typ B, als individueller Versager abgewertet und verurteilt. Der Reflexionsprozeß erfolgt äußerst pragmatisch und handlungsorientiert. Er ist primär darauf ausgerichtet, die selbstkritischen Erkenntnisse in bezug auf das eigene damalige Verhalten und die für die Frauen daraus resultierenden Konsequenzen, unmittelbar in der neuen Partnerschaft umzusetzen. Kognitive- und Handlungsebene fallen somit weitgehend zusammen. Eine verbindlich-treue Beziehung als Lebensgemeinschaft unter Wahrung der persönlichen Autonomie wird als gegenwärtige und zukünftige Lebensform eindeutig favorisiert und realisiert.

Typ D	Zentrales Verarbeitungsmuster: **Analysieren der Paardynamik, Suchen nach neuen Beziehungskonzepten sowie gegenwärtiges Ablehnen einer festen Partnerschaft** (Frau Arens, Frau Berg, Frau Gerhardt, Frau Krüger, Frau Lorenz, Frau Müller, Frau Paul)

Partnerwahl

Bei diesem Typ sind die von den Frauen genannten Gründe für das Eingehen einer festen Beziehung mit ihrem Partner äußerst unterschiedlich. Anders als bei den vorherigen Typen lassen sich keine fallübergreifenden besonders charakteristischen Motive erkennen.
Wie beim Typ C waren Partnerschaft und Familiengründung wichtige Bestandteile im Lebenskonzept der Frauen. Von einem familiären Zusammenleben hatten die Frauen bestimmte Idealvorstellungen, die im Vergleich zum Typ C durch ein größeres Harmoniebedürfnis gekennzeichnet waren. Anders als bei den Frauen vom Typ A, bei denen sich die Idealisierung sehr stark auf die spezifische Person des Partners bezog, handelte es sich bei diesen Frauen eher um allgemeine theoretische Konzepte über die Gestaltung des Familienlebens.

FRAU ARENS
*A: Ich wollte immer Kinder und ne Familie (...) hatte so bestimmte Vorstellungen wie das laufen soll, also sehr harmonisch so, ja * keinen großartigen Streit und Auseinandersetzungen.* (S. 20)

FRAU PAUL
*P: (...) ich denke, daß Konflikte eben äh nicht offen ausgetragen wurden, daß ich immer auch * für die Harmonie gerne zuständig war.* (S. 8)

Wie bei den Frauen vom Typ C hatten auch diese Frauen ein konkretes Beziehungskonzept und insgesamt noch höhere Ansprüche an eine für sie befriedigende Beziehung. Die partnerschaftliche Teilung der Familienarbeit, die Beteiligung des Vaters an der Kinderbetreuung, eigene Freiräume außerhalb von Ehe und Familienleben und regelmäßige Gespräche (allerdings ohne sich dabei zu streiten) waren für alle Frauen (neben dem schon genannten Harmoniebestreben) wichtige Kriterien für das Gelingen des alltäglichen Zusammenlebens.

FRAU ARENS

A: *Ich wollte auch schon so, daß man regelmäßig miteinander redet so über das, was ansteht, * so in friedlicher Atmosphäre.* (S. 23)

FRAU BERG

B: *(...) ich hatte schon sehr konkrete Vorstellungen. Wir haben auch geheiratet und am Anfang wollt' ich auch nicht mit ihm zusammenziehen. Wir haben die Wohnungen getrennt behalten *2* und dann kam schon der Wunsch auch, ne, so mit dem Kind und so und dann haben wir auch ne Wohnung gesucht (...) jeder hat so sein Zimmer, ich wollte nich so ne * ähm * ja * typische Rollenverteilung in der Beziehung haben, und hab' auch sehr * ja, hab' meine Wünsche dazu auch geäußert, daß ich das wichtig finde, daß der Partner * also als Vater da ist ne, also nicht nur *3* im Hintergrund (...) hatte auch so das Gefühl, ich das bekommt mir nicht ** also so, ich bin nicht diese * äh * ja Mutter, die dadrin aufgeht, also so dazu hab' ähm * ja hatte ich auch eigene Interessen so, ich wollte studieren (...).* (S. 5)

FRAU MÜLLER

M: *(...) war für mich also von jeher schon immer so, daß auch wenn ich mal auch wenn ich mal heirate, ich meinen Beruf nicht aufgebe, das war also ein Gedankengang, den gab's bei mir gar nicht. Also, daß ich heirate und Kinder bekomme und dann zu Hause bin, das war für mich ein rotes Tuch.* (S. 8)

Die emotionale und sexuelle Beziehung zum Partner wurde von einigen Frauen, ähnlich wie beim Typ A, in der ersten Zeit der Partnerschaft als sehr intensiv erlebt, wogegen bei anderen Frauen die emotionale und sexuelle Hingezogenheit eine weniger wichtige Rolle spielte.

FRAU GERHARDT

G: *(...) so wo er dann zu mir zog, das wurd' dann so meine große Liebe, also ich hatte ** sexuell also * Sachen erlebt, die ich bei keinem andern erlebt habe, ne.* (S. 12)

FRAU LORENZ

L: *Naja und dann sind wir irgendwann, als wir dann zum// zusammen geschlafen haben, sind wir * eingeschlafen * und dann bin ich wach geworden und wir haben 'n Spaziergang gemacht und da hab' ich mich* *dann verknallt, also * und dann war's auf einmal der Mann meines Lebens für mich ** also wirklich irgendwie so.* (S. 6)

FRAU KRÜGER

I: Hatten Sie denn das Gefühl, daß Sie sich in diesen Mann verliebt haben ?

*K: Ne nicht, * ne ei// eigentlich eher nicht so, es war eher (...) durch diese Beziehung wieder 'n bißchen mehr rauszukommen, ja also aus der Isolation rauszukommen.* (S. 8)

Der Stellenwert des Partners im Rahmen der eigenen Lebensplanung war geringer als beim Typ A, jedoch größer als beim Typ B und C, denn die Frauen glaubten gerade mit diesem Partner ihre Vorstellungen umsetzen zu können.

Die Bedeutung des Partners für den persönlichen Selbstwert und das Selbstbewußtsein bleibt auch bei den meisten Frauen dieses Typs unklar. Lediglich bei Frau Arens, Frau Müller und Frau Lorenz läßt sich eine gewisse Ähnlichkeit zum Typ A erkennen. Diese Frauen sahen ihr negatives Selbstbild als Frau durch die Anerkennung und Wertschätzung des Partners aufgewertet. Die Reife und »geistige Überlegenheit« des Partners gab ihnen darüber hinaus das Gefühl, eine attraktive und interessante Frau zu sein.

FRAU MÜLLER

M: (...) er paßte auch so in den in den in die Freunde, die ich bisher so hatte, paßte er gar nicht so rein, er war also etwas anderes (...) er war also einfach reifer. (S. 8)

I: Hm, können Sie sagen, was Ihnen in dieser Zeit besonders gut gefallen hat im Zusammensein mit diesem Mann?

M: Das war war die sexuelle Komponente.

I: Hm.

*M: Und * ja dann auch auf der einen Seite dieses *3* ja dieses weibliche Anerkanntsein (...).* (S. 12)

FRAU ARENS

*A: (...) irgendwie war er reifer als jüngere Männer. Ich ha// war nicht äh * so weiblich wie andere Frauen, war nicht so attraktiv und war eher unsicher (...) hatte immer Probleme mit meiner Weiblichkeit, aber er hat mich so als Frau akzeptiert, ja, * und ich konnte von ihm was lernen, wir haben interessante Gespräche führen können (...), das mochten wir beide, ja er war ähm * mir geistig irgendwie überlegen.* (S. 10)

Die Bestätigung und Anerkennung durch den Partner war für die Frauen von zentraler Bedeutung. Wie bei den Frauen vom Typ C gab es für die meisten Frauen dieses Typs zentrale Lebensbereiche außerhalb der Partnerschaft (z.B. Freundeskreis, Beruf), die ihnen Selbstbewußtsein und das Gefühl von Kompetenz vermittelten.

Festzustellen ist, daß die meisten Frauen dieses Typs ein relativ festes Beziehungskonzept hatten, schon bevor sie ihren Partner kennenlernten. Sie waren überzeugt davon, mit ihrem Partner ihre Vorstellungen umsetzen zu können. Die emotionale und sexuelle Intensität der Beziehung zum Partner hatte für die meisten Frauen dieses Typs eine wichtigere Bedeutung als für die Frauen vom Typ C. Anders als bei den Frauen vom Typ B, die mehr oder weniger zufällig an ihren Partner geraten waren, und im Unterschied zu Frau Ems vom Typ C, die glaubt, ihren Partner vor allem aus Mitleid geheiratet zu haben, hatten sich die Frauen dieses Typs dafür entschieden, mit gerade diesem Mann eine Familie zu gründen. Im Unterschied zum Typ A wurden die Männer jedoch wesentlich weniger idealisiert. Die Zukunft der Frauen war nicht ausschließlich an die Existenz der Partnerschaft geknüpft.

Zusammenleben im Alltag

Die Frauen dieses Typs waren besonders darüber enttäuscht, daß sich ihre Beziehungsvorstellungen (ihr »Eheideal«) mit dem Partner nicht realisieren ließen. Mit Ausnahme von Frau Paul, die vor allem die Einengung und Einschränkung durch ihren Mann kritisierte, erlebten die anderen Frauen den zunehmenden Rückzug des Partners aus dem Familienleben als eines der zentralen Probleme. Die Frauen fühlten sich alleingelassen und gegen ihren Willen in die traditionelle Rolle gedrängt.

FRAU BERG

*B: Ich wollte es aber, daß er jetzt da ist (...) ich wollte keinen neuen Staubsauger (...) ich wollte, daß er da ist, selbst staubsaugt (lacht) (...) das waren so seine Reaktionen dadrauf, wenn ich gesagt habe, hier ** ich will nicht alles alleine machen, ne, Haushalt und *3* kriegte ich eben nur 'n Staubsauger.*

.

.

*Die erste große Enttäuschung kam schon so * mit der Geburt (...) da war schon dieser erste emotionale Bruch da (...) vorher hatten wir be-*

*sprochen so, daß er auch dann da ist so die erste Woche, daß er nicht arbeiten geht, ne, als so * naja * und das hat er nicht eingehalten, ne * so nach * zwei Tagen (...) da war schon mal der erste Bruch *3* Ich fühlte mich da ein bißchen hängengelassen ** und das hat sich dann halt immer mehr verstärkt so.* (S. 8)

FRAU GERHARDT

G: *(...) die Zwillinge mußten zweimal die Nacht * Flasche bekommen und dann äh * durch das Schreien sind die beiden Großen auch wach geworden, die waren ja auch klein, also * ich war total überfordert*

I: Ja, das glaub ich.

G: *Ich ich war, also nur wie so'n Roboter, ne * Und dann frühmorgens die Zwillinge fertig machen mit Flaschen und dann die Kinder für 'n Kindergarten fertig machen, und * er hat mir einmal mitgeholfen, da hab' ich gesagt äh * einmal mitgeholfen hat er mir und da hat er gesagt, das wäre ja Aufgabe der Frau, ne * und dann war ich nachher so überlastet, weil ich so * wenig Schlaf hatte, nich und hier mußte ja haushaltsmäßig auch alles weitergehen.*

I: Haben Sie sich das anders vorgestellt mit der Teilung?

G: *Ja also daß mir jemand zur Hilfe geht, ne, weil er machte ja nichts (...).* (S. 15)

Frau Arens, Frau Lorenz und Frau Müller litten zudem unter dem aggressiven Verhalten ihrer Ehemänner, das sich bis hin zur Mißhandlung und Vergewaltigung steigerte.
Die Reaktionen der Frauen auf die sich zuspitzenden Probleme waren vor allem Konfliktvermeidung und Anpassung an die Bedürfnisse des Partners, um den Familienfrieden zu wahren, oder aber sie signalisierten eine andauernde Vorwurfshaltung.

FRAU PAUL

P: *(...) war ich immer ausgleichend, immer anpassungsfähig, dadurch ist es kaum zu Auseinandersetzungen gekommen, ne.* (S. 8)

FRAU GERHARDT

G: *(...) ich hab' nicht gemerkt, daß mit meinen Kindern was nicht in Ordnung ist ich immer immer äh bemüht war * äh hier keinen Streit zu haben, also es ruhig zu halten, nich, mit ihm einigermaßen gut auszukommen.* (S. 19)

FRAU BERG

B: *(...) ich hab' schon rebelliert, ne, so und gemeckert (...) es gab nicht richtig Streit, ne, ich hab' gemeckert und gemeckert und er hat sich zurückgezogen, das war dieser Kreislauf, ne (...)* (S. 12)

Als die Frauen erkannten, daß weder Anpassung noch Rebellion die familiäre Situation entspannte, wandten sie sich enttäuscht vom Partner ab. Anders als bei den Frauen vom Typ C war die Enttäuschung über das Scheitern der Beziehung zunächst größer als die Wut auf den Partner, der ihre Erwartungen nicht erfüllt hatte. Der Rückzug vor dem Partner war jedoch kein resignatives Hinnehmen ihrer Lebenssituation wie beim Typ B. Vielmehr begannen die Frauen eigene Pläne und Perspektiven für sich zu entwickeln und auch umzusetzen, sei es auf privater oder beruflicher Ebene. Die emotionale Distanz zum Partner wurde immer größer, und ähnlich wie beim Typ C setzte der 'innere' Trennungsprozeß bereits während des Zusammenlebens ein.

FRAU BERG

*B: (...) und * irgendwann * ja, hab' ich dann auch aufgegeben, so ** mich emotional dann auch zurückgezogen. Also so in * ja Trauer und Verletztheit und * so lief das dann auseinander auch.* (S. 12)

*B: So hab' ich dann halt alleine mit Birgit * Urlaub gemacht und bin dann halt mit Freunden, die auch Kinder hatten, weggefahren (...).* (S. 11)

FRAU ARENS

A: (...) es wurde unerträglich, ich habe mich damit abgefunden, daß es sich nicht ändern wird. Ich mußte irgendwie raus, bin dann einfach mal alleine weggegangen (...) und immer mehr vor ihm zurückgezogen, hab' dann eine Frau kennengelernt, mit der konnte ich unheimlich gut reden und wir haben stundenlange Gespräche geführt (...) da habe ich auch angefangen, mir zu überlegen das Abitur nachzuholen und habe mich dann in X-Stadt informiert. (S. 37)

FRAU MÜLLER

M: (...) der Mann war, der war für mich, der war für mich wirklich gestorben und zwar ich hatte auch keine keinerlei Empfinden mehr für ihn.

I: Hm

M: Das ist ja ich war eiskalt (...). (S. 71)

M: (...) ja das, was ich also im privaten Bereich in meiner Ehe nicht bekommen habe, das hab' ich eben, diese Anerkennung das hab' ich eben, diese Anerkennung das hab' ich beruflich sehr gut bekommen und hab' ich das auch gehabt. (S. 30)

Obwohl es den Frauen schwer fiel, ihre »Träume von Familienleben« aufzugeben, wurde ihre Unzufriedenheit mit der Ehe schließlich so groß, daß die meisten Frauen die Konsequenz daraus zogen und die Beziehung

endgültig beendeten. Im Vergleich zu den Frauen vom Typ C, bei denen nach der Trennung die Erleichterung über das Ende der unerträglich gewordenen Beziehung im Vordergrund stand, reagierte die Mehrheit der Frauen dieses Typs auf den Zusammenbruch des Ehe- und Familienlebens zunächst mit Gekränktsein und Enttäuschung.
Wie beim Typ A und C wurde der sexuelle Mißbrauch der Tochter auch bei den meisten Frauen dieses Typs nach ihrer Trennung vom Partner aufgedeckt. Schon längere Zeit vor Offenlegung des Mißbrauchs hatten die Frauen Vermutungen und Ahnungen, die jedoch weniger konkret waren als bei Frau Ems vom Typ C. Die meisten Frauen nahmen Verhaltensänderungen bei der Tochter wahr, oder sie hatten das diffuse Gefühl, daß irgendetwas nicht stimmte.

FRAU LORENZ

*L: (...) also Lena hat immer Haare gedreht * und dann fing sie an, Haare auszureißen * also so richtig die lagen, also nach nem Besuch von Lothar* (dem Kindesvater, Anm.d.Verf.) *hauptsächlich, also wenn sie bei, von Lothar zurückkam, lag die im Bett, hat so Haare genommen, hat gedreht und hat dann mich angeguckt dabei und hat die dann ausgerissen.* (S. 27)

FRAU BERG

B: (...) es war 'ne beklemmende Atmosphäre (...) ist es so komisch, kann er (der Partner, Anm.d.Verf.) *nicht erzählen, was ist, ne, was sie gemacht haben und entspannend (...).* (S. 18-19)

Die Verhaltensauffälligkeiten der Tochter und die angespannte Atmosphäre sahen die Frauen zunächst als Folgen des Scheidungskonfliktes. Konkretere Äußerungen der Tochter führten schließlich zu dem Verdacht, daß der Partner die Tochter sexuell mißbrauchen könnte.

FRAU PAUL

*P: (...) dann wollte sie also immer äh * hatte Petra so'ne Phase, also so'ne regressive Phase, daß sie irgendwie in so'n Babyalter zurückfiel, also wollte dann an meiner Brust nuckeln und dann hab' ich gesagt, nein das will ich jetzt nicht oder so und ich dann immer zu tun hatte, sie dann wieder wegzukriegen und das will ich jetzt nicht, hier ist meine Grenze, aber sie hat es nicht akzeptiert äh und das waren also so Situationen, wo ich irgendwie dachte, da irgendwie stimmt da was nicht so ja und wo sie dann ebent zu mir sagte, also die eine Szene da in der Badewanne äh, warum willst du das denn nicht, oder so, ähm, und denn hat sie irgendwie so gesagt, daß sie beim beim Vater am äh Penis * genuckelt hätte.* (S. 21)

Frau Lorenz, Frau Gerhardt und Frau Paul erfuhren von ihrer Tochter von dem sexuellen Mißbrauch durch den Vater. Die anderen Frauen suchten eine Beratungsstelle auf, in der die Tochter nach mehreren Gesprächen von den sexuellen Übergriffen erzählte. Wie die Frauen vom Typ C hatten auch diese Frauen einen relativ großen emotionalen Abstand zum Partner, als sie mit dem Mißbrauch ihrer Tochter konfrontiert wurden.

FRAU ARENS
A: Ich hatte mich schon vorher, bevor ich das wußte, innerlich von ihm ge// abgenabelt. Als ich dann von dem Mißbrauch erfahren habe, war es endgültig klar, daß ich mit diesem Mann nicht mehr zusammen leben kann. (S. 45)

FRAU KRÜGER
*K: Ich hatte keine * Beziehungskonflikte mehr, daß ich da noch (was von ihm wollte). Also das war klar, ne, das ist bei vielen ja auch noch sehr unklar.*
I: Ja.
K: Ne ne, das war alles klar. (S. 29)

Der zeitliche Abstand zwischen Trennung vom Partner und Bekanntwerden des Mißbrauchs war bei einigen Frauen dieses Typs wesentlich größer als bei den Frauen vom Typ A und auch als bei Frau Ems vom Typ C (so lebten Frau Müller und Frau Paul zum Zeitpunkt der Offenlegung bereits mehr als zwei Jahre von ihren Partnern getrennt). Die emotionale Verarbeitung der Trennung war bei diesen Frauen vermutlich weitgehend abgeschlossen.

Verarbeitung nach der Aufdeckung

Seit der Aufdeckung des Mißbrauchs der Tochter wird auch bei diesem Typ der Partner abgewertet und angeklagt. Dieses Abwerten kommt jedoch weniger in Wut- und Haßgefühlen zum Ausdruck (wobei solche Empfindungen vor allem kurz nach der Aufdeckung durchaus vorhanden waren), sondern vor allem durch Verachtung, Gleichgültigkeit und (abwertendes) Mitleid.

FRAU GERHARDT
*G: (...) also ich empfinde überhaupt nichts mehr für den * Das ist für mich äh äh Luft.*
I: So leer, kalt sowas ?
*G: 'n Fremder ne * leer kalt, der ist überhaupt nicht da * Ich mein, das ist*

*einer, dem würd ich noch nicht mal guten Tag sagen, ich würd ganz, äh einfach an ihm vorbeigehen, den gibt es zwar, aber den kenn' ich nicht * und das wird auch immer so bleiben.*

.

.

*Scheißegal Gefühl, ne * Ich hab' mit dem Mann nichts mehr äh äh am Hut, nichts mehr zu tun.* (S. 40)

FRAU BERG

B: (...) manchmal tut er mir leid, also das kommt jetzt so, ne.

I: Hm.

*B: Und so *3* ähm ** mein Gott *5* auch 'n armes Würstchen, so.* (S. 54)

FRAU LORENZ

*L: (...) also wenn ich ihn jetzt nur so als Mensch sehe, wenn *2* dann tut er mir auch irgendwie ein Stück weit leid.*

I: Hm.

*L: *3* Also es reißt mich nicht unbedingt vom Hocker............*2*, da hab' ich dann irgendwie das Gefühl das arme Schwein ne......* .(S. 62)

Wie beim vorherigen Typ sind bei den Frauen dieses Typs Gefühle von Loyalität in Form von Zuneigung und Sympathie oder Gefühle von Trauer und Verlust, außer bei Frau Gerhardt, gar nicht vorhanden oder nur in geringer Form ausgeprägt. Wie die Frauen vom Typ C fühlen sie sich nur wenig als Partnerin gekränkt und enttäuscht. Dies könnte mit der schon erwähnten größeren emotionalen Distanz zum Partner zusammenhängen. Eine andere mögliche Erklärung ist, daß die Frauen dieses Typs dazu neigen, ihre Gefühle durch rationalisierende Erklärungen zu verstecken. Hinweise dafür finden sich z.B. bei Frau Paul, die an einer Stelle des Interviews äußert, nichts mehr mit ihrem Partner zu tun haben zu wollen, an anderer Stelle aber (auf die Nachfrage der Interviewerin) ihren Wunsch nach einem klärendem Gespräch mit dem Partner zum Ausdruck bringt, obwohl sie befürchtet, ihrem früheren Partner zu verzeihen und sein Verhalten zu entschuldigen. Gerade ihre Angst davor, daß sie ihrem geschiedenen Mann verzeihen könnte, läßt deutlich Ansätze von noch vorhandenen positiven Gefühlen für den Partner erkennen.

FRAU PAUL

*P: (...) der ist für mich eigentlich so gestorben, also irgendwie denk' ich, ich bin froh, daß ich nichts mehr mit ihm zu tun haben muß und alles über'n Anwalt läuft, was den Unterhalt angeht und äh * irgendwie wär' ich ganz froh, wenn der oder er ist für mich nicht mehr da (...).* (S. 51)

Und an anderer Stelle:

FRAU PAUL

I: Würden Sie denn gerne mal mit ihm reden irgendwann, oder ist das eher ambivalent?

*P: Also, in 'ner geschützten Situation würd' ich das, glaube ich, gerne mal machen, also wo da noch jemand dabei ist, aber ähm * ich hab' auch Angst davor, weil ich weiß, wie er redet und ich ja meine Struktur meine Beziehungsstruktur mit ihm eben die ist, daß ich alles entschuldige und alles verzeihe und äh, und äh immer wieder einen Neuanfang suche und immer wieder das Alte vergesse (...), daß ich dann wieder so dahin komme, daß ich also nicht dabei bleibe, ja er ist ein Schuft und er ist ein Schwein.* (S. 61)

Wie beim Typ C ist das zentrale Verarbeitungsmuster dieses Typs ebenfalls ein rückblickendes Reflektieren über den Verlauf der damaligen Partnerschaft. Die Frauen dieses und des vorherigen Typs zeigen ein hohes Maß an Eigenverantwortung in bezug auf die Einschätzung ihres eigenen Verhaltens in der Ehe. Zurückschauend erleben sie sich nicht als Opfer, sondern als aktiv und einflußnehmend auf die Partnerschaft. Anders als die Frauen vom Typ C denken diese Frauen jedoch nicht nur über ihr eigenes Verhalten nach. Die analysierende Betrachtung der Ehe erfolgt vor allem unter Berücksichtigung der eigenen Anteile an der Beziehungsdynamik. Zurückblickend nehmen sie ihre eigenen Verhaltensmuster im Zusammenspiel mit denen des Partners deutlich wahr. Zum Beispiel erklärt sich Frau Arens ihre weitgehende Anpassung an die Bedürfnisse des Partners damit, daß sie ihre Vorstellungen von einem harmonischen Familienleben nicht aufgeben wollte. Aus dem gleichen Grund glaubt sie, ihren Verdacht auf sexuellen Mißbrauch zunächst immer wieder verdrängt zu haben.

FRAU ARENS

*A: Es war für mich schwer, ähm * als ich merkte, daß meine Vor// mein Traum von einem gemeinsamen Familienleben dem widersprach, was sich hier tagtäglich abspielte (...) er wußte, wie wichtig mir die Familie war, und er hat gesagt dann geh doch, wenn es dir nicht paßt. Und wenn ich dann gesagt habe ja tu ich auch, dann hat er Schiß gekriegt. Dann fing er wieder an, ich werde mich ändern * und ich lieb' dich doch noch und so weiter. Dann tat er mir irgendwie auch wieder leid, und ich habe dann doch seinen Wünschen nachgegeben. Das war wie so ein Spiel (...). Vielleicht habe ich auch deswegen versucht, die Verdachtsmomente immer wieder beiseite zu schieben.* (S. 42)

Die Verantwortung für das Scheitern der Beziehung und den Mißbrauch der Tochter wird auch bei diesem Typ dem Partner angelastet. Allerdings fragen sich die Frauen, genauso wie die Frauen vom Typ C, warum sie den Schutz der Tochter nicht gewährleisten konnten. Sie machen sich Vorwürfe, den Mißbrauch der Tochter nicht früher verhindert zu haben. Dabei suchen sie nach Gründen und Ursachen in der eigenen Lebensgeschichte, die eine Affinität für einen solchen Partner erklären könnten. Eigene Mißbrauchserlebnisse in der Kindheit oder auch andere spezifische Erfahrungen in der Herkunftsfamilie werden z.B. als wichtige Faktoren angesehen, die die spätere Partnerwahl beeinflußt haben könnten.

FRAU LORENZ

L: *Ich würd' (heut) einfach sagen, ich hab' mir schon wieder 'n Mißbraucher gesucht* (Frau Lorenz wurde selbst als Kind sexuell mißbraucht, Anm.d.Verf.). (S. 7)

L: *(...) ich denke, daß ich mir meinen Partner so aussuche, also ganz eindeutig (...) daß ich mir schon so 'n Typ aussuche, der überhaupt keine Grenzen bei Körperlichkeit kennt * der das alles übergeht und * der überhaupt kein Gespür für hat (...).* (S. 49)

FRAU GERHARDT

G: *(...) ich hab' ja auch ne Therapie hinter mir ** und da * kam dann auch bei heraus äh *3* daß ich auf diesen Mann fliegen mußte, also der war immer für mich da, also meine// bei meiner Großmutter hab' ich ja auch alles bekommen, ne (...) Also ich hab' quasi da meine Kindheit weitergetanzt (...) und das wurde dann so 'n Abhängigkeitsverhältnis.* (S. 12)

In bezug auf den Mißbrauch der Tochter hat die Suche nach dem eigenen Anteil vermutlich auch die Funktion, eigene Verhaltensweisen in dem erschreckenden Geschehen zu finden, die sie beeinflussen und in der Zukunft verändern können. Dann könnten sie sicherer sein, daß ihnen das Erlittene nicht wieder zustößt.

Bei ihrer Suche nach möglichen Erklärungskonzepten für den negativen Verlauf der Beziehung und den Mißbrauch der Tochter wird nicht nur die eigene Biographie betrachtet, sondern auch die des früheren Partners.

FRAU GERHARDT

G: *Soll ich Ihnen mal was sagen ** manchmal glaube ich, daß die Frau* (Frau Gerhardt vermutet, daß ihr Partner in seiner Kindheit von seiner Mutter mißbraucht wurde, Anm.d.Verf.) *das selber gemacht hat. Das ist nur 'ne Vermutung ** kann ja sein (...).* (S. 60)

FRAU KRÜGER

K: *(...) für mich * kam nach und nach immer mehr die Erkenntnis, daß er weder die Kinder geliebt hat, daß er * und daß er weder zu mir, sondern daß er nur mich als * als Projektion braucht für das, was er mit seiner Mutter erlebt gehabt hat (...)* (Frau Krüger sieht das Verhalten ihres Partners im Zusammenhang mit seiner problematischen Mutterbeziehung, Anm.d.Verf.). (S. 19)

Weiterhin stellen die Frauen Teile ihres bisherigen Beziehungskonzeptes in Frage, vor allem ihre Idealvorstellungen von einer harmonischen Ehe.

FRAU GERHARDT

G: *(...) also das, wenn ich das so gegenüberstelle, Gerlinde damals, Gerlinde heute * äh also der würd' ich sagen so richtig naiv, wie so 'n großes Kind, ne in diesen Ansichten von harmonischer Ehe und so (...).* (S. 55)

FRAU BERG

B: *Also auch mit der Diplomarbeit über alleinerziehende Frauen ** hab' ich sehr viel Kraft gekriegt auch.*

I: Hm.

B: *Alleinerziehende Mütter so * hab' ich nochmal mein Idea// Eheideal * abgearbeitet so.* (S. 35)

Dieses Infragestellen und Umorientieren bringt immer auch eine gewisse Unsicherheit und Instabilität mit sich, die den Frauen vom Typ C weitgehend erspart bleibt.
Wie die Frauen vom Typ C definieren sich auch diese Frauen nicht ausschließlich über Ehe- und Familienleben. Außer von Frau Gerhardt wurde der Verlust dieser beiden Lebensbereiche als weniger gravierend erlebt als bei den Typen A und B.
Frau Gerhardt wäre in bezug auf die Aspekte Loyalität, Trauer und Ausmaß des Verlusts von Ehe- und Familienleben eher den Frauen vom Typ B zuzuordnen, jedoch in allen anderen Aspekten, vor allem im Hinblick auf ihre (vermutlich auch durch ihre Therapieerfahrung angeregte) Reflexionsbereitschaft, zeigt sie mehr Gemeinsamkeiten mit den Frauen dieses Typs. Deshalb wird sie hier zugeordnet.

Im Zusammenhang mit der Aufgabe ihres Ehe- und Familienideals hat sich auch das Männerbild der Frauen grundlegend verändert. Die Erfahrung des Mißbrauchs der Tochter führte nicht zu einer pauschalen Abwertung aller Männer wie beim Typ A oder zur Betrachtung des sexuellen Mißbrauch als ausschließlich individuelles Problem einiger »kranker« oder »gestörter«

Männer wie beim Typ B und C, sondern zu einer differenzierteren und kritischeren Wahrnehmung von Männern. Frau Arens sieht z.B. einen deutlichen Widerspruch zwischen den theoretischen Ansprüchen vieler Männer in bezug auf die familiäre Arbeitsteilung und ihrem tatsächlichen Verhalten.

FRAU ARENS

A: *(...) habe ich doch früher ohne weiteres geglaubt, daß wenn ein Mann sagt ich unterstütze dich mit den Kindern und wir machen das zusammen und so weiter, dann dann kann ich mich darauf verlassen, aber die Realität sieht dann meistens ganz anders aus. Heute bin ich von vornherein viel skeptischer. *2* Ich glaube auch, daß die meisten Männer äh * sich im Grunde genommen doch eine Frau wünschen, die ihnen den größten Teil der Familienarbeit abnimmt (...) die haben große Schwierigkeiten wirklich äh * Gleichberechtigung wirklich zu leben (...) das heißt auch dazu zu stehen, sich intensiv um das Baby und den Haushalt zu kümmern (...).* (S. 82)

Frau Müller hat den Eindruck, daß selbstbewußte Frauen nicht besonders von Männern geschätzt werden.

FRAU MÜLLER

M: *(...) was mir aufgefallen ist, daß Männer mit selbstbewußten Frauen nicht umgehen können.*

I: Hm.

M: *Aber darüber mach' ich mir nichts draus* (lacht) *ja das ist Männer ein männliches Problem.* (S. 108)

Im Unterschied zum Typ C betrachten einige der Frauen dieses Typs den Mißbrauch der Tochter und ihre eigene Situation als Frau und Mutter auch in einem größeren gesellschaftlichen patriarchalischen Kontext. Daß Müttern häufig die Verantwortung für den Mißbrauch ihrer Tochter zugeschrieben wird, führen die Frauen ebenso auf bestehende gesellschaftliche Verhältnisse zurück wie die Schwierigkeiten alleinerziehender Frauen selbständig und autonom zu leben. Diese Verhältnisse tragen nach Meinung der Frauen dazu bei, daß Frauen immer noch die Hauptverantwortung für die Kinder tragen.

FRAU ARENS

A: *(...) alles zu verarbeiten und auch selbständiger zu werden ist die eine Sache, aber wie soll ich studieren, wenn ich keinen Betreuungsplatz für meine Kinder finde, ** keine finanzielle Unterstützung vom Amt kriege (...). Die haben mir doch glatt gesagt, daß ich mein Studium schmeißen* *sollte, das ist Diskriminierung genau das (...) und wenn dann noch irgendetwas mit den Kindern nicht stimmt sind sowieso immer die Mütter Schuld und erst recht, wenn ein Kind mißbraucht worden ist.* (S. 92)

Im Gegensatz zum Typ C lehnen diese Frauen Partnerschaft in Form einer Lebensgemeinschaft derzeit ab. Im Vordergrund steht das Bedürfnis nach Autonomie und individueller Selbstverwirklichung. Für eine feste Partnerschaft haben sie weder Zeit noch Energie. Das Geschehene zu verarbeiten, Fortschritte in Ausbildung und Beruf sowie die Festigung ihrer Selbständigkeit und Unabhängigkeit sind gegenwärtig die zentralen Anliegen dieser Frauen (s. auch Kap. II.3.4, Typ D).

FRAU BERG
B: (...) ich bin froh, daß ich keine Beziehung habe.
I: Hm.
*B: Weil ich die Ruhe und die Zeit und das, ja einfach noch für mich brauche (...) ne ** will ich nicht, ich will keine * keine.* (S. 53)

FRAU MÜLLER
M: (...) und ich bin also auch der Meinung, daß ich äh das was hinter mir liegt, erst mal verkraften muß und erst mal verarbeiten muß (...). (S. 108)

FRAU KRÜGER
*K: (...) ich muß jetzt mit der Organisation meines täglichen Alltages * 'n bißchen zu dieser Selbständigkeit jetzt erstmal das ausprobieren, ob ich das überhaupt äh in die Reihe kriege.* (S. 41)

FRAU ARENS
I: Können Sie sich vorstellen, mal wieder mit einem Mann zusammenzuleben?
*A: Das ist erst mal absolut nicht drin. Ich brauch die Zeit für mich, will die Schule zu Ende machen und dann studieren (...) auch die Erfahrungen, die ich in der Ehe gemacht habe, die Einengung und der ständige Druck, * der Mißbrauch von Anja, ne das muß ich erst mal verarbeiten (...).* (S. 89)

Die überwiegend positive Einschätzung des Alleinlebens läßt ihre derzeitige Lebenssituation zu einer Phase aktiven Ausprobierens neuer Lebens- und Beziehungsformen werden und nicht zu einer Zeit ausschließlichen Leidens wie beim Typ A oder zu einem zwangsläufig notwendigen Übergangsstadium wie beim Typ B. Zudem haben einige Frauen dieses Typs durchaus partnerschaftliche Beziehungen zu Männern (und zwar Frau

Müller, Frau Lorenz und auch Frau Paul), jedoch auf einer eher unverbindlichen Ebene.

FRAU MÜLLER

I: Hm, haben Sie zur Zeit einen Partner?

*M: ** Jein.*

I: Jein?

M: So schnell werd' ich mich nicht binden. (S. 102)

I: Hm * was bedeutet denn das jein, daß es einen Mann gibt, aber daß das nicht so eng ist oder...?

M: Die Beziehung ist nicht so eng. (S. 108)

FRAU LORENZ

*L: (...) ich hab' immer so gedacht, ich bin der absolut treue Typ und ich will so ne ganz feste Beziehung haben und * zusammen wohnen, eigentlich hatt' ich mir schon, da// da steh ich schon länger zu, daß das zur Zeit für mich irgendwie nicht mehr in Frage kommt.* (S. 55)

Ein weiterer wichtiger Faktor für ihre ablehnende Einstellung zu einer festen Partnerschaft ist die Verunsicherung der Frauen in ihrer Selbsteinschätzung als Partnerin. Im Gegensatz zu den Frauen vom Typ C erleben sie sich noch nicht als kompetent bzw. emotional stabil genug, um sich auf eine feste Beziehung einzulassen und ihre Vorstellungen zu realisieren, d.h. dem Partner klare Grenzen zu setzen, ihre Selbständigkeit nicht aufzugeben, auf der partnerschaftlichen Teilung der Familienarbeit zu bestehen und Konflikte offen auszutragen. Die Frauen dieses und des vorherigen Typs zeigen eine ausgeprägte Selbstverantwortung im Umgang mit gegenwärtiger bzw. zukünftiger Partnerschaft. Die Frauen vom Typ C sehen ihre Verantwortung vor allem darin, in ihrer neuen Partnerschaft ihnen wichtige Grundsätze nicht mehr für ihren Partner aufzugeben. Bei den Frauen dieses Typs besteht die Verantwortung gerade in einem zeitweiligen Verzicht auf eine feste Beziehung, weil sie sich noch nicht als selbstsicher genug einschätzen, um ihre Vorstellungen in einer neuen Partnerschaft umzusetzen. Im Unterschied zum Typ C haben die Frauen vom Typ D ein größeres Bewußtsein gegenüber ihren eigenen Beziehungsschwächen entwickelt. Wenn Liebe und Sich-Einlassen bedeutet, sich anzupassen und auszuliefern, wollen die Frauen (zumindest derzeit) lieber keine engen Liebesbeziehungen eingehen.

FRAU PAUL

*P: Ich denke, ich bin da immer noch drin in diesen Sachen, immer noch in Gefahr wieder so'nen Mann irgendwie * mich auszuliefern.* (S. 52)

FRAU ARENS

A: *(...) ich weiß nicht, ob ich nicht wieder nachgeben würde und meine Vorstellungen äh, daß der Mann sich auch um den Haushalt und die Kinder kümmert, fa// nicht doch wieder aus Liebe zu einem Mann fallenlassen würde (...) und ich trau mir noch nicht richtig zu, mich wirklich durchzusetzen und mir nicht alles gefallen zu lassen ** und vor allen Dingen äh auch dafür zu streiten, egal wie der Mann darauf reagiert.* (S. 98)

FRAU BERG

B: *(...) also so das ist so dieses Ablaufmuster, was ich so kenne, äh. Als ich meinen Mann kennengelernt habe, den hab' ich auf der Tanzfläche gesehen ** 'n bißchen gelächelt und geflirtet und dann hat er sich auch * neben meine Freundin auf den Platz gesetzt und ich kam von der Tanzfläche runter und hab' ihm 'n Kuß gegeben, als würde man sich schon zehn Jahre kennen, ne (lacht). Und dieses Muster kenne ich und diesen Zwischenraum, ähm * das langsam Abwarten und so, mh kann ich noch nicht so gut leben, ne, und jetzt häng ich so dazwischen, ne, also ich fühl' mich noch nicht so * selbstsicher, äh das andersrum zu machen.* (S. 53)

Dabei ist der Anspruch einiger Frauen an sich selbst sehr hoch und führt nicht selten zu Selbstkritik und Frustration, wenn die Umsetzung ihrer angestrebten Verhaltensweisen im Kontakt mit Männern noch nicht gelingt.

FRAU BERG

B: *(...) also so manchmal * mach ich mir schon selber Vorwürfe, so, daß ich nich so * unbefangen auf * selbstsicher, unbefangen mit mir im Reinen * mit 'm Mann in Kontakt treten kann (...).* (S. 53)

Weitere Gründe für die Ablehnung einer verbindlichen Partnerschaft sind ein gewisses Mißtrauen gegenüber Männern und Angst vor erneuter Verletzung sowie emotionaler und finanzieller Abhängigkeit.

FRAU MÜLLER

M: *(...) ich bin verletzt und ich bin eben auch äh sehr mißtrauisch geworden, also nicht nur Männern gegenüber sondern auch äh Freunden, Menschen gegenüber, mit denen ich eine sehr enge Beziehung eingehe oder eingegangen bin * da is da ist jetzt 'ne gewisse Distanz da, also 'ne gewisse Distanz dahingehend, daß man mich nicht mehr so tief verletzen darf.* (S. 103)

FRAU KRÜGER

K: *(...) da muß man ebend ** und man muß ja auch überhaupt, wenn man in ne Partnerbeziehung geht, erstmal * schon die eigene Selbständigkeit wirklich haben, die finanzielle und auch die * geistige und seelische (...).* (S. 41)

Auch befürchten einige der Frauen, daß es in einer festen Partnerschaft zu einem erneuten Mißbrauch der Tochter kommen könnte.

FRAU ARENS

A: *(...) ehrlich gesagt, ich hätte im Moment auch Angst, daß es noch mal passieren könnte, * irgendwie wäre ich einem neuen Partner gegenüber immer irgendwie mißtrauisch und würde gucken ne, wie faßt er sie jetzt an und was macht er jetzt mit ihr (...).* (S. 105)

Zudem ist die Einstellung der Frauen zu sexuellen Beziehungen mit Männern bzw. zu männlicher Sexualität überhaupt ambivalent, jedoch nicht grundsätzlich ablehnend wie beim Typ A. Anders als beim vorherigen Typ richtet sie die Kritik nicht nur gegen den früheren Partner, sondern bezieht sich auch generell auf Sexualität mit Männern bzw. männliche Sexualität. Sexuelle Kontakte mit Männern werden in der bisher gelebten Form abgelehnt oder für eine Zeit lang ausgeschlossen.

FRAU ARENS

A: *Im Moment kann ich mir auch eine sexuelle Beziehung zu einem Mann nicht vorstellen, ich komm damit nicht klar wie Männer ihre Sexualität leben ne immer so schwanzfixiert (...) nee will ich nicht * und schon gar nicht so, wie ich es in meiner Ehe erlebt habe (...), der ist manchmal regelrecht über mich hergefallen (...).* (S. 102)

FRAU GERHARDT

G: *(...) ich hab' auch das * das Problem, äh daß mich das, was Männer betrifft ab hier* (zeigt auf ihren Unterleib, Anm.d.Verf.) ** *stark ** anekelt, ne das, was Männer betrifft, also so zusammenleben, ne, da echt noch was mit * zu knacken habe, daß ich also froh bin, daß ich alleine bin.* (S. 39)

Im Unterschied zum Typ C nehmen einige Frauen dieses Typs eine bewußte Haltung gegenüber ihren eigenen sexuellen Bedürfnissen und Wünschen ein, sei es nur, indem sie überlegen wann, mit wem, ob überhaupt und in welcher Form sie sexuelle Beziehungen zu Männern leben wollen.

FRAU ARENS

A: *(...) wenn ich wieder Lust darauf habe, mit einem Mann zu schlafen * dann werde ich mir schon jemanden suchen, aber ich laß mich von keinem Mann mehr dazu zwingen, ich will selber bestimmen, was ich will und wann ich Sex haben will.* (S. 102)

Feste Partnerschaft in Form einer Lebensgemeinschaft ist für die meisten Frauen dieses Typs allenfalls als entfernt erscheinende Lebensperspektive vorstellbar. Trotz ihrer Entscheidung für ein Leben ohne festen Partner scheint bei einigen Frauen dennoch der Wunsch nach einer festen Bindung im Sinne einer Lebensgemeinschaft vorhanden zu sein. Wie die Frauen vom Typ B sehnen sich auch die Frauen vom Typ D nach emotionaler Nähe, und sie wünschen sich die Unterstützung und Entlastung durch einen Partner im Alltag (sowohl für sich selbst als auch im Umgang mit den Kindern), so z.B. Frau Paul.

FRAU PAUL

P: *(...) also manchmal sehn' ich mich schon nach so'ner * festen Partnerschaft zurück also so, daß man sehr viel gemeinsam macht und gemeinsam lebt also zusammenlebt und die Kinder halt zusammen und die erzieht und gemeinsam so also wie es eigentlich auch mal schön war in der Ehe äh das wünscht' ich mir eigentlich auch so.* (S. 50)

Frauen wie Frau Paul befinden sich in einem Konflikt zwischen dem Wunsch nach Alleinleben und völliger Unabhängigkeit und dem Bedürfnis nach einer vertrauensvollen Lebensgemeinschaft mit einem Partner. Bei Frau Paul klingt der selbstverordnete Anspruch, eine Zeit lang alleine leben zu »müssen«, deutlich durch.

FRAU PAUL

I: Und in bezug auf Partnerschaften gibt's da bestimmte Wünsche? Sie haben ja vorhin gesagt, manchmal so im Hinterkopf, also es wär' doch schön, in Gemeinschaft zu leben?

P: *Ja, also es ist 'ne Ambivalenz da, einerseits bin ich ganz froh und denke, ich muß das auch ein paar Jahre jetzt machen, alleine leben und auf mich angewiesen sein und verantwortlich sein und das alles packen und andererseits denke ich mir, wünsche ich mir das schon, daß ich nicht alleine bin (...) und irgendwie * äh ja so natürlich wünscht, träumt man sich det so, oder träume ich vielleicht auch im Innersten auch von 'ner Partnerschaft zu 'nem Mann, die ebent so schön ist oder so* (lacht). (S. 52)

Anders als bei den Frauen vom Typ A und B, die eine Partnerschaft grundsätzlich oder für einen begrenzten Zeitraum ausschließen und im Unterschied zum Typ C, die bereits wieder mit einem Partner zusammenleben, sind einige der Frauen dieses Typs hin- und hergerissen zwischen ihren persönlichen Wünschen und ihren emotionalen Bedürfnissen. Derzeit wissen sie noch nicht, wie sie diese miteinander in Konflikt stehenden Vorstellungen und Wünsche in ihrem Alltag umsetzen sollen.

Zusammenfassung

Wie die Frauen vom Typ C nehmen auch die Frauen vom Typ D eine kritisch analysierende und suchende Haltung ein. Reflektieren, Verarbeiten und Bewältigen der Erfahrungen in der Partnerschaft ist das zentrale Anliegen der Frauen, die diesem Typ zugeordnet werden. Wie die Frauen vom Typ C nehmen auch diese Frauen eine Außenperspektive ein. Sie sind bemüht, ein Erklärungskonzept für den sexuellen Mißbrauch zu entwickeln. Im Vergleich zum vorherigen Typ erfolgt der Reflexionsprozeß weniger handlungsorientiert, sondern vielmehr als Phase intensiver Selbsterforschung und eingehender Analyse der Beziehungsdynamik. Auch sind bei diesen Frauen kognitive Ebene und Handlungsebene stärker getrennt, denn sie sind vorsichtiger und zurückhaltender in bezug auf die Umsetzung ihrer neugewonnenen Erkenntnisse über sich selbst. Im Gegensatz zum Typ C wird Partnerschaft in Form einer exklusiven-verbindlichen Lebensgemeinschaft derzeit abgelehnt. Im Vordergrund steht das Bedürfnis nach Unabhängigkeit und individueller Selbstverwirklichung. Dies schließt jedoch eine mehr oder weniger verbindliche emotionale und sexuelle Beziehung zu einem Partner nicht grundsätzlich aus. Die Frauen befinden sich in einem Prozeß des Suchens und Ausprobierens von neuen Beziehungskonzepten. Das Verarbeitungsmuster der Frauen dieses Typs ermöglicht ihnen, Selbständigkeit und Autonomie zu wahren und zugleich neue Beziehungsformen zu erproben, die ihre Bedürfnisse nach Intimität und emotionaler Nähe befriedigen. Zudem kann die Gefahr einer erneuten Enttäuschung zumindest minimiert werden.

3.2.1 *Zusammenfassung der vier Typen*

Die Konfrontation mit dem sexuellen Mißbrauch der Tochter durch den Partner hatte erhebliche Auswirkungen auf die Verarbeitung der Erfahrungen in der Partnerschaft und auf das bisherige Beziehungskonzept der Frauen. Insgesamt wurden vier Typen gebildet.

Das zentrale Verarbeitungsmuster der Frauen vom Typ A und B ist Abwerten und Anklagen des früheren Partners. Die Frauen beider Typen denken nur wenig über sich selbst oder den Verlauf der damaligen Beziehung nach. Sie fühlen sich als Opfer des Partners, der ihre zentrale Lebensgrundlage, nämlich Partnerschaft und Familienleben durch den Mißbrauch der Tochter zerstört hat. Ein entscheidender Unterschied zwischen den beiden Typen besteht allerdings darin, daß sich das Abwerten bei den Frauen vom Typ B ausschließlich auf den früheren Partner bezieht, wogegen die Frauen vom Typ A auch sich selbst als Partnerin abwerten und anklagen. Auch in bezug auf ihr Männerbild und ihre Einstellung zur Partnerschaft differieren die beiden Typen erheblich. Für Typ A ist eine neue Liebesbeziehung zukünftig nicht mehr vorstellbar. Die Frauen dieses Typs sind tief enttäuscht und verbittert, und sie haben grundsätzlich kein Vertrauen mehr zu Männern. In dem massiven Ablehnen und Abwerten von Partnerschaft lassen sich auf latenter Ebene Bedürfnisse nach Bindung und Dependenz erkennen. In den Berichten der Frauen bleibt der empathische Bezug auf das Ideal einer lebenslangen glücklichen Liebesbeziehung deutlich erkennbar, z.B. in der geschilderten Idylle einer glücklichen Partnerschaft in der ersten Zeit des Zusammenlebens. Denkbar ist, daß die Sehnsüchte nach Bindung und Versorgtwerden vermutlich so bedrohlich sind, daß sie abgewehrt und verleugnet werden müssen. Beim Typ B wird feste Partnerschaft nicht prinzipiell ausgeschlossen, sondern lediglich auf einen späteren Zeitpunkt verschoben. Anders als beim Typ A haben die Frauen von Typ B ihr Vertrauen in Männer nicht grundsätzlich verloren. Ihr Beziehungskonzept bleibt weitgehend erhalten und die Frauen sehen ihr Lebensglück weiterhin in einer Partnerbeziehung und einem Familienleben, ähnlich wie die Frauen vom Typ C. Die Gründe für ihr gegenwärtiges Ablehnen einer festen Bindung sind weniger Enttäuschung und Resignation wie beim Typ A, sondern vor allem die Sorge und Verantwortung für ihre Kinder. Für die Frauen vom Typ B stellen derzeit die Kinder den Lebensmittelpunkt dar.

Im Unterschied zu den Typen A und B ist das zentrale Verarbeitungsmuster der Typen C und D nicht Abwerten und Anklagen, sondern Reflektieren über die damalige Partnerschaft und Suchen nach Erklärungen für das Geschehene. Dieses Nachdenken bezieht sich bei den Frauen vom Typ C überwiegend auf die eigene Person und ist im Vergleich zu den Frauen vom

Typ D stärker auf ihr Handeln ausgerichtet. Die Frauen vom Typ D denken nicht nur über sich selbst, sondern vor allem über die Beziehungsdynamik nach. Dabei suchen sie intensiv nach Erklärungskonzepten für die Entwicklung der Partnerschaft und den Mißbrauch der Tochter. Gegenüber den Frauen vom Typ C sind die Frauen vom Typ D eher zurückhaltender, ihre neu entwickelten Beziehungskonzepte auszuprobieren. Ein weiterer Unterschied zwischen den beiden Typen besteht in ihrer gegenwärtigen Einstellung zur Partnerschaft. Die Frauen vom Typ C leben bereits wieder mit einem Partner zusammen. Ihre Lebensform, d.h. feste Partnerschaft und Familienleben, hat sich nicht verändert und die Frauen sind überzeugt, mit dem neuen Partner ihr Beziehungskonzept, basierend auf Gleichberechtigung und Partnerschaftlichkeit, realisieren zu können. Zwar stellen die Frauen vom Typ D ihr Beziehungskonzept auch nur in Teilen in Frage, jedoch im Gegensatz zum Typ C zweifeln sie stark an der Umsetzbarkeit ihrer Vorstellungen. Zum einen schätzen sie sich als Partnerin noch nicht kompetent und selbstsicher genug ein, um einem neuen Partner selbstbewußt entgegenzutreten. Zum anderen gehen sie davon aus, daß die derzeitigen gesellschaftlichen Bedingungen es erschweren, eine gleichberechtigte Partnerschaft zu leben. Aufgrund dieser Überzeugungen, und weniger aus Sorge um die Kinder wie die Frauen vom Typ B, lehnen sie feste Partnerschaft als Lebensgemeinschaft gegenwärtig ab und suchen nach neuen Lebensformen. Im Vordergrund steht für die Frauen vom Typ D ihr Bedürfnis nach Autonomie und individueller Selbstverwirklichung, was partnerschaftliche Beziehungen zu Männern auf einer weniger verbindlichen Ebene nicht ausschließt.
Bei einem Vergleich der vier Typen miteinander ist festzustellen, daß die Typen A und B relativ nahe beieinander liegen, ebenso die Typen C und D. Zwischen den Typen A und B bestehen wiederum größere Unterschiede als zwischen den Typen C und D. Letztere differieren besonders in der Art ihrer Reflexion (intensiv vs. weniger intensiv) und in ihrer derzeitigen Lebensweise (mit Partner vs. ohne Partner). Die zentrale Gemeinsamkeit zwischen den Frauen von Typ A und B besteht in ihrem Abwerten und Anklagen des früheren Partners. In zahlreichen anderen Aspekten unterscheiden sie sich, z.B. in ihrer Selbsteinschätzung als Partnerin (negatives Selbstbild als Partnerin vs. eher positives Selbstbild als Partnerin) oder in ihrer grundsätzlichen Einstellung zur Partnerschaft (negativ vs. skeptisch bis positiv).

3.3 Auswirkung des Mißbrauchs auf die Beziehung zur Tochter, den Erziehungsalltag und das Selbstbild als Mutter

Die Erfahrung, daß die Tochter vom Partner sexuell mißbraucht wurde, bedeutete für die Frauen nicht nur den Zusammenbruch ihres bisherigen Partnerschaftskonzeptes, sondern auch eine tiefe Verunsicherung in ihrer Kompetenz als Mutter (s. Kap. II.3.1). Der Mißbrauch der Tochter hatte Auswirkungen auf die Beziehung zur Tochter, auf das Zusammenleben mit der Tochter im Alltag und auf ihr Selbstbild als Mutter.
Als eine zentrale Kategorie, vor allem bei den ersten drei Typen, stellte sich die 'emotional verstrickte Beziehung' zwischen Mutter und Tochter heraus. Aus diesem Grund wird die theoretische Bedeutung dieses Begriffs noch einmal kurz erläutert.
Die emotionale Verstrickung wird in der Literatur als ein typisches Kennzeichen von Familien genannt, in denen die Tochter vom Vater sexuell mißbraucht wird (Larson 1986). In solchen Familien besteht eine große Abhängigkeit zwischen den Familienmitgliedern. Die Grenzen nach außen sind starr und undurchlässig. Die Befriedigung sämtlicher emotionaler Bedürfnisse soll ausschließlich innerhalb der Familie erfolgen. Auf der Generationsebene sowie auf der inter- und intrapsychischen Ebene sind die Grenzen verwischt. Bei den Eltern handelt es sich meist um sehr unreife, emotional bedürftige Erwachsene, die ihre Elternrolle an die Kinder delegieren (vgl. ausführlich Kap. I.1.1).
Auch die Beziehung zwischen Mutter und Tochter wird als symbiotisch beschrieben (Koch/ Jarvis 1987). Die Frauen versuchen mit Hilfe ihrer Tochter ihre eigenen Abhängigkeitsbedürfnisse zu befriedigen. Die psychische Abgrenzung gegenüber der Tochter ist zu gering, d.h., es fällt ihnen schwer, zwischen ihrem Erleben, ihren Gefühlen und Bedürfnissen und denen der Tochter zu differenzieren.

Im folgenden werden zunächst die für die Bereiche Beziehung zur Tochter, Erziehungsalltag und Selbstbild als Mutter relevanten Gesichtspunkte tabellarisch aufgelistet. Anschließend folgt die Beschreibung der vier Typen.

Beziehung zur Tochter

- Bedeutung der Tochter im gegenwärtigen Leben der Frauen
  - a) die Tochter als Verbündete und Freundin und/ oder Partnerersatz (emotional verstrickte Beziehung)
  - b) 'normales' Mutter-Tochter Verhältnis

- Emotionale Nähe vs. emotionale Ablehnung, Distanz
- Aggressionen und Konflikte
- Umgang mit der Beziehung der Tochter zum Vater
  a) Koalition gegen den Vater
  b) Akzeptieren der ambivalenten Gefühle der Tochter für den Vater
- Versorgen: Empathische Zuwendung und intensives Bemühen, den Bedürfnissen der Tochter gerecht zu werden
- Identifikation
  a) mit der Tochter
  b) der Tochter mit dem Vater

Erziehungsalltag

- Belastung
  a) im direkten Umgang mit der Tochter
  b) in der Auseinandersetzung mit dem sozialen Umfeld
  c) durch Beschäftigung mit dem Thema auf kognitiver Ebene
- Unterstützung und Entlastung
  a) durch den Partner
  b) durch andere Personen aus dem sozialen Umfeld
  c) durch professionelle HelferInnen
- Beschützen vor Wiederholung (Prävention)
  a) durch Vermittlung eines negativen Männerbildes
  b) durch Kontrolle und Restriktion
  c) durch aufklärende Gespräche
- Aufarbeitung des Mißbrauchs bei der Tochter
  a) durch Delegation an Professionelle
  b) durch direkte zielgerichtete Beschäftigung mit der Tochter
  c) durch empathisches Reagieren auf Verhaltensauffälligkeiten der Tochter
- Einschätzung der seelischen und psycho-sozialen Entwicklung der Tochter seit der Aufdeckung
- (Veränderung der) Erziehungshaltung, Erziehungsziele

Selbstbild als Mutter

- Gefühle von Schuld und Versagen
- Einschätzung der eigenen Kompetenz als Mutter
- Wichtigkeit der Mutterrolle im Lebenskonzept
- Erwartungen an sich selbst als Mutter
- Bedeutung anderer Lebensbereiche

Typ A	Zentrales Verarbeitungsmuster: **Schwanken zwischen Ablehnung der Tochter und Bemühen um Zuwendung, Überforderung im gesamten Erziehungsalltag und Versuche der Wiederherstellung des geschädigten Selbstbildes als Mutter** (Frau Fischer)

Beziehung zur Tochter

Die Beziehung Frau Fischers zu ihrer Tochter schwankt zwischen dem Bemühen um Zuwendung und Ablehnung. Seit der Aufdeckung des Mißbrauchs erlebt sie die Beziehung zu ihrer Tochter als sehr angespannt und konfliktreich. Das Verhalten der Tochter ihr gegenüber nimmt sie als permanenten Wechsel zwischen 'Anklammern' und aggressiver Zurückweisung wahr. Frau Fischer reagiert auf dieses für sie unberechenbare Verhalten ihrer Tochter sehr gekränkt und zieht sich emotional zurück. Zeitweilig lehnt sie ihre Tochter regelrecht ab.

FRAU FISCHER
I: Hm * als der Mißbrauch dann aufgedeckt war, wie sind Sie da mit Ihrer Tochter zurechtgekommen, Sie haben ja schon erzählt, sie war dann sehr aggressiv?
*F: Ja ja * sie kam also zeitweilig an und wollte also * fast so ** wie soll ick sagen * mich aussaugen * wat ick an Liebe habe und dann im nächsten Moment ** hat sie mir noch so 'n Tritt mitgegeben ja * und ** und ich hab' also ** zeitweilig auch 'ne Ablehnung gegen mein Kind ** heute noch.* (S. 26)

Den Grund für ihre ablehnenden Gefühle sieht Frau Fischer vor allem in der Ähnlichkeit ihrer Tochter mit dem Kindesvater. In ihrer Wahrnehmung gleicht die Tochter in ihrem Charakter dem Vater, was für sie die Beziehung zu ihrer Tochter stark belastet. Ihre Tochter erinnert sie immer wieder an den früheren Partner, von dem sie sich ausgebeutet und im Stich gelassen fühlt (s. auch Kap. II.3.2, Typ A).

FRAU FISCHER
*F: Ja, weil vielleicht # weil sie ja schon den Charakter * sie hat den Charakter von ihrem Vater gekriecht * det ist also ** so Eigenschaften, die sie an sich hat * det is * es erinnert mich sehr viel an ihn (...) dann seh' ick immer ihn vor mir * und dann kann ick sowieso * in dem Moment*

*dann muß ich mich ganz schnell irgendwo beschäftigen und dat erstmal runterschlucken * und dann red' ich mir dann ein, sie hat ja auch von dir mitgekriecht, ne, (...).* (S. 27)

Frau Fischers Bestreben die Beziehung zu ihrer Tochter zu verbessern, hat nur kurzzeitig Erfolg. Ihr Bemühen um Harmonie und emotionale Nähe scheitert immer wieder an ihrer starken Identifikation der Tochter mit dem früheren Partner (dem Kindesvater). Zudem hat sie große Schwierigkeiten im Umgang mit den ausgeprägten Loyalitätsgefühlen der Tochter für den Vater. Beide Faktoren (die Identifikation der Tochter mit dem Kindesvater sowie die starke Bindung der Tochter an den Vater) erschweren ihr ein empathisches Eingehen auf die Tochter. Erneute Aggressionen und Ablehnung gegenüber der Tochter sind die Folgen. Diese Aggressionen kommen weniger in ihren geschilderten Verhaltensweisen gegenüber der Tochter zum Ausdruck, sondern spielen sich vor allem auf gedanklicher Ebene ab. Wahrscheinlich ist ihre Wut auch in ihren Handlungen für die Tochter spürbar.
Im Unterschied zum Typ B kann sich Frau Fischer ihre aggressiven und ablehnenden Gefühle für die Tochter zwar eingestehen, jedoch bewertet sie ihre Empfindungen als »schlimm«.[13] Ihre zeitweilige Wut und Ablehnung gegenüber der Tochter geht mit starken Schuldgefühlen einher.

Das Verhältnis zu ihrer Tochter erlebt Frau Fischer nicht erst seit der Offenlegung des Mißbrauchs als problematisch. Sie beschreibt Felizitas als »schon immer« schwierig in der Erziehung. Schon in der Zeit, bevor der Mißbrauch vermutlich begonnen hatte, fühlte sich Frau Fischer durch das aggressive Verhalten ihrer Tochter zurückgestoßen und als Mutter nicht akzeptiert.

FRAU FISCHER

*F: Meine Tochter war schon ** naja (immer) schwierig und in der Erziehung ist sie sowieso * sie akzeptiert zeitweilig mich gar nicht * das war also vorher schon so gewesen * und es war eben ** schwer mit ihr auszukommen, sie war also aggressiv, viel aggressiv, ne * ja also so * Schreien und * und ** eben ** so mich zurückstoßend * so, also sie wollte auch nicht mit mir kuscheln und und ** ja und * tat mir natürlich sehr weh * irgendwo.* (S. 21)

---

13 Ablehnende Gefühle einer Mutter gegenüber dem Kind widersprechen auch im höchsten Maße dem gesellschaftlichen Bild einer 'guten' Mutter. Kein Wunder, daß in den Interviews nur wenige Mütter von Ablehnung und Aggression gegenüber der Tochter sprachen. Frau Fischer hat den Mut, ihre Ablehnung offen auszusprechen, fühlt sich jedoch genötigt, diese Gefühle als »schlimm« zu bewerten, vermutlich um nach außen nicht völlig als 'schlechte' Mutter dazustehen.

Schon damals erlebte Frau Fischer das Schreien ihrer Tochter als Ablehnung ihrer Person und nicht etwa als durchaus normales kindliches Verhalten. Ihr Erleben des Verhaltens der Tochter als Angriff gegen ihre Person ist vermutlich auch im Zusammenhang mit ihrer großen Enttäuschung über den Partner zu sehen, der ihre Erwartungen an eine Ehe nicht erfüllt hatte. Nachdem sie sich resigniert von ihrem Partner abgewandt hatte, wollte sie der Tochter »all die Liebe geben«, die ihr Mann »nicht haben wollte«.

FRAU FISCHER

I: Was war denn dann, als Ihre Tochter da war, besonders schön im Zusammenleben mit ihr, was hat Ihnen da besonders viel Spaß gemacht?

*F: Daß ick meinem Kind die Liebe geben konnte, die mein Mann nicht haben wollte *6* so so seh ick det, ja.* (S. 4)

Diese Äußerung von Frau Fischer deutet auf ihre eigene große emotionale Bedürftigkeit hin. Hinter ihrem Wunsch, der Tochter die Liebe zu geben, die sie von ihrem Mann nicht bekam, verbirgt sich möglicherweise die Erwartung, daß die Tochter ihre Wünsche nach Liebe und Zuwendung befriedigen sollte (ein Hinweis für Parentifizierung). Da die Tochter mit einer solch hohen Anforderung überfordert ist, kann sie die Erwartungen der Mutter nicht erfüllen. Hierin könnte auch eine der Ursachen für das aggressive Verhalten der Tochter liegen. In dem Verhältnis Frau Fischers zu ihrer Tochter sind die Grundlagen für eine verstrickte Beziehung[14] gelegt. Eine 'normale' Abgrenzung gegenüber der Tochter scheint nur noch schwer möglich zu sein (vgl. auch Kap. I.1.1).

Frau Fischers Beziehung zu ihrer Tochter kann durchaus als ein 'Hin- und Herpendeln' zwischen Nähe und Distanz beschrieben werden, wobei die Distanz zu ihrer Tochter zu überwiegen scheint. Auch beim Typ B zeigen sich im Verhältnis zwischen Mutter und Tochter Ähnlichkeiten mit dem von Koch/Jarvis (1987) beschriebenen Beziehungsstrukturen. Hier überwiegt allerdings das Streben der Mütter nach intensiver emotionaler Nähe und Harmonie in der Beziehung zu ihren Töchtern, wogegen Aggressionen

---

14 Die Begriffe 'emotional verstrickt', 'klammernd', 'überbehütend', 'überinvolviert' und 'abhängig' zur Beschreibung mütterlichen Verhaltens sind meines Erachtens nicht ganz unproblematisch. Nach Walters u.a. (1991) handelt es sich dabei nicht um neutrale Begriffe, mit denen bestimmte Beziehungsstrukturen beschrieben werden, denn sie beziehen sich fast immer auf ein bestimmtes Geschlecht, und zwar auf das weibliche (Walters u.a. 1991, 47ff.; vgl. auch Rohde-Dachser 1991, 208f.). Da diese Begriffe in Theorie und Praxis allgemein bekannt sind, habe ich sie dennoch in meinen Interpretationen verwendet.

und Konflikte weitgehend geleugnet werden. Die Konsequenz ist bei beiden Typen gleich, nämlich eine emotional verstrickte Beziehung zwischen Mutter und Tochter.

Ob die Beziehung Felizitas' zur Mutter bereits vor der Aufdeckung 'gestört' war oder ob es sich bei den gelegentlichen Wutausbrüchen um ein durchaus normales kindliches Verhalten handelt, kann in dieser Studie nicht beurteilt werden. Festzustellen ist jedoch, daß Frau Fischer das Verhalten der Tochter als tiefe persönliche Kränkung erlebte. Nach dem Bekanntwerden des Mißbrauchs hat sie vor allem Schwierigkeiten, ihr Verhältnis zum Partner (und die damit einhergehenden ablehnenden Gefühle) losgelöst von der Beziehung zur Tochter zu betrachten. Es fällt ihr schwer, Unterschiede zwischen sich und ihrer Tochter im Erleben und Empfinden zu akzeptieren.

Insgesamt entsteht bei Frau Fischer der Eindruck, daß die schon vor dem Bekanntwerden des Mißbrauchs angespannte Beziehung zur Tochter durch den Mißbrauch zusätzlich stark belastet wurde. Frau Fischer berichtet von einer Zunahme des aggressiven Verhaltens ihrer Tochter sowie von anderen Verhaltensauffälligkeiten seit dem Bekanntwerden des sexuellen Mißbrauchs (wie z.B. Einnässen, Zurückfallen in ein kleinkindhaftes Verhalten). Obwohl Frau Fischer betont, diese Veränderungen seien auf den Mißbrauch zurückzuführen, entsteht der Eindruck, daß sie das Verhalten der Tochter stark auf die eigene Person bezieht. Letztlich fühlt sie sich von zwei ihr wichtigen Personen abgelehnt und zurückgewiesen, nämlich von ihrem Mann und von ihrer Tochter. Es ist anzunehmen, daß die Dominanz der aggressiven Anteile in der Beziehung zu ihrer Tochter Frau Fischer helfen, ihre Gefühle von Schmerz und Trauer, die sich in ihren Schilderungen (auch auf nonverbaler Ebene, sie beginnt zu weinen) an einigen Stellen deutlich zeigen, weniger spürbar werden zu lassen.
Die Beziehung Frau Fischers zu ihrer Tochter hat sich seit der Aufdeckung bis zum Interviewzeitpunkt (etwa ein Jahr) nicht wesentlich verändert. Frau Fischer beschreibt die gegenwärtige Beziehung zu ihrer Tochter zwar als »enger«, jedoch gleichzeitig als »Waffenstillstand«, womit sie deutlich die weiterhin angespannte Atmosphäre zwischen Mutter und Tochter zum Ausdruck bringt.

FRAU FISCHER
I: Wie würden Sie denn die Beziehung so beschreiben, wie erleben Sie das zwischen Ihnen und Felizitas?
*F: Ick würde sagen also ** auf eine Art enger und auf der andern Art ist es zeitweilig wie 'n Waffenstillstand.* (S. 42)

Frau Fischers überwiegend negative Bewertung der Beziehung zu ihrer Tochter basiert vor allem auf ihrer Einschätzung, von ihrer Tochter nicht akzeptiert und geliebt zu werden. Sie sieht jedoch nicht die durchaus vorhandenen positiven Aspekte in der Beziehung zu ihrem Kind. Zum Beispiel hatte Frau Fischer direkt von ihrer Tochter von dem sexuellen Mißbrauch erfahren. Dies spricht dafür, daß durchaus eine gewisse Vertrauensbasis zwischen Mutter und Tochter vorhanden ist.

Erziehungsalltag

Im Umgang mit den Verhaltensauffälligkeiten der Tochter fühlt sich Frau Fischer überfordert. Vor allem die regelmäßigen aggressiven Ausbrüche ihrer Tochter, die sich auch direkt gegen sie als Mutter richten, erlebt sie als sehr belastend. Unterstützung durch andere Personen im Erziehungsalltag hat sie nicht. Aufgrund ihrer Überforderung sucht Frau Fischer intensiv nach einem Therapieplatz für ihre Tochter. Sie hofft, daß ihre Tochter in einer Therapie ihre sexuellen Gewalterfahrungen aufarbeiten kann und dadurch im Alltag ein besseres Auskommen mit ihr möglich sein wird. Sie selbst ist vermutlich derzeit nicht in der Lage, mit der Tochter über das Erlebte zu reden. Gespräche über das Geschehene mit der Tochter finden nur dann statt, wenn diese mal wieder das Bedürfnis nach Kontakt zu dem Vater äußert. Diese Äußerungen ihrer Tochter erlebt sie als weiteres Indiz für die Ablehnung ihrer Person. Dies führt zu erneuten Aggressionen und Spannungen in der Beziehung zwischen Mutter und Tochter.

Frau Fischers Erziehungsgrundsatz ist es immer gewesen, die Tochter zu einer selbstbewußten Persönlichkeit zu erziehen. Ihre jahrelangen diesbezüglichen Bemühungen sieht sie nun durch den Mißbrauch zerstört. Sie glaubt, daß ihre Tochter durch diese Erfahrung »ihre Persönlichkeit verloren hat«.

FRAU FISCHER

*F: (...) also ich hab' sie eigentlich von Anfang an so erzogen * daß sie selbstbewußt ist, ne * ja du * bist was, du kannst was * und das schaffst du, du mußt es nur probieren und ** wollte ihr eigentlich damit mehr Selbstvertrauen mitgeben, als ick es als Kind bekommen habe, ne und det war also mein Ziel gewesen, (...) und * det war dann nach dem sexuellen Mißbrauch alles weg, also für mich war das so, als wenn * sie fast ihren Charakter verloren hat, so so ihre Persönlichkeit verloren hat (...).* (S. 29)

Das Ausmaß ihrer Enttäuschung über das Scheitern ihres Erziehungsziels wird deutlich spürbar (denn »alles«, was sie ihr vorher an Selbstvertrauen vermittelt hatte, war »weg«), auch wenn sie bemüht ist, das zerstörte Selbstbewußtsein ihrer Tochter wieder aufzubauen.

FRAU FISCHER

*F: (...) ick mußte also neu anfangen, mit ihr irgendwie wieder * sie selber irgendwo zu fördern, ne, det war alles weg.* (S. 29)

Die seelische und psycho-soziale Entwicklung ihrer Tochter von der Aufdeckung des Mißbrauchs bis zum Interviewzeitpunkt schätzt Frau Fischer »einigermaßen« positiv ein. Vor allem seitdem ihre Tochter die Vorschule besucht, hätte sie sich auch zu Hause positiv verändert. Zudem erlebt sie ihre Tochter in der Vorschulklasse sozial integriert, denn »sie stellt sich mit anderen Kindern gleich« und sie ist »nicht so isoliert«, wie Frau Fischer zunächst befürchtet hatte. Das Selbstbewußtsein ihrer Tochter scheint somit nicht so gering zu sein, wie Frau Fischer es an anderer Stelle darstellt. Auffällig ist, daß sie diese positive Entwicklung weitgehend auf das neue soziale Umfeld zurückführt und nicht (auch) als Resultat ihrer Unterstützung und Förderung der Tochter sieht. Vermutlich ist Frau Fischer in ihrer Kompetenz als Mutter bereits so verunsichert, daß sie negative Verhaltensweisen bei der Tochter ihrer eigenen Unfähigkeit anlastet, wogegen sie positive Entwicklungen eher dem Einfluß anderer Faktoren zuschreibt. Dieser selbstwertschädigende Attributionsstil ist ein deutlicher Hinweis für ihre negative Selbsttheorie (vgl. Epstein 1984; s. auch Kap. II.3.4, Typ A).

Im Unterschied zu den Typen B, C und D scheint der Aspekt Prävention für Frau Fischer gegenwärtig nicht im Vordergrund zu stehen (zumindest äußert sie sich nicht dazu). Vermutlich beschäftigen sie die aktuellen Probleme mit der Tochter noch so sehr, daß sie allein mit der Alltagsbewältigung völlig ausgelastet ist.

Selbstbild als Mutter

Frau Fischers Selbstbild als Mutter ist weitgehend negativ. Durch die Erfahrung des Mißbrauchs der Tochter ist ein zentraler, jedoch auch sehr konfliktreicher Bestandteil ihres Selbstkonzeptes (s.o. Beziehung zur Tochter) zusammengebrochen. Besonders in der ersten Zeit nach der Aufdeckung standen ihre Erwartungen an sich selbst als Mutter, und zwar verständnisvoll und empathisch mit ihrer Tochter umzugehen, im krassen Widerspruch zu dem Erleben ihres Alltags als Mutter.

FRAU FISCHER

F: *Und mich hat's dann also ne Zeitlang wirklich gegrault, wenn's Wochenende kam und sie nicht in den Kindergarten gegangen ist, ja * Da war ich also dann fix und alle Sonntag abends und da hab' ich gesagt, dann geh' ich lieber 48 Stunden arbeiten am Tag, als eene Stunde mit meiner Tochter zusammen zu sein, so schlimm ist det gewesen, ne.* (S. 28)

Ihre Bemühungen, ihr Selbstbild als kompetente Mutter wiederherzustellen scheitern an der verstrickten Beziehungsdynamik zwischen Mutter und Tochter (s.o. Beziehung zur Tochter).

Auf latenter Ebene lassen sich hinter ihrer (offen ausgesprochenen) negativen Bewertung ihrer gesamten Situation als Mutter, einschließlich ihrer emotionalen Ablehnung der Tochter, tiefe Trauer und Verzweiflung erkennen über das Scheitern in zwei für sie zentralen und eng miteinander verknüpften Lebensbereichen, nämlich Partnerschaft und Mutter-Sein. In bezug auf ihre Rolle als Mutter konnte Frau Fischer weder verhindern, daß ihr Partner die Tochter sexuell mißbraucht hat (was nicht bedeutet, daß sie es hätte verhindern können!), noch sieht sie sich nach der Aufdeckung in der Lage, dem Kind eine adäquate Unterstützung zu geben. Tiefe Schuld- und Versagensgefühle sind die Folge. Auch zum Interviewzeitpunkt hat sie Angst vor erneuter Überforderung. Sie befürchtet, daß die Tochter »auf einmal anfängt, wieder so zu werden wie sie 'ne Zeitlang war«, d.h. vor allem aggressiv gegenüber Frau Fischer. Das aggressive Verhalten der Tochter ist vermutlich deswegen so schlimm für Frau Fischer, weil es erneut Schuldgefühle bei ihr auslöst und sie immer wieder daran erinnert, als Mutter versagt zu haben.

Frau Fischers Versagensgefühle sind möglicherweise auch deshalb so ausgeprägt, weil andere Lebensbereiche für sie keine wirklich wichtige Bedeutung haben, oder sie sind ebenfalls durch Mißerfolg gekennzeichnet. Dadurch fehlt die Möglichkeit der Kompensation, z.B. durch Erfolg im Beruf oder durch ein intaktes soziales Beziehungsnetz (s. auch Kap. II.3.2, Typ A). Unter diesen Umständen wird das Gefühl, als Mutter oder als Partnerin versagt zu haben, leicht zu dem Gefühl, im gesamten Leben gescheitert zu sein.

Zusammenfassung

Typ A wird nur durch einen Einzelfall repräsentiert, und zwar durch Frau Fischer. Das Verarbeitungsmuster von Frau Fischer läßt sich beschreiben als ein 'Hin- und Herschwanken' zwischen schuldbeladener Ablehnung der Tochter und Bemühen um Zuwendung. Im Vordergrund steht bei diesem Typ die Dauerbelastung durch den Mißbrauch der Tochter und die negative Einschätzung ihrer gesamten Situation als Mutter. Zeitweilige emotionale Ablehnung und Distanz gegenüber der Tochter und Überforderung im Umgang mit den Verhaltensauffälligkeiten der Tochter kennzeichnen den Erziehungsalltag. Aufgrund der beinahe permanenten Belastungssituation ist der Mißbrauch zu einem den Alltag dominierenden Thema geworden. Frau Fischer leidet unter großen Schuld- und Versagensgefühlen. Ihr Selbstbild als Mutter ist weitgehend negativ.

Typ B	Zentrales Verarbeitungsmuster: **Streben nach Harmonie und Konfliktfreiheit in der Beziehung zur Tochter, keine nennenswerten Probleme im Erziehungsalltag und intensives Bemühen um Aufrechterhaltung des bedrohten Selbstbildes als Mutter** (Frau Diets, Frau Sommer)

Beziehung zur Tochter

Im Gegensatz zum vorherigen Typ wird das Verhältnis zwischen Mutter und Tochter von den Frauen dieses Typs als ausschließlich harmonisch und konfliktfrei eingeschätzt. Die emotionale Beziehung zur Tochter wird als eng und intensiv erlebt. Besonders Frau Diets beschreibt die Beziehung zu ihrer Tochter als »innig«, »herzlich« und völlig konfliktfrei.

FRAU DIETS

*D: (...) seit das alles raus ist, seit das alles * Daniela und ich haben uns nie wieder gestritten.*

I: Hm.

*D: Seit das raus ist. * So wie das früher war, nich (...).*

I: Das haben Sie vorhin erzählt.

D: Wir haben uns nie wieder gestritten so (...). (S. 33)

*D: (...) wir verstehen uns einfach toll und * es ist auch so innig und so herzlich und * ganz toll.* (S. 34)

FRAU SOMMER

S: (...) die Kinder alle beide Kinder sind sehr anhänglich, also sie hängen sehr an mir, ja (alles toll). (S. 16)

Die Beziehung zur Tochter scheint jedoch nicht so problemlos zu sein, wie die Frauen es darzustellen versuchen. In den Schilderungen der Frauen gibt es Hinweise für latente Konflikte und Aggressionen, vor allem bei Frau Diets. In einigen Äußerungen kommt ihre Enttäuschung über die Tochter zum Ausdruck, die ihr nichts von den sexuellen Übergriffen erzählt hatte. Obwohl sie »immer« bemüht war, alles in ihren Kräften Stehende für ihre Tochter zu tun, hatte diese ihr nichts von dem sexuellen Mißbrauch gesagt.

FRAU DIETS

*D: Und ** tja von Daniela ** hab' ich's halt auch nie erfahren.* (S. 14)

*D: (...) ich hätte doch nie gedacht, * daß sowas passieren könnte* (spricht leiser) **4* und weil ich * weil ich wirklich immer schon * versucht hab', mir für dieses Kind den Hintern aufzureißen bis zum * Geht-nichtmehr * hab' ich gedacht, ** daß mein Kind Vertrauen zu mir hat (...).* (S. 38)

Das Bestreben der beiden Frauen, an ihren Vorstellungen von einer ausschließlich harmonischen Beziehung zu ihrer Tochter festzuhalten, wird verständlich auf dem Hintergrund der zentralen Bedeutung der Tochter (bzw. ihrer Kinder) für ihr gegenwärtiges Leben, vor allem bei Frau Diets. Sie bezieht ihren hauptsächlichen Lebenssinn aus dem Da-Sein für die Tochter, nachdem die Partnerschaft gescheitert war (s. auch Kap. II.3.2, Typ A).

FRAU DIETS
*D: (...) es ist so, daß ich also wirklich nur noch ähm *3* versuche, Daniela irgendwie *3* ja ** ich bin für Daniela da und ich * ich ** hab' auch das Gefühl, daß es okay ist, wenn ich nur für Daniela lebe (...).* (S. 41)

Im Vergleich zu Frau Diets scheint bei Frau Sommer die starke Konzentration auf ihre Kinder eine eher begrenzte Phase zu sein (s. auch Kap. II.3.2, Typ B). Die Kinder geben ihr 'Halt' und Stabilität, um über die schwierige Zeit des Alleinseins besser hinwegzukommen.

FRAU SOMMER
*S: (....) ich sag' immer, das Leben geht weiter und ich habe ** und ich hab' immer gesagt, ich hab' meine Kinder noch, ich bin nicht alleine, (ich hab' noch jemanden).* (S. 48)

In bezug auf die Bedeutung der Tochter im Leben der Frauen besteht eine gewisse Ähnlichkeit zwischen diesem Typ und Typ A. Sowohl für Frau Fischer vom Typ A als auch für Frau Diets vom Typ B spielte die Tochter als Bezugsperson eine wichtige Rolle. Beide waren letztlich enttäuscht über die Tochter, die ihre Erwartungen nicht erfüllt hatte. Frau Fischer, weil sie sich auch schon vor der Aufdeckung von ihrer Tochter abgelehnt fühlte und die Tochter sich nach der Offenlegung sehr loyal gegenüber dem Vater verhielt, Frau Diets, weil ihre Tochter ihr nichts von den sexuellen Übergriffen erzählt hatte. Die Kränkung und Enttäuschung über die Tochter wurde von den Frauen allerdings unterschiedlich verarbeitet. Bei Frau Fischer schlug die Enttäuschung nach der Aufdeckung des Mißbrauchs um in Aggression und Ablehnung, die auch noch zum Interviewzeitpunkt spürbar ist. Im Gegensatz zu Frau Fischer zeigt sich bei Frau Diets die Tendenz, die Beziehung zu ihrer Tochter seit dem Bekanntwerden des Mißbrauchs zu idealisieren und zu harmonisieren.

Seit der Aufdeckung bemühen sich die Frauen »alles« für ihre Tochter (bzw. für ihre Kinder) zu tun, um deren Bedürfnissen gerecht zu werden. Dabei wird der Umgang mit der Tochter noch stark von der eigenen Enttäuschung und Wut auf den früheren Partner beeinflußt, ähnlich wie beim Typ A. Besonders Frau Diets wird von ihren eigenen Emotionen so überwältigt, daß sie große Schwierigkeiten hat, die Tochter als getrennte, eigenständige Person wahrzunehmen und entsprechend auf sie einzugehen. Bei beiden Typen wirkt die Beziehung zur Tochter symbiotisch und emotional verstrickt, was jedoch in unterschiedlicher Art und Weise zum Ausdruck kommt (s. auch Typ A). Frau Fischer vom Typ A sieht in ihrer Tochter den früheren verhaßten Partner und fühlt sich letztlich vom Partner und von der Tochter abgelehnt und zurückgewiesen. Frau Diets drängt ihre Tochter in eine Koalition gegen den damaligen Lebensgefährten. Die Tochter wird zu einer engen Vertrauten und Verbündeten gegen den früheren Partner. Frau Diets »arbeitete« mit ihrer Tochter auch gezielt daran, damit diese lernt, ihre Wut auf den Stiefvater offen zum Ausdruck zu bringen.

FRAU DIETS

D: *(...) ich hab' dann mit Daniela ** ja * Wutstunden gemacht * richtige Wutstunden, wirklich das war ganz verrückt, (...) er hatte mir mal vor 'n paar Jahren so 'n riesengroßen häßlichen Hund geschenkt, so 'n Stofftier ** das Viech haben wir Dieter* (Name ihres Lebensgefährten, Anm.d.Verf.) *genannt und ** dann haben wir an dem Tier unsere Wut ausgelassen, also ich hab' dann halt gesagt, so hier (...) dann hab' ich gesa// und dann hab' ich ihr auch 'n// ich hab' ihr auch am Schluß hab' ich ihr auch mal 'n Messer gegeben (...) wir haben dann wirklich Wut geübt * auch rauszulassen und Haß.* (S. 37)

D: *Ich hab' auch viel da mit ihr drauf hingearbeitet * s// es wäre so gewesen, daß sie einfach, daß er ihr einfach gleichgültig gewesen wäre, sie ihn schon gehaßt hätte, aber ähm (...) sie hätte ihn *3* mit Sicherheit nicht so gehaßt, wie sie das heute kann (...).* (S. 42)

Frau Diets schätzt den Erfolg ihrer Bemühungen positiv ein. Inzwischen würde die Tochter den Stiefvater hassen und auch nicht davor zurückschrecken ihn umzubringen, sollte sie ihm begegnen.

FRAU DIETS

D: *Wenn ich ihr 'n Messer in die Hand geben würde und würde ihn mit ihr zusammen bringen, würd' sie losstechen, ich weiß es. Sie haßt ihn * und das find ich gut.*

I: Mhm.
D: Es hat was gebracht. (S. 42)

Es entsteht der Eindruck, daß Frau Diets ihre eigenen Haßgefühle auf den früheren Lebensgefährten auf ihre Tochter projiziert. Dadurch hat die Tochter kaum eine Chance, mögliche Gefühle der Trauer und des Verlusts zuzulassen, geschweige denn zu äußern. Frau Diets fällt es anscheinend schwer, zwischen ihren Gefühlen und denen der Tochter zu differenzieren (Schwierigkeiten auf der Individuationsebene). Hierfür spricht auch ihre starke Identifikation mit der Tochter. Glaubt Frau Diets von diesem Typ genauso zu fühlen wie ihre Tochter (die Tochter ist so wie sie), sieht Frau Fischer vom Typ A in ihrer Tochter vor allem den früheren Partner (sie ist so wie er). Frau Diets empfand den Mißbrauch ihrer Tochter lange Zeit als »eigenen körperlichen Schmerz«.

FRAU DIETS
*D: (...) ich hab' ** ich hab' das, was Daniela erlebt hat ** als körperlichen Schmerz empfunden, als mit// m// mir hat das lange Zeit weh getan (...)*

.

.

*(...) auch diese Schmerzen, die ich dann empfunden hab', wenn ich mein// wenn ich meine Tochter, wenn die sich abends ausgezogen hat und sich 'n Schlafanzug angezogen hat (...) ich weiß nicht * (...) manchmal hätt ich sie am liebsten in die Badewanne gestellt und sie abgeschrubbt, damit dieser Ekel weggeht und * und * meistens war's dann so, daß wenn sie, wenn ich sie dann endlich um acht Uhr im Bett hatte (...), daß ich danach ins Badezimmer gegangen bin und mich übergeben hab' oder *4* (stöhnt) oder dann selber in die Dusche gegangen bin und mich gewaschen hab' * und ** ich bin völlig ausgeklinkt manchmal, ich hab' ** mir ist so schlecht gewesen.* (S. 24)

Diese massiven psychischen und körperlichen Reaktionen zeigen, wie stark Frau Diets seelisch erschüttert war. Das Leiden der Tochter wurde zu ihrem eigenen Leiden. Auch zum Interviewzeitpunkt hat Frau Diets noch wenig Distanz zu dem Geschehenen. Sie leidet noch sehr unter physischen und psychischen Beeinträchtigungen.

FRAU DIETS
*D: (...) ich * ich hab' alles was das Kind so durchgemacht hat, das * ich hatte das Gefühl, das was sie so abgibt an an dem, was sie mir erzählt, das hab' ich aufgeladen bekommen. * Und es war ** es ist noch so.* (S. 24)

D: (...) ich hab' wahnsinnige Depressionen bekommen seitdem (...). (S. 34)

Frau Diets ist vermutlich nicht bewußt, daß ihre starken emotionalen Reaktionen möglicherweise auch auf ihre eigenen sexuellen Gewalterfahrungen in der Kindheit zurückzuführen sind (zumindest äußert sie sich nicht über einen solchen Zusammenhang). Es ist anzunehmen, daß die mit dieser Erfahrung verknüpften Gefühle von Ekel und Schmerz durch den Mißbrauch der Tochter erneut aktualisiert wurden.

Bei Frau Sommer sind die Aspekte 'Identifikation mit der Tochter' und 'Koalition mit der Tochter gegen den früheren Partner' deutlich geringer ausgeprägt. Im Vergleich zu Frau Diets ist die Mutter-Tochter-Beziehung bei ihr auch weniger emotional verstrickt, d.h., sie ist eher in der Lage, ihre Empfindungen, Bedürfnisse und Wünsche getrennt von denen der Tochter zu betrachten.

Erziehungsalltag

Im Unterschied zum Typ A werden die Probleme mit der Tochter im Erziehungsalltag von den Frauen dieses Typs (ausgenommen die erste Zeit nach dem Bekanntwerden des Mißbrauchs) als gering eingeschätzt. Über Verhaltensauffälligkeiten der Tochter berichten die Frauen gar nicht oder nur beiläufig. Gespräche über das Geschehene mit der Tochter werden entweder als nicht erforderlich eingeschätzt (denn die Tochter ist »geheilt«) wie bei Frau Sommer, oder der Mißbrauch wird zum Dauerthema im Erziehungsalltag wie bei Frau Diets. Sie fordert ihre Tochter immer wieder dazu auf, über das Erlebte zu reden.

FRAU DIETS
*D: (...) ich hab' ihr aber immer wieder gesagt, daß ich mit ihr sprechen muß, ich * muß mit ihr sprechen, damit sie sprechen kann, damit sie's lernt, darüber zu sprechen.* (S. 24)

Frau Diets ist sehr darum bemüht, daß ihre Tochter die sexuellen Gewalterfahrungen verarbeitet. Zwar macht die Tochter auch eine Therapie, jedoch betont Frau Diets den Wert ihrer eigenen intensiven »Arbeit« mit der Tochter, für deren zukünftige 'gesunde' Entwicklung. Ihre Tochter soll leben können, »ohne sich beschmutzt zu fühlen«.

Die intensive Beschäftigung mit der Tochter dient für Frau Diets auch dazu, einem erneuten Mißbrauch zu verhindern. Seit dem Bekanntwerden des Mißbrauchs besteht für sie ein wichtiges Erziehungsziel darin, daß ihre Tochter eine mißtrauische Haltung gegenüber Männern entwickelt. Auf diese Weise glaubt sie, ihre Tochter zukünftig vor sexuellen Übergriffen bewahren zu können.

FRAU DIETS
*D: (...) ich hab's einfach mir vorgenommen und ich ** ich ich werde der Daniela niemals sagen, daß sie Vertrauen zu 'nem Mann haben kann * niemals (...).* (S. 39)

Aufgrund ihrer eigenen negativen Erfahrungen mit früheren Partnern (Mißhandlung durch den Kindesvater, sexueller Mißbrauch ihrer Tochter durch ihren Lebensgefährten) sowie mit männlichen Bezugspersonen in ihrer Kindheit (sexueller Mißbrauch durch ein Familienmitglied) hat Frau Diets das Vertrauen in Männer und auch in sich selbst weitgehend verloren (s. auch Kap. II.3.2, Typ A). Sie sieht für sich keine Zukunftsperspektiven mehr. Um der Tochter das gleiche Schicksal zu ersparen, hält sie es für wichtig, ihr ein negatives Männerbild zu vermitteln. Ihre Tochter soll nicht nur wissen, wie sie selbst über Männer denkt, sondern sie warnt sie auch vor körperlichen Berührungen durch Männer.

FRAU DIETS
*D: Sie weiß, daß ich * Männer hasse als * als * als Männer, als Männlichkeit hasse.* (S. 39)

*D: Und wenn dich 'n Mann anfaßt * dann *3* überleg dir das gut, was du machst * gleich einen in die Fresse rein oder so, ich kann da ja sehr gemein reden auch, aber * es// ich ich ich will es auch, ich will, daß sie wirklich * weiß, wie ich darüber denke.* (S. 40)

Darüber hinaus hofft sie durch Kontrolle (intensive Beaufsichtigung der Tochter) und Restriktion (große Vorsicht und Besorgnis gegenüber eigenständigen Aktivitäten ihrer Tochter) die Tochter zukünftig vor sexuellen Übergriffen zu schützen. Eine weiteres Motiv für ihr starkes Bedürfnis nach extremer Bindung und Kontrolle der Tochter könnte darin liegen, daß die Tochter für Frau Diets eine überaus wichtige Bezugsperson darstellt, die sie keinesfalls verlieren will (s.o. Beziehung zur Tochter).

Für Frau Sommer sind Themen wie 'Aufarbeitung des Mißbrauchs bei der Tochter' und 'Prävention' von geringer Relevanz, denn sie betrachtet ihre Tochter als »geheilt« (s.u. Einschätzung der psycho-sozialen Entwicklung).

Die seelische und psycho-soziale Entwicklung der Tochter von der Aufdeckung des sexuellen Mißbrauchs bis zum Interviewzeitpunkt schätzen die Frauen positiv ein. Die Wahrnehmung und Einschätzung der Tochter scheint jedoch deutlich stärker als bei den Typen A, C und D durch die eigenen unverarbeiteten Gefühle beeinträchtigt zu sein.[15]
Für Frau Diets ist das zentrale Kriterium für die positive Entwicklung der Tochter das Ausmaß des Hasses ihrer Tochter auf den Stiefvater. Andere Auffälligkeiten ihrer Tochter (z.B. Eßstörungen) betrachtet sie als unerheblich. Die Tochter sei inzwischen in der Lage, ihren Haß auf den Stiefvater offen auszuleben (s.o. Beziehung zur Tochter). Wie schon erwähnt, beeinflussen ihre eigenen Wut- und Haßgefühle auf den früheren Lebensgefährten die Wahrnehmung ihrer Tochter. Frau Diets spricht eher über sich selbst als über ihre Tochter. Die Haltung der Tochter wird in ihren Schilderungen nur wenig deutlich.
Bei Frau Sommer scheint die Einschätzung der Tochter vor allem durch ihren Wunsch geprägt zu sein, das Geschehene »auszulöschen« und zu »vergessen« (s. auch Kap. II.3.4, Typ B). Während des Interviews widerspricht sie sich mehrmals, als sie sich über die seelische Befindlichkeit ihrer Tochter äußert. Zum Beispiel beschreibt sie ihre Tochter als »geheilt«, dann wieder berichtet sie, daß ihre Tochter in sich zurückgezogen und verträumt ist und häufig weint.

FRAU SOMMER

S: (...) sie ist heut' noch, sie sie träumt auf de Straße, sie läuft vor sich hin und so läuft, sagen die Erzieher ooch, sie träumt vor sich hin, und sie is in sich sehr zurückgezogen (...) das ist schon ein schwieriges Kind bei ihr (...). (S. 18)

S: (...) die Sandra is is so, die is jetzt empfindlicher geworden, sie weint sehr viel. (S. 47)

I: Gibt's denn so Bereiche bei Ihrer Tochter, wo es noch schwierig ist oder gibt es irgendwelche Verhaltensauffälligkeiten * 'gibt's da noch so Sachen, die manchmal problematisch sind bei ihr?

S: Ne (gar nichts), also bei mir, bei mir nicht ne gar nichts. (S. 48)

S: Sandra, die is geheilt (...). (S. 57)

---

15 In meiner Studie habe ich ausschließlich mit den Müttern gesprochen und nicht mit deren Töchtern. Inwieweit die Einschätzungen der Mütter tatsächlich auf die Töchter zutreffen ist somit nicht nachprüfbar. Meines Erachtens ist es aber dennoch möglich, in den Schilderungen der Frauen Hinweise zu finden, die auf eine verzerrte Wahrnehmung der Tochter schließen lassen. Diese Rückschlüsse bleiben natürlich auf der Ebene von Vermutungen.

Selbstbild als Mutter

Durch die überwiegend positive idealisierende Einschätzung der Beziehung zur Tochter sowie der Gesamtsituation als Mutter können die Frauen dieses Typs ihr bedrohtes Selbstbild als kompetente Mutter aufrechterhalten. Die Frauen haben ein Bild von einer idealen Mutter, die ihre Kinder unendlich liebt, die jede Veränderung wahrnimmt und die sich aufopfernd und selbstlos um sie kümmert.

FRAU SOMMER

S: (...) also jeder jede Mutter soll sein Kind richtig kennen und immer da sein, das gibt's ja Mütter, die ihre Kinder überhaupt nicht kennen und wenn se wenn sie ihre Kinder merken, da stimmt was nicht, zum Beispiel die Kinder, die sind sehr lebhaft, da stimmt was nicht, haben sie sehr wenig Liebe oder zurückhaltend, das hat immer 'ne Ursache. (S. 52)

S: (...) die Mütter die Kinder so weggeben (...), das sind keene Mütter für mich (...), weil die Kinder, die brauchen ihre Mutter. (S. 62)

Im Unterschied zu Frau Fischer vom Typ A, die glaubt, ihren Erwartungen an sich selbst als Mutter nicht gerecht zu werden, sind die Frauen dieses Typs weiterhin sehr darum bemüht, ihrem Bild von einer idealen Mutter zu entsprechen. Wie beim Typ A ist auch bei den Frauen dieses Typs Mutter-Sein ein zentraler Bestandteil ihres Selbstkonzeptes. Andere Lebensbereiche haben eine eher geringe Bedeutung. Das 'Funktionieren' als Mutter spielt für die Selbstbewertung der Frauen als gesamte Person eine entscheidende Rolle. Das Bemühen um die ausschließlich positive Betrachtung ihrer Situation als Mutter läßt sich auf diese Weise erklären.
Durch die Konfrontation mit dem Mißbrauch der Tochter wurde das positive Selbstbild einer 'guten' Mutter in seinen Grundfesten erschüttert. Das Leiden unter Schuld- und Versagensgefühlen äußern die Frauen zwar nicht direkt; jedoch das Gefühl, als Mutter versagt zu haben, wird in ihren Schilderungen ansatzweise immer wieder deutlich. Zum Beispiel berichtet Frau Diets, daß sie nur während ihrer Schwangerschaft das Gefühl hatte, ihre Tochter wirklich schützen zu können.

FRAU DIETS

*D: (...) diese neun Monate, die ich sie in meinem Bauch hatte, das war eigentlich die einzige Zeit, wo ** das Kind und ich *3* zusammen waren, wo sie geschützt war, ich wollte sie ja schon immer irgendwie beschützen, aber *3* aber mir ist immer wieder so * und da ganz besonders* *aufgegangen, daß die einzige Zeit, wo ich sie beschützen konnte, wirklich ** vor der Außenwelt und vor solchen Sachen und überhaupt (...).* (S. 24)

Im Gegensatz zu Frau Fischer vom Typ A, deren Selbstbild als kompetente Mutter bereits weitgehend zusammengebrochen ist, unternehmen die Frauen dieses Typs große Anstrengungen, um ihr bedrohtes Selbstbild als 'gute' Mutter zu bewahren. Konflikte und Probleme werden weitgehend geleugnet oder heruntergespielt (s.o. Beziehung zur Tochter und Erziehungsalltag). Dies würde ihr ohnehin äußerst instabiles Selbstbild als kompetente Mutter enorm gefährden und möglicherweise zum Zusammenbruch ihres Selbstkonzeptes führen.

Zusammenfassung

Die Frauen vom Typ B sind seit der Aufdeckung des Mißbrauchs in extremer Weise um Harmonie und Konfliktfreiheit in der Beziehung zur Tochter bemüht. Die Qualität der Mutter-Tochter-Beziehung wird von den Frauen außerordentlich hoch bewertet. Seit der Offenlegung des Mißbrauchs gibt es nach Einschätzung der Frauen keine nennenswerten Probleme im alltäglichen Zusammenleben. In den Schilderungen der Frauen gibt es jedoch Hinweise für schwelende Konflikte in der Beziehung zur Tochter. In einigen Äußerungen von Frau Diets kommt z.B. ihre große Enttäuschung über die Tochter zum Ausdruck, die ihr nichts von den sexuellen Übergriffen erzählt hatte. Es entsteht der Eindruck, daß die Frauen vom Typ B ihr Bild von einer ausschließlich konfliktfreien Mutter-Tochter-Beziehung vor allem durch Abwehrmechanismen wie Verleugnung und Projektion aufrecht erhalten können. Der Umgang mit dem Mißbrauchsthema im Erziehungsalltag zeigt sich bei diesem Typ in zwei entgegengesetzten Ausprägungen: Extreme Vermeidung des Themas (denn die Tochter ist »geheilt«) oder permanente (beinahe obsessive) Beschäftigung mit dem Thema (gezielte »Arbeit« mit der Tochter zur Aufarbeitung der Mißbrauchserfahrung). Das Selbstbild als kompetente Mutter ist durch den Mißbrauch der Tochter äußerst bedroht, jedoch sind die Frauen sehr darum bemüht, vor sich selbst (und auch vor der Forscherin) das Bild der kompetenten Mutter zu bewahren.

Typ C	Zentrales Verarbeitungsmuster: **Intensives Bemühen um die Tochter, phasenweise überfordernde Probleme im Erziehungsalltag und Infragestellen der Kompetenz als Mutter** (Frau Berg, Frau Gerhardt, Frau Krüger, Frau Jäger, Frau Thomas)

Beziehung zur Tochter

Bei diesem Typ ist die Beziehung der Frauen zu ihrer Tochter gekennzeichnet durch eine ausgeprägte emotionale Nähe. Seit der Aufdeckung des Mißbrauchs erleben die Frauen das Verhältnis zu ihrer Tochter als »näher«, »intensiver« und »inniger« ähnlich wie die Frauen vom Typ B. Im Vergleich zum Typ B wird die Beziehung zur Tochter jedoch weniger harmonisiert und idealisiert, und die Frauen scheinen eher in der Lage zu sein, auf die Bedürfnisse der Tochter einzugehen. Das Versorgen der Tochter steht bei den Frauen im Mittelpunkt ihres Handelns. Vor allem in der ersten Zeit nach der Aufdeckung achteten die Frauen darauf, empathisch auf die Probleme der Tochter zu reagieren (s.u. Erziehungsalltag).

FRAU BERG

I: Und diese Innigkeit, die Sie grade * beschrieben haben, sowas wie starke Nähe, war # es so etwas #

*B: # Ja, es war 'ne starke # Nähe, es gab auch so die Situation, wo ich sie dann in Arm genommen habe, ne und dann sie getröstet habe und ihr gesagt hab', ach ** und sie so 'n bißchen erzählt hat, ja *2* so, daß das brennt wie Glasscherben und * ich hab' schon auch 'n bißchen gefragt so, ne * woher das kommt, wie das passiert ist *3* so ** und auch in solchen Situationen, wo sie dann, ich ihr dann gesagt hab', das darf niemand machen, ne, also so, wenn du das nicht willst und ähm *3* die müssen dafür bestraft werden ne, also ich hab' dann auch schon Wut gehabt, ne und sie dann, war da sehr mit einverstanden, ne so *3* ja.* (S. 37)

Wie bei den Typen A und B ist auch bei diesem Typ die Identifikation der Frauen mit ihrer Tochter sehr stark. Im Unterschied zum Typ A wird die Tochter jedoch nicht mit dem Partner identifiziert, sondern ähnlich wie die Frauen vom Typ B sehen sich die Frauen vom Typ C selbst in ihrer Tochter wieder. Vor allem jene Frauen, die als Kind selbst sexuelle Gewalt erfahren haben (Frau Berg, Frau Krüger und Frau Jäger), sind besonders tief erschüttert über die Wiederholung des Geschehenen bei ihrer Tochter. Der Mißbrauch der Tochter löste bei ihnen spontane Assoziationen und Erinnerungen an den eigenen Mißbrauch aus. Die Frauen gehen davon aus, daß die Tochter unter den gleichen Problemen leidet wie sie selbst als Kind.

FRAU BERG

*B: (...) Das ist die emotionale Ebene * und... es ist besonders schlimm zu wissen ** daß, das * was ich selbst erlebt habe, hat sie erlebt und das, was bei mir kaputtgegangen ist, ist bei ihr kaputtgegangen.* (S. 40)

*B: (...) ich merk so hier im Hof so * ist sie oft Außenstehende, steht dabei und spielt nicht mit in so 'nen Gruppen * spielt sie für sich und * wo ich dann denke, mein Gott, ich hab' mich immer sehr einsam gefühlt, auch wenn ich ganz viel ge// mir gewünscht hätte, mit// mitzumachen ** aber ich hab' mich nicht getraut, ne, so *3*.* (S. 42)

FRAU KRÜGER

*K: (...) also ich hab' mich auch immer den Situationen ausgesetzt * dann * also Situationen provoziert, wo ich Sex haben will und wo ich ihn dann doch nicht haben wollte, also * so so hat die Karla das auch gemacht, das war, lief dann wirklich gleich (...).* (S. 37)

Noch heute betrachten die Frauen es als äußerst belastend, nicht genügend Distanz zu dem Geschehenen zu haben. Diese Distanz wäre ihrer Meinung nach für einen adäquaten Umgang mit der Tochter notwendig. So erlebt z.B. Frau Berg den fehlenden »therapeutischen Abstand«, vermutlich meint sie damit den fehlenden emotionalen Abstand, als gegenwärtig »größtes Problem«.

FRAU BERG

*B: (...) also ich hab' nicht diese therapeutische ** ähm * Abstand oder ** nicht * so weit bin ich noch nicht, ne. Ja. ** Und das ist so ** das größte Problem noch so.* (S. 36)

Die Verwendung des Begriffs »therapeutisch« im Zusammenhang mit der Beziehung zu ihrer Tochter deutet auf ihre hohe Anspruchshaltung als Mutter hin ähnlich wie bei den Frauen vom Typ B. Gegenüber dem Typ B ist dieser Anspruch jedoch weniger auf das Ideal selbstloser und aufopfernder Mutterschaft ausgerichtet (s.o. Typ B), sondern eher auf Professionalität im Umgang mit dem sexuell mißbrauchten Mädchen. Hierin liegt sicherlich auch eine Erklärung für die Unsicherheit der Frauen, nicht 'richtig' auf die Verhaltensauffälligkeiten der Tochter zu reagieren (s. u. Erziehungsalltag).

Im Vergleich zu Frau Berg, Frau Krüger und Frau Jäger, die als Kind sexuell mißbraucht wurden, sind Frau Gerhardt und Frau Thomas, die als Kind keine sexuellen Gewalterfahrungen gemacht haben, weniger verunsichert im alltäglichen Umgang mit ihrer Tochter.

Ein entscheidender Unterschied zu den Frauen vom Typ B besteht darin, daß sich diese Frauen ihrer starken Identifikation und der daraus resultieren emotionalen Verstrickung eher bewußt zu sein scheinen. So schildert z.B. Frau Berg ihre Angst, die Tochter aufgrund ihrer eigenen seelischen Belastungen zu »beeinflussen« und ihr etwas »überzustülpen«.

FRAU BERG

*B: (...) die Umgehensweise, so * sie hat nachts geschrien und Muschischmerzen und ** wie frage ich jetzt, wie reagier' ich, wie red' ich mit ihr, ne, so und hatte immer Angst, ich beeinflusse sie, ich darf nix sagen, ne, also so ich ich wu// wollte sie nicht beeinflussen, ne, ihr Sachen in// also überstülpen von mir, ne, also so ** damit hatte ich unheimliche Probleme, ne.* (S. 37)

Im Vergleich zu den Typen A und B sind die Frauen dieses Typs eher in der Lage, ihre eigenen unverarbeiteten Gefühle von denen der Tochter zu trennen. Dies zeigt sich auch an ihrem Umgang mit der emotionalen Beziehung der Tochter zum Vater. Auf die Trauer der Tochter über den Verlust des Vaters reagieren die Frauen dieses Typs verständnisvoll und tröstend.

FRAU BERG

*B: (...) also grad' nach Ende der Beratung, wo das aufgehört hat mit ** ihrer Beratung * dieser Sehn// die Sehnsucht nach ihrem Vater. *3* Warum meldet der sich nicht mehr, der hat sich bestimmt ne andere Tochter zugelegt, anderes Kind, * er liebt mich nicht mehr.*

I: Hm. Wie gehen Sie dann damit um, wenn sowas von ihr kommt? Was sagen Sie ihr dann?

*B: Ha (stöhnt) *3* ähm ** also ich * sag ihr halt, daß ich nicht glaube, daß er sich 'n anderes Kind zugelegt hat.*

I: Hm.

*B: Und ähm *3* ja vertrete so * wenn er sich selber * Hilfe holen würde, also ** wenn er sich nicht, also es gibt 'n lieben Papi und 'n bösen Papi * so hat sie's auch mal auf// ausgedrückt * so ** und * wenn's nur den lieben Papi geben würde, dann wär er da.*

I: Hm.

*B: Und * aber ** es gibt halt beide Seiten so von ihm.*

I: Hm. *4* Haben Sie ihr denn mal gesagt, daß es eben nicht geht, daß sie ihn nicht mehr sehen kann, weil das passiert ist?
B: Ja, daß er einfach sich erstmal selber Hilfe holen muß, so. (S. 39)

FRAU GERHARDT
*G: (...) wenn ich Gabriele manchmal so sehe, daß ich unwahrscheinliches Mitleid habe, nich, daß sie jetzt so * äh daß sie so einen Vater hat, ne (...).* (S. 41)

I: Wie gehen Sie damit um, wenn Ihre Tochter den Vater vermißt?
*G: Ja sehr liebevoll, ne *3* und äh äh ja was ich mache * ablenken, ne * daß es auch andere schöne Sachen gibt.* (S. 46)

Frau Thomas unterscheidet sich in diesem Aspekt deutlich von den anderen Frauen dieses Typs. Zwar äußert sie, keine Probleme mit der starken Bindung ihrer Tochter an den Kindesvater zu haben. Ebenso betont sie mehrmals, deswegen »noch nie« wütend auf ihre Tochter gewesen zu sein. In ihrem geschilderten Verhalten gegenüber der Tochter kommen jedoch ansatzweise Wut und Ärger auf die Tochter zum Ausdruck. Auf die Fragen ihrer Tochter nach dem Vater reagiert sie abwehrend. Zum Beispiel sagt sie ihrer Tochter, daß ihr Vater ein »böser Mensch« sei, in der Hoffnung, sie möge endlich die Unmöglichkeit eines Kontaktes zu ihrem Vater akzeptieren. Hier zeigt sich eine Ähnlichkeit zu Frau Fischer vom Typ A, die ebenfalls große Schwierigkeiten hat, mit der Sehnsucht ihrer Tochter nach dem Vater zurechtzukommen (s.o. Typ A). In bezug auf den Aspekt 'Umgang mit der Beziehung der Tochter zum Vater' wäre Frau Thomas eher dem Typ A zuzuordnen.

Den anderen Frauen dieses Typs fällt es wesentlich leichter, für die Loyalitätsgefühle der Tochter Verständnis aufzubringen als Frau Thomas und Frau Fischer vom Typ A. Bei Frau Diets vom Typ B ist die Darstellung der Beziehung ihrer Tochter zum Stiefvater so sehr durch die eigene Perspektive geprägt, daß ohnehin unklar bleibt, welche Gefühle die Tochter dem Stiefvater entgegenbringt.
Bei einem Vergleich der Typen A, B und C hinsichtlich dieses Aspektes ist festzustellen, daß sich eine starke Bindung der Tochter an den Vater besonders dann negativ auf das Verhältnis zwischen Mutter und Tochter auswirkt, wenn die Frauen vor Beginn des Mißbrauchs keine stabile emotionale Beziehung zu ihrer Tochter entwickeln konnten. Dies scheint bei den Frauen der Typen A und B der Fall zu sein. Frau Fischer vom Typ A erlebte die Beziehung zu ihrer Tochter als »schon immer schwierig« und »angespannt«. Im Gegensatz dazu beschreibt Frau Diets vom Typ B das

Verhältnis zu ihrer Tochter zurückschauend (d.h. in der Zeit vor dem Mißbrauch) als ausschließlich harmonisch und völlig konfliktfrei. Beide Einschätzungen lassen auf eine eher problematische Mutter-Tochter-Beziehung schließen. Die rückblickenden Schilderungen der Frauen vom Typ C deuten darauf hin, daß die Beziehung zur Tochter in der Zeit vor dem Mißbrauch emotional stabiler und weniger konfliktbeladen war als bei den Frauen der Typen A und B.

Konflikte und Aggressionen in der Beziehung zur Tochter werden auch bei diesem Typ nach der Aufdeckung weitgehend vermieden. Negative Gefühle gegenüber der Tochter widersprechen möglicherweise den Vorstellungen der Frauen, das der Tochter angetane Leid nur durch liebevolle und fürsorgliche Zuwendung im Rahmen einer harmonischen und konfliktfreien Beziehung wieder gut machen zu können. Im Unterschied zum Typ B werden Konflikte jedoch nicht völlig geleugnet. So beschreibt z.B. Frau Krüger die Beziehung zu ihrer Tochter als zeitweise »unheimlich spannungsreich« und »schwierig«. Die Existenz einer grundsätzlich emotional stabilen Mutter-Tochter-Beziehung läßt Konflikte vermutlich weniger bedrohlich erscheinen, so daß sie nicht grundsätzlich vermieden werden.

Erziehungsalltag

Der Erziehungsalltag wird von den Frauen dieses Typs phasenweise als sehr belastend erlebt. Die Frauen berichten von Auffälligkeiten der Tochter wie z.B. Alpträumen, Einnässen, Ängstlichkeit, aggressiven Ausbrüchen oder anklammerndem Verhalten. Diese Phasen erleben sie als sehr schwierig und teilweise überfordernd.

FRAU BERG

B: *(...) paarmal, also wirklich fast jede Nacht, das se// ** ist sie schreiend wach geworden (...).*

.

.

*Es war sehr schwierig, war da sehr hilflos, wie gehe ich damit um, wie rede ich damit * mit ihr und was darf ich sagen, wie kann ich darauf reagieren, ne so ** weiß ich * bin ich immer noch nich sehr viel weiter, ne, es ist jetzt immer noch dieses Problem * äh ich bräuchte jetzt Bücher, äh was mache ich, wenn der Mißbrauch aufgedeckt is (lacht). Wie gehe ich da mit ihr um, ne, was kann ich ihr sagen.* (S. 37)

B: *(...) also es * geht auch immer so rauf und runter.* (S. 40)

Durch Aktivitäten wie die Konsultation von Beratungseinrichtungen und das Lesen von Fachliteratur erhoffen sich die Frauen, solche Phasen zukünftig besser bewältigen zu können, d.h. möglichst »richtig« auf die Probleme der Tochter zu reagieren.

FRAU JÄGER

J: *Also ich bin auch, äh wie gesagt, ich lese auch sehr viel drüber * weil ick ja damals nicht konnte und * versuch halt den Kindern noch ne Stütze zu geben * indem sie's also auch hier zu Hause irgendwie verarbeiten.* (S. 102)

Auch an dieser Stelle zeigt sich, daß der Anspruch an sich selbst, alles »richtig« zu machen, bei den als Kind sexuell mißbrauchten Frauen (Frau Berg, Frau Krüger und Frau Jäger) höher ist als bei den nicht mißbrauchten Frauen (Frau Gerhardt und Frau Thomas).

Die Aufarbeitung des Mißbrauchs bei der Tochter stellt auch für alle Frauen dieses Typs ein zentrales Erziehungsziel dar ähnlich wie bei den Typen A und B. Vor allem wünschen sie sich, daß die Tochter in ihrer Sexualität und im Umgang mit Partnerschaft nicht beeinträchtigt sein wird. Die Frauen dieses Typs wählen jedoch zum Teil andere Strategien, um die Tochter bei der Aufarbeitung zu unterstützen. Streben die Frauen vom Typ B nach »gezielter« Beschäftigung mit der Tochter, versuchen diese Frauen vor allem durch einfühlende Gespräche mit der Tochter zur Aufarbeitung des sexuellen Mißbrauch beizutragen. Darüber hinaus nehmen sie professionelle Hilfe in Anspruch. Besonders die Frauen, die als Kind selbst sexuell mißbraucht wurden, wollen durch frühzeitige therapeutische Unterstützung langfristige negative Folgen bei der Tochter (z.B. spätere Partnerschaftsprobleme) abmildern.

FRAU JÄGER

J: *(...) ich habe mir gesagt, also diese Erfahrung, die ich mir gemacht, also die ich hatte, sollen die Kinder halt nicht erleben, sondern eben die Kinder sollen's aufarbeiten * verarbeiten (...).* (S. 38)

J: *(...) ich hab' mir also wirklich geschworen, daß die Kinder also Hilfe kriegen in der Hinsicht äh * mich bereit erkläre, mit denen dahinzugehen, * egal wo und wie weit (...).* (S. 40)

Ähnlich wie die Frauen dieses Typs ist auch Frau Fischer vom Typ A intensiv um professionelle Hilfe für die Tochter bemüht. Allerdings steht bei ihr die eigene Überforderung bei der Suche nach einem Therapieplatz für die Tochter stärker im Vordergrund als bei den Typen B und C. Im Vergleich zu den Frauen der Typen B und C sieht sich Frau Fischer vom Typ A am wenigsten in der Lage, der Tochter selbst bei der Aufarbeitung des sexuellen Mißbrauchs zu helfen.

Um die Tochter zukünftig vor sexuellen Übergriffen zu schützen, versuchen einige Frauen dieses Typs auch präventiv mit ihrer Tochter zu arbeiten. Nicht durch die Vermittlung eines negativen Männerbildes hoffen sie die Tochter zukünftig vor sexuellen Übergriffen zu bewahren wie Frau Diets vom Typ B, sondern durch die Förderung von »Selbstbewußtsein« und »Durchsetzungsfähigkeit« bei der Tochter ähnlich wie Frau Fischer vom Typ A (Frau Fischer erwähnt diesen Aspekt allerdings nicht explizit im Zusammenhang mit Prävention). Die Tochter soll lernen, daß sie das »Recht« hat, körperliche Berührungen abzulehnen und sich ggf. jemandem anzuvertrauen, sollte ihr so etwas noch einmal widerfahren.

FRAU BERG

*B: (...) wir haben dann nochmal so 'n Spiel gemacht, ne, also ich mach' jetzt so mit ihr Prävention so'n bißchen, ** sie so berühre was sie mag, sie anfasse, was sie nich mag und * so *3* und dann * darüber sprech' ich dann auch, daß sie so das Recht hat, nein zu sagen, und wenn einer das nicht mag, der muß// wird bestraft, das geht nicht, ne, dann muß man sich Hilfe holen, ne so. So * diese Richtung * red' ich jetzt nochmal mit ihr, ne.* (S. 39-40)

Für die Erziehung der Tochter zu einer selbstbewußten Persönlichkeit betrachten die Frauen das eigene Vorbild als wichtigen Faktor. So erwartet z.B. Frau Krüger von sich selbst, ihre persönlichen und beruflichen Schwierigkeiten aktiv und kompetent zu bewältigen, um ihren Kindern ein angemessenes Vorbild zu sein.

FRAU KRÜGER

*K: (...) ich muß dat jetzt machen, sonst packen meine Kinder ihr Leben nicht ja ** Ich spiele ihnen ja im Prinzip sonst immer ne Defensive vor und und daß man sich zurückzieht und * nichts packt (...) also ich ** ich hab' gar keene Wahl, ja, ich muß das jetzt so packen **

I: Hm, also haben Sie das Gefühl, daß Sie das jetzt für sich auch machen müssen, damit Ihre Kinder #auch ne Art Vorbild haben ....#

*K: #Ja * damit die ihr Leben# damit, die sehen wie die später im Leben äh (klarkommen können).* (S. 42)

Vermutlich wirkt sich dieser Anspruch an sich selbst insgesamt stabilisierend auf ihr Selbstkonzept aus (denn sie müssen für die Tochter dasein und können nicht völlig 'zusammenbrechen'), auch wenn die Frauen zeitweilig befürchten, ihren Erwartungen nicht gerecht werden zu können. Sie zweifeln daran, ob sie der Tochter tatsächlich Selbstbewußtsein vorleben können, denn sie erleben sich selbst häufig als »unsicher« und »unklar« in bezug auf die Durchsetzung ihrer persönlichen Interessen und Wünsche. Das Gefühl, der Tochter nicht auf optimale Weise helfen zu können, ist die Folge.

Auffällig dabei ist, daß einige Frauen die Probleme der Tochter in solchen Passagen des Gesprächs als besonders schwerwiegend einschätzen, wenn sie zuvor über ihr eigenes Leiden und ihre psychische Belastung gesprochen haben (z.B. über ihren eigenen Mißbrauch). An den Stellen im Interview, wo sie nur über ihre Tochter berichten, betrachten sie die seelische und psycho-soziale Entwicklung der Tochter weitaus positiver. Dort beschreiben sie ihre Töchter, trotz gelegentlicher »Rückschläge«, als insgesamt »freier«, »gelöster«, »weniger ängstlich« und als weniger leidend unter dem Verlust des Vaters. Es entsteht der Eindruck, daß auch bei diesen Frauen das eigene Befinden die Einschätzung der Tochter beeinflußt, wenn auch nicht in dem Ausmaß wie bei den Typen A und B.

Selbstbild als Mutter

Im Unterschied zum Typ B, bei dem das Selbstbild als Mutter ständig von dem Zusammenbruch bedroht ist, und anders als beim Typ A, bei dem das Selbstbild offen negativ ist, gelingt es den Frauen dieses Typs, ihre Kompetenz als Mutter, trotz der enormen Verunsicherung, nicht völlig anzuzweifeln. Die Frauen stellen ihre Kompetenz als Mutter lediglich in Teilbereichen in Frage. Ihre Einschätzung der Unzulänglichkeit als Mutter wird vermutlich noch verstärkt durch ihren Anspruch an sich selbst, möglichst alles 'richtig' zu machen (s.o. Erziehungsalltag). In diesem Zusammenhang ist auch das weitgehende Ausklammern von Konflikten und Aggressionen in der Beziehung zur Tochter zu erklären. Diese Gefühle könnten das ohnehin instabile Selbstbild als kompetente Mutter negativ beeinflussen (s.o. Beziehung zur Tochter).

Im Gegensatz zu den Frauen von Typ B, die nach außen hin als 'perfekte' Mutter erscheinen wollen, können diese Frauen ihre Zweifel und Schuldgefühle offen thematisieren. Die Frauen fühlen sich schuldig, »nicht aufgepaßt« und den Mißbrauch nicht verhindert zu haben. Das Bemühen um andauernde Rücksichtnahme auf die Tochter sowie ihr hoher Anspruch im

Hinblick auf eine adäquate Umgehensweise mit ihr, zeigt ihr Bestreben nach Wiedergutmachung des Geschehenen bei der Tochter. Das mildert vermutlich auch die Schuldgefühle der Frauen und hilft ihnen, ihr angeschlagenes Selbstbild als kompetente Mutter zu stabilisieren.

Im Vergleich zu den Typen A und B besaßen diese Frauen auch schon vor der Aufdeckung des Mißbrauchs ein insgesamt größeres und stabileres Selbstbewußtsein als Mutter. Demzufolge können sie auf vorhandene Kompetenzen zurückgreifen, die ihnen helfen, mit der belastenden Situation besser umzugehen. So schätzt sich z.B. Frau Gerhardt rückblickend als durchaus kompetente und verantwortungsbewußte Mutter ein.

FRAU GERHARDT

*G: (...) also * es* (die Versorgung und Erziehung der Kinder, Anm.d.Verf.) *lief an sich ganz gut. Ich war meiner Aufgabe gewachsen, (...) kam an sich mit der ganzen Situation gut zurecht.* (S. 18)

G: (...) ich bin schon immer eine sehr besorgte Mutter und auch sehr verantwortungsvoll (...). (S. 21)

Das Selbstbild als Mutter ist bei den Frauen dieses Typs weniger leicht in seinen Grundfesten erschütterbar. Zudem definieren sich die Mehrheit der Frauen nicht ausschließlich über ihr Mutter-Sein, sondern auch über andere Lebensbereiche, oder sie sind darum bemüht, sich neue Lebensbereiche zu erschließen. Folglich ist die Bedrohung ihres Selbstkonzeptes durch den Mißbrauch der Tochter weniger weitreichend als beim Typ A und B.

Bei der Suche nach neuen Interessen befinden sich einige der Frauen im Zwiespalt zwischen ihren Ansprüchen an sich selbst als Mutter und ihren persönlichen Bedürfnissen. So sehen sie sich z.B. durch das Problem der Kinderbetreuung daran gehindert, eine Erwerbstätigkeit aufzunehmen. Zudem haben sie Angst, die gesellschaftlich erwarteten Mutterpflichten nicht in angemessener Weise erfüllen zu können, denn ein »noch so junges Kind braucht doch die Mutter, das steht doch überall geschrieben«. Hierbei handelt es sich meines Erachtens um einen typisch weiblichen Rollenkonflikt, von dem keinesfalls nur Mütter betroffen sind, die den sexuellen Mißbrauch ihrer Tochter erfahren haben. Typisch deshalb, weil er in Auseinandersetzung mit traditionellen Mutterbildern und Rollenerwartungen entstanden ist. Erschwerend kommt bei den Frauen, deren Tochter sexuell mißbraucht wurde, sicherlich hinzu, daß die Angst, eine 'schlechte' Mutter zu sein, besonders groß ist. Sie glauben ohnehin, schon einmal als Mutter versagt zu haben. Bei einigen Frauen dieses Typs ist der Rollenkonflikt Frau/Mutter wahrscheinlich deswegen besonders ausgeprägt, weil die

Frauen sehr hohe Erwartungen an die Ausfüllung ihrer Mutterrolle haben (s.o. Beziehung zur Tochter, Erziehungsalltag).

Zusammenfassung

Die Frauen vom Typ C versuchen den Mißbrauch der Tochter zu bewältigen, indem sie sich um permanente Rücksichtnahme und Verständnis gegenüber der Tochter bemühen. Einige der Frauen versuchen die Tochter vor allem durch empathische Gespräche bei der Bewältigung des Geschehenen zu unterstützen, bei anderen steht die Inanspruchnahme professioneller Hilfe für die Tochter im Vordergrund. Im Vergleich zum Typ A spielen Aggression und Ablehnung in der Beziehung zur Tochter eine geringe Rolle. Konflikte werden aber nicht prinzipiell ausgeschlossen, und die Beziehung zeichnet sich auch nicht durch ein extremes Harmoniestreben aus wie beim Typ B. Die Frauen zweifeln in Teilbereichen an ihrer Kompetenz als Mutter. Sie stellen ihre Fähigkeiten jedoch nicht grundsätzlich in Frage wie Frau Fischer vom Typ A. Ihr Selbstbild als kompetente Mutter ist auch nicht so instabil wie bei den Frauen vom Typ B. Demzufolge können sich diese Frauen ihre Probleme und Unsicherheiten als Mutter auch leichter eingestehen. Positive und negative, die Frauen überfordernde Phasen wechseln einander ab. Die Frauen versuchen über gezielte Informationsbeschaffung mit den Verhaltensauffälligkeiten der Tochter kompetenter und vor allem professioneller umgehen zu können. Das hohe Anspruchsniveau verstärkt ihre zeitweiligen Zweifel, daß sie die Tochter nicht ausreichend unterstützen können.

Typ D	Zentrales Verarbeitungsmuster: **Streben nach 'Normalisierung' der Beziehung, weitgehend gutes Zurechtkommen mit der Tochter im Erziehungsalltag und Einschätzung als kompetente Mutter** (Frau Arens, Frau Ems, Frau Müller, Frau Nöllte, Frau Lorenz, Frau Paul)

Beziehung zur Tochter

Den Frauen dieses Typs geht es vor allem um eine Normalisierung der Beziehung zur Tochter und des Zusammenlebens im Alltag (s.u. Erziehungsalltag). Das Verhältnis zur Tochter hat sich weitgehend entspannt. Folglich können die Frauen auch gelassener mit Äußerungen der Tochter über den sexuellen Mißbrauch umgehen.

FRAU LORENZ

*L: (...) also das, das merk' ich immer wieder, daß ich * daß das * nich mehr dieses alte Ding ist, daß ich die dauernd * daß ich dauernd aufpasse, was ich mit der mache oder so * sondern daß das irgendwie * normaler und einfach besser läuft (...).* (S. 57)

FRAU EMS

*E: Mittlerweile * ist das, wir müssen ja damit leben, wir gehen da eigentlich ganz gut mit um, ne. Kann// kommt sogar beim Frühstück vor, daß Eva dann irgendwie unbedingt wieder erzählen muß, was dann, was da passiert ist*

I: ja

*E: und wir reagieren alle ganz stinknormal, keiner ist erschüttert, keiner ist entsetzt und keiner dramatisiert das * wir sagen, ja das wissen wir Mäuschen und aber * sowas komm// passiert ja auch nie wieder, also sowas lassen wir nicht zu und * da passen wir auch ganz doll auf dich auf (...).* (S. 126)

Wie bei den Typen B und C ist die Beziehung zur Tochter durch eine große emotionale Nähe geprägt. Die Frauen versuchen ihrer Tochter zu vermitteln, daß sie »zu ihr stehen« und daß ihre Tochter sich auf sie als Mutter »verlassen kann«. Im Unterschied zu allen anderen Typen wirkt die Mutter-Tochter-Beziehung bei diesen Frauen kaum oder gar nicht emotional verstrickt, d.h., die Frauen können ihr eigenes Erleben und ihre Gefühle relativ klar von dem Erleben und Gefühlen der Tochter abgrenzen (die eigenen

Gefühle verschwimmen nicht mit denen der Tochter). Dementsprechend zeigen die Frauen (ausgenommen die erste Zeit nach der Aufdeckung) auch keine Tendenz zur Überidentifikation mit der Tochter. Zwar leiden auch sie zeitweilig mit ihrer Tochter mit. Jedoch werden sie nicht in dem Ausmaß von dem Geschehenen emotional überwältigt wie die Frauen vom Typ A, B und C. Auch finden sie schneller wieder zu einer gewissen emotionalen Stabilität zurück. Dies wirkt sich auch positiv auf die Beziehung zur Tochter aus.

FRAU ARENS

A: *(...) war ich schon total erschüttert und sie hat mir so leid getan (...) hab' da schon manchmal äh so richtig mitgelitten. Hatte sie Angst, hatte ich auch Angst, war sie in Tränen aufgelöst, habe ich auch losgeheult und konnte sie nicht trösten. Ja, *3* so richtig schlimm war das aber nur in der ersten Zeit (...). Dann hatte ich ein bißchen mehr Abstand, fing nicht gleich an zu heulen, wenn sie wieder was Neues erzählt hat* (von dem Mißbrauch, Anm.d.Verf.) *oder erst hinterher, wenn ich mit meiner Freundin gesprochen hab'. (...) Es wurde dann auch entspannter zwischen Anja und mir wieder.* (S. 50)

Ähnlich wie beim Typ C stellt auch bei diesen Frauen das Versorgen der Tochter eine Möglichkeit dar, das Geschehene 'wieder gut zu machen'. Sie sorgen sich um ihr Wohlergehen und bemühen sich, ihren Bedürfnissen gerecht zu werden. Insgesamt steht ihnen allerdings weniger Zeit zur Verfügung als den Frauen von Typ C. Die meisten der Frauen sind berufstätig, und drei der Frauen (Frau Arens, Frau Ems und Frau Nöllte) haben mehr als zwei Kinder (s.u. Selbstbild als Mutter). Auch haben die Frauen nicht die Befürchtung, die Tochter negativ zu beeinflussen und ihr etwas »überzustülpen« wie die Frauen vom Typ C. So ist z.B. Frau Arens der Auffassung, ihre Tochter bei der Verarbeitung ihrer Gewalterfahrungen unterstützen zu können.

FRAU ARENS

A: *(...) ich habe versucht mit ihr zu reden über das, was passiert ist, was mir schon sehr schwer gefallen ist. Heute mach ich das nur noch, wenn sie selbst zu mir kommt und z.B. traurig darüber ist, daß ihr Papa so etwas mit ihr gemacht (...). Ich tröste sie dann, nehme sie in den Arm und sage ihr, daß das nicht richtig war, was er gemacht hat und daß sie nichts dafür konnte und * daß der Papa sich selber Hilfe holen muß (...) Ja, *2* ich denke schon, daß das ganz richtig ist, wie ich reagiere * und daß ihr das hilft, das alles zu verarbeiten.* (S. 53)

Eine Gemeinsamkeit mit den Frauen vom Typ C besteht in dem Verständnis der Frauen für die Empfindungen der Tochter gegenüber dem Vater. Im Unterschied zum Typ C beschreiben die Mehrheit der Frauen dieses Typs das Verhältnis der Tochter zum Vater allerdings weniger loyal, sondern vielmehr ablehnend-aggressiv oder ambivalent. Anders als beim Typ A, bei dem die Einschätzung der Gefühle der Tochter gegenüber dem Vater stark durch die eigene Einstellung zum Partner beeinflußt wird, ist bei den Frauen dieses Typs eher davon auszugehen, daß die Mädchen gegenwärtig tatsächlich einen Kontakt mit dem Vater ablehnen. Hierfür spricht vor allem die Art, wie die Frauen die Beziehung ihrer Tochter zum Vater darstellen. Sie lassen sich auf die Perspektive ihrer Tochter ein, gebrauchen die wörtliche Rede und schildern konkrete Situationen, in denen die Tochter ihre Gefühle gegenüber dem Vater zum Ausdruck brachte. So z.B. Frau Müller.

FRAU MÜLLER

I: Hm und Marita möchte ihn (den Vater, Anm.d.Verf.) auch nicht sehen?

M: Sie will ihn nicht sehen.

I: hm

M: wenn und wenn se wenn se wenn sehen dann nur, wenn ich dabei bin.

I: Hm *3* hm.

M: Ja aber sie will ihn nicht sehen, sie hat ja auch mal gesagt: 'Weißt du Mama, ich hab' mein Papa ja trotzdem noch lieb, aber ich mag ihn nicht sehen, vielleicht wenn vielleicht später irgendwann mal, aber da kann ich ihm ja schreiben oder da kann ich ihn ja anrufen. Und da hab' ich das eben so belassen und hab' dann gesagt, ja Marita, wenn du dann meinst (...) ja wenn du dann meinst oder wenn du dann deinen Papa sehen möchtest, ich sag' dann können wir zu dem Zeitpunkt immer noch entscheiden, wie du den Papa dann sehen kannst und was wir dann machen. (S. 117)

Im Gegensatz zu den Frauen vom Typ B und C haben diese Frauen nicht den Anspruch, die Tochter aufgrund des Mißbrauchs nur noch schonen zu müssen und jegliche Konflikte mit ihr zu vermeiden. In der ersten Zeit nach der Aufdeckung kam es durchaus zu Streitigkeiten, in denen die Frauen auch »wütend« auf ihre Tochter reagierten.

FRAU LORENZ

I: Gab's da Situationen mit den Kindern, wo's besonders schwierig war?

*L: Also ich hatte mir immer vorgenommen, ich laß Lena in Ruhe ** aber konnt' ich gar net, also ich hab' mich immer wieder ertappt, daß ich die* *wieder gefragt hab', was was war denn nu, und sie hat dann immer dasselbe erzählt, und hinterher hat sie dann erzählt, ne war gar nichts, und sie will nimmer reden, und ** und da war ich manchmal stinkesauer auf sie, also so richtig so.* (S. 37)

Auch gegenwärtig gibt es gelegentlich Streit, was die Frauen aber als durchaus »normal« empfinden. Im Unterschied zum Typ A dominieren Ablehnung und Aggression jedoch nicht in der Beziehung zur Tochter.

Erziehungsalltag

Im Vergleich zu allen anderen Typen kommen diese Frauen am besten mit ihrer Tochter im Alltag zurecht. Sie erleben sich noch sicherer und kompetenter in bezug auf ihr Verhalten gegenüber der Tochter als die Frauen vom Typ C. Ein Grund für die größere emotionale Stabilität der Frauen im Umgang mit ihrer Tochter könnte sein, daß drei der Frauen dieses Typs (Frau Arens, Frau Müller, Frau Paul) als Kind keine sexuellen Gewalterfahrungen gemacht haben. Jedoch auch bei den Frauen, die selbst als Kind sexuell mißbraucht worden sind (Frau Ems, Frau Lorenz und Frau Nöllte, bei Frau Nöllte handelt es sich um ein eher 'leichte' Form von Mißbrauch), entsteht der Eindruck, daß ihre Gefühle im Zusammenhang mit ihrer eigenen Mißbrauchserfahrung den Umgang mit der Tochter weniger beeinflussen als die der Frauen vom Typ C. Im Unterschied zu den sexuell mißbrauchten Frauen der Typen A, B und C fühlen sich Frau Lorenz, Frau Ems und Frau Nöllte ausreichend bei der Bewältigung ihrer eigenen sexuellen Gewalterfahrungen unterstützt. Frau Lorenz befindet sich in therapeutischer Behandlung, und Frau Ems und Frau Nöllte haben in ihren neuen Lebensgefährten einen einfühlenden Gesprächspartner gefunden, dem sie von ihren negativen Erfahrungen in Kindheit und Ehe erzählen können. Aus diesem Grund sind diese drei Frauen vermutlich eher in der Lage, ihre eigenen Mißbrauchserfahrungen und die damit einhergehenden Gefühle nicht auf ihre Tochter zu projizieren.
Die meisten der sexuell mißbrauchten Frauen der Typen A, B und C sehen entweder überhaupt keine Möglichkeit, mit jemandem über ihre eigenen sexuellen Gewalterfahrungen zu sprechen, oder sie bewerten die professionelle Hilfe als unzureichend. Zudem hatte ich während der Interviewdurchführung den Eindruck, daß es den Frauen der Typen A, B und C schwerer fiel, über ihre eigenen sexuellen Gewalterfahrungen zu sprechen, als den Frauen vom Typ D.

In Zeiten extremer Belastung, z.B. bei starken Verhaltensauffälligkeiten der Tochter, nehmen die meisten Frauen dieses Typs Hilfe in Anspruch. Im Vergleich zu den anderen Typen erfahren sie eine größere soziale Unterstützung im Erziehungsalltag. Zeitweise delegieren sie die Betreuung gänzlich an andere Personen (z.B. den Partner, Freunde oder die Eltern), was sie als enorme Entlastung erleben. Anders als die Frauen vom Typ A, B und C betrachten sich die Frauen dieses Typs nicht als alleinverantwortlich für die weitere Entwicklung der Tochter. In besonders schwierigen, sie überfordernden Situationen glauben sie sogar, daß die Tochter bei anderen Bezugspersonen vorübergehend besser aufgehoben ist. Zudem erleben die Frauen eine zeitweilige Trennung als durchaus positiv für die Beziehung zu ihrer Tochter.

FRAU ARENS

A: *Wenn mir alles zuviel wird mit ihr, dann bin ich froh, wenn sie mal für zwei Tage bei ihrer Oma ist. Die hat auch einfach mehr Geduld, z.B. wenn sie wieder aggressiv wird oder doch wieder nach ihrem Papa fragt. Und ich kann mal nur machen, was ich will. Ich glaube, das tut uns beide ganz gut. Also danach freu' ich mich auch wieder richtig auf Anja, * und es ist dann auch viel besser irgendwie.* (S. 60)

Im Unterschied zu den Typen A, B und C werden Schwierigkeiten und Probleme auch nicht grundsätzlich als Folge des Mißbrauchs gedeutet, sondern zum Teil als normal im Rahmen eines Zusammenlebens mit Kindern eingeschätzt. So betrachtet es z.B. Frau Müller als hilfreich, Beratung in Anspruch zu nehmen oder sich mit anderen Müttern auszutauschen, um ihre Einschätzung bestimmter Fehlentwicklungen bei der Tochter infolge des Mißbrauchs zu relativieren.

FRAU MÜLLER

M: *(...) ja auch der das Beispiel, wie ich's mit dem ja wie ich sie da sah, sie als zehnjährige mit 'm 16jährigen Jungen auf dem Straßenfest und die hat mit ihm geflirtet (...)*

.

.

aber das geht, das hat mit sexuellem Mißbrauch nix zu tun, sondern das geht allen Müttern so, (...) weil da kam auch gleich wieder die Frage, ja hängt das jetzt mit dem sexuellen Mißbrauch zusammen, ist sie frühreif oder äh ist sie allge// sie ist allgemein frühreif, hängt das damit zusammen oder gehört ist das 'ne ganz andere Entwicklung, wo der Herr Z. (Therapeut ihrer Tochter, Anm.d.Verf.) *mir sagt, soll mir da ja wirklich keine Gedanken machen, (...) und das find' ich eben wichtig (...), daß du als Frau oder als betroffene Mutter immer die Möglichkeit haben mußt, dann auch noch später, auch noch Jahre später (...) da zu sprechen, auch mit anderen Frauen, dadrüber zu reden äh hängt es damit zusammen oder äh ist das 'ne ganz normale Entwicklung. Diese ganz normale Entwicklung und diese Fehlentwicklung, die dann ist, da will man manchmal, vor allen Dingen, wenn das noch so frisch ist, da vermischt man sehr leicht und zieht sehr vieles in die Fehlentwicklung dann rein.* (S. 131)

Ähnlich wie die Frauen vom Typ C glauben auch diese Frauen, die Tochter bei der Aufarbeitung des sexuellen Mißbrauchs unterstützen zu können. Durch Gespräche mit der Tochter und durch die Inanspruchnahme professioneller Hilfe für die Tochter hoffen sie, daß die Tochter den Mißbrauch verarbeiten kann.

Einen erneuten Mißbrauch der Tochter befürchten die Frauen nicht. Sie gehen davon aus, daß die Vermittlung von Informationen über sexuellen Mißbrauch die Tochter darin stärkt, sich bei erneuten sexuellen Übergriffen zu wehren oder sich einer anderen Bezugsperson anzuvertrauen. Darüber hinaus schätzen sie sich selbst als »wachsamer« und »sensibler« ein in bezug auf bestimmte Verhaltensänderungen bei der Tochter, die auf einen sexuellen Mißbrauch hindeuten könnten. Wie die Frauen vom Typ C sehen auch diese Frauen in der Erziehung ihrer Tochter zu einer selbstbewußten Persönlichkeit einen weiteren präventiven Aspekt. Dabei haben auch diese Frauen an sich selbst die Erwartung, der Tochter ein Vorbild zu sein bzw. ihr eine selbstbewußte Haltung »vorzuleben«. Im Vergleich zu den Frauen vom Typ C sind sie allerdings stärker davon überzeugt, diese Vorbildfunktion auch erfüllen zu können. So berichtet z.B. Frau Müller über das Erstaunen ihrer Tochter über das Selbstbewußtsein und die Zielstrebigkeit ihrer Mutter.

FRAU MÜLLER
M: (...) vor allen Dingen ist Marita über meine Handlungsweise, die ich jetzt habe, (...) daß se auch darüber erstaunt ist, wieviel ich plötzlich so durchsetzen kann, wieviel ich plötzlich durchführen kann und sage, wenn wir das das will ich tun, daß ich das dann nach kurzer Zeit dann erledigt habe. (S. 101)

Die seelische und psycho-soziale Entwicklung der Tochter beurteilen diese Frauen noch positiver als die Frauen vom Typ C. Sie beschreiben ihre Töchter als »selbstbewußter«, »mutiger«, »frecher« und »kontaktfreudiger«. Dennoch befürchten sie, daß mit dem Eintritt in eine neue Entwicklungsstufe (z.B. Einschulung, Pubertät, Ablösung aus der Familie) erneute psychische Probleme auftreten könnten.

FRAU ARENS
A: *Ich habe schon Angst, daß sie erneut Probleme kriegt, wenn sie in die Schule kommt oder auch in der Pubertät, wenn das so mit Jungs losgeht (...) oder wenn sie erwachsen ist und selbst 'ne Familie gründen will.* (S. 80)

FRAU MÜLLER
M: *(...) dann ja auch doch so meine Ängste, wenn Marita jetzt so in die Pubertät rein trifft, daß sie hoffentlich nicht dann an 'nen Mann da rantritt, der sie ausnützen wird.* (S. 111)

Mit Unterstützung vom Partner oder von professioneller Beratung hoffen sie, erneute Schwierigkeiten mit der Tochter auch in Zukunft bewältigen zu können.

FRAU ARENS
A: *(...) naja ich bin da aber ganz guter Hoffnung, auch wenn die Angst bleibt, daß sie diese Erlebnisse immer wieder einholen werden. Wenn ich mich überfordert fühle, dann muß ich mir eben wieder Hilfe holen, ebend Beratung, * auch wenn das dann schon zehn Jahre her ist ne* (lacht). (S. 80)

Selbstbild als Mutter

Bei den Frauen dieses Typs hat sich die Selbsteinschätzung als kompetente Mutter auch nach dem Bekanntwerden des Mißbrauchs nicht grundsätzlich verändert. Die Zweifel an ihren Fähigkeiten als Mutter sind deutlich geringer als beim Typ C.
Wie beim Typ C war das Selbstbild als Mutter auch schon vor der Aufdekkung des Mißbrauchs überwiegend positiv und somit stabiler als beim Typ A und B. Schuld- und Versagensgefühle sind bei diesem Typ am geringsten ausgeprägt. Sie treten auch eher in bestimmten Situationen auf, z.B. wenn die Tochter nach dem Vater fragt, und weniger lange als bei den Frauen vom Typ C.

FRAU ARENS
A: *Ich glaube, daß ich das schon ganz gut hinkriege mit Anja, nur in ganz bestimmten Situationen, z.B., wenn sie aus dem Kindergarten kommt*

und fragt, warum hat Papi mir weh getan und warum habe ich keinen richtigen Papa, so wie Sabine (eine Freundin ihrer Tochter, Anm. d. Verf.)*? Dann denke ich äh * mein Gott, warum habe ich das bloß nicht verhindern können (...).* (S. 88)

Ein wesentlicher Unterschied zum Typ C besteht auch darin, daß die Frauen einen weniger hohen Anspruch an ihre Umgehensweise mit ihrer Tochter haben. Bedürfnisse und Grenzen müssen ausgehandelt werden. Die Frauen nehmen nicht permanent Rücksicht auf die Tochter, sie beanspruchen Zeit für sich selbst, und sie können sich zugestehen, nicht immer nur zum Wohle des Kindes zu reagieren. All dies bewirkt vermutlich eine größere Gelassenheit im Umgang mit der Tochter. Dies wirkt sich wahrscheinlich auch positiv auf ihr Selbstbild als Mutter aus.

Zudem werden die Frauen, wie schon erwähnt, kontinuierlich im Erziehungsalltag durch den Partner, Verwandte oder professionelle HelferInnen unterstützt. (s.o. Erziehungsalltag). Die Unterstützung und Entlastung durch andere Personen trägt zu einer besseren Bewältigung des Geschehenen bei und hilft den Frauen, ihre Kompetenz als Mutter wiederzugewinnen. Kurzzeitige Überforderungen können ausgeglichen werden und führen nicht zu längeren Phasen tiefer Verunsicherung und Zweifeln an der eigenen Kompetenz wie bei den Frauen vom Typ A, B und C (bei den Frauen von Typ B lassen sich Selbstzweifel lediglich auf latenter Ebene erkennen; sie können ihr instabiles Selbstbild als kompetente Mutter durch Verleugnung und Idealisierung erhalten). So fühlte sich z.B. Frau Nöllte durch die Beratung sowie durch die Einzelfallhelferin entlastet und in ihren Fähigkeiten als Mutter gestärkt.

FRAU NÖLLTE
I: Hm. Wie kommen Sie heute mit Nina zurecht?
N: Eigentlich ganz gut, na ja, o.k. bis auf manche Ausbrüche halt, daß sie so'n bißchen aggressiv wird, bloß jetzt hab' ich ja Unterstützung von der Einzelfallhilfe halt (...). (S. 40)

*N: (...) man hat mir gesagt, also daß ich eigentlich schon sehr viel, also sehr oft richtig reagiert habe in bezug auf Nina, also ** ick schein' wahrscheinlich so'ne Person zu sein, die mit Kindern umgehen kann, wird mir jedenfalls immer nachgesagt.* (S. 51)

Dabei ist allerdings nicht unerheblich, inwieweit die Frauen in der Lage sind, Hilfe anzunehmen und Erziehungsaufgaben zu delegieren. So glaubt z.B. Frau Diets vom Typ B, daß sie letztlich die einzige Person ist, die der Tochter wirklich helfen kann. Den Frauen der Typen A, B und weniger ausgeprägt auch Typ C fällt es deutlich schwerer, die Tochter zeitweise anderen Betreuungspersonen zu überlassen, als den Frauen vom Typ D.

Wie die Frauen vom Typ C identifizieren sich auch diese Frauen nicht ausschließlich mit ihrer Mutterrolle, sondern haben noch andere Lebensinhalte. Fünf der sechs Frauen sind berufstätig, in einer Ausbildung oder gehen zur Schule. Zudem haben die Frauen mindestens zwei Kinder, zwei Frauen haben drei und vier Kinder. Vermutlich haben sie schon allein wegen der Doppelbelastung nicht die Zeit, der Tochter in dem Ausmaß zur Verfügung zu stehen, wie die Frauen vom vorherigen Typ, die überwiegend (zumindest vorübergehend) keiner beruflichen Tätigkeit nachgehen.

Zusammenfassung

Die Frauen vom Typ D richten ihre Bemühungen seit der Aufdeckung des Mißbrauchs vor allem darauf, die Beziehung zur Tochter und das Zusammenleben im Alltag wieder zu normalisieren. Ähnlich wie die Frauen vom vorherigen Typ versuchen die Tochter durch Gespräche und emotionale Zuwendung bei der Bewältigung des Erlebten zu unterstützen. Im Unterschied zum vorherigen Typ steht der Mißbrauch sehr viel weniger im Mittelpunkt des alltäglichen Zusammenlebens. Die Beziehung zur Tochter ist insgesamt emotional stabil. Es gibt sowohl harmonische als auch konflikthafte Phasen, in denen auch Aggressionen und Aggressivität gegenüber der Tochter vorkommen. An der Selbsteinschätzung der Frauen als insgesamt kompetente Mutter hat sich grundsätzlich nichts verändert. Im Vergleich zum Typ C haben die Frauen weniger Zweifel daran, ihrer Rolle als Mutter nicht gerecht werden zu können. Ein Grund dafür ist sicherlich, daß die Anspruchshaltung der Frauen an ihre Rolle als Mutter weniger hoch ist als bei den Frauen vom Typ C. Dennoch leiden auch diese Frauen gelegentlich unter Überforderung und Selbstzweifeln. Durch die Unterstützung vom Partner, von professionellen HelferInnen oder anderen Bezugspersonen aus dem sozialen Umfeld werden die Frauen in ihrer Kompetenz als Mutter gestärkt. Kurzzeitige Überforderungen können dadurch kompensiert werden.

3.3.1 Zusammenfassung der vier Typen

Durch den sexuellen Mißbrauch der Tochter wurde die Beziehung zwischen Mutter und Tochter sowie das Zusammenleben im Alltag sehr belastet. All das, was bisher für die Frauen im Umgang mit der Tochter selbstverständlich war, schien keine Gültigkeit mehr zu haben. Zweifel an der eigenen Kompetenz als Mutter waren die Folge. Aufgrund der Schilderungen der Frauen über ihre Schwierigkeiten mit der Tochter seit der Aufdeckung des sexuellen Mißbrauchs wurden vier Typen gebildet.

Die Frauen der Typen A und B verarbeiten die Probleme mit der Tochter nach dem Bekanntwerden des Mißbrauchs auf jeweils sehr extreme Weise. Bei Frau Fischer vom Typ A steht die emotionale Ablehnung der Tochter im Vordergrund. Die Frauen vom Typ B idealisieren und harmonisieren die Beziehung zur Tochter. Die Frauen beider Typen identifizieren sich sehr stark mit ihrer Mutterrolle. Der Stellenwert anderer Lebensbereiche ist gering. Die Infragestellung ihrer Kompetenz als Mutter wird somit leicht zur Infragestellung ihrer gesamten Person.

Bei Frau Fischer vom Typ A ist das Selbstbild als Mutter bereits weitgehend zusammengebrochen. Das Verhältnis zur Tochter ist sehr belastet. Frau Fischer beschreibt die Beziehung als angespannt und konfliktreich. Im Umgang mit den Verhaltensauffälligkeiten der Tochter ist sie völlig überfordert. Sie ist nicht mehr in der Lage, die durchaus vorhandenen positiven Aspekte der Beziehung zu erkennen (z.B., daß sie direkt von ihrer Tochter von den sexuellen Übergriffen erfahren hatte, was auf ein Vertrauensverhältnis hindeutet). Sie bewertet ihre gesamte Situation als Mutter weitgehend negativ und hat das Gefühl, in ihrer Rolle als Mutter versagt zu haben.

Die Frauen vom Typ B beschreiben das Verhältnis zur Tochter als sehr positiv und konfliktfrei. Auch im Erziehungsalltag gäbe es keine Probleme. Diese Einschätzung deckt sich jedoch nicht mit anderen Äußerungen, in denen die Frauen z.B. ihre Enttäuschung über die Tochter deutlich zum Ausdruck bringen. Es gibt somit durchaus Hinweise für latent schwelende Konflikte. Um ihr bedrohtes Selbstbild als Mutter zu bewahren, werden Konflikte und Aggressionen geleugnet oder heruntergespielt. Das Eingestehen von Enttäuschung und Wut auf die Tochter sowie von Schwierigkeiten im Erziehungsalltag hätte vermutlich den Zusammenbruch ihres ohnehin äußerst fragilen Selbstbildes als kompetente Mutter bedeutet. Die Frauen beider Typen sind in ihrem Selbstverständnis als Mutter tief verunsichert und leiden unter Schuldgefühlen. Der Unterschied besteht lediglich darin, daß die Frauen vom Typ B ihr Selbstbild als 'gute Mutter' gerade noch aufrechterhalten können, während es bei Frau Fischer vom Typ A bereits zusammengebrochen ist.

Im Unterschied zu den Typen A und B stellt sich die Situation als Mutter bei den Frauen der Typen C und D deutlich stabiler dar. Die Frauen dieser beiden Typen sind vor allem darum bemüht, durch empathisches Verhalten gegenüber der Tochter und durch Inanspruchnahme professioneller Hilfe das Geschehene wieder gut zu machen. Dabei streben die Frauen vom Typ C stärker nach Harmonie und Konfliktfreiheit in der Beziehung zur Tochter als die Frauen vom Typ D, jedoch werden Konflikte nicht grundsätzlich ausgeklammert wie beim Typ B.
Die Frauen vom Typ C und D identifizieren sich ebenso mit ihrer Rolle als Mutter wie die Frauen der Typen A und B, jedoch gibt es für diese Frauen auch noch weitere Lebensbereiche, die für sie von Bedeutung sind (z.B. der Beruf). Das Gefühl, als Mutter teilweise versagt zu haben, ist dadurch weniger bedrohlich, denn es bedeutet keine Infragestellung der gesamten Person wie bei den Typen A und B. Ein entscheidender Unterschied zwischen Typ C und D besteht darin, daß sich der Alltag mit der Tochter bei den Frauen vom Typ D deutlich mehr normalisiert hat als bei den Frauen vom Typ C. Die Frauen vom Typ C versuchen, stets Rücksicht auf die Tochter zu nehmen und jede Belastung von ihr fernzuhalten. Im Umgang mit der Tochter sind sie noch wesentlich befangener als die Frauen vom Typ D. Hinzu kommt, daß sie eine hohe Anspruchshaltung an sich selbst als Mutter haben. Sie sind sehr darum bemüht, alles »richtig« zu machen und möglichst professionell auf die Verhaltensauffälligkeiten der Tochter zu reagieren. Gleichzeitig werden sie jedoch weniger durch andere Personen im Erziehungsalltag entlastet als die Frauen vom Typ D. Das Gefühl, der Tochter nicht auf optimale Weise helfen zu können, ist die Folge.
Insgesamt ist festzustellen, daß zwischen den Typen A und B, die zunächst sehr gegensätzlich erscheinen, zahlreiche Gemeinsamkeiten bestehen (z.B. tiefe Selbstzweifel an der eigenen Kompetenz als Mutter). Typ C ähnelt in wenigen Aspekten auch Typ B, z.B. in dem Streben nach Harmonie und Konfliktfreiheit in der Beziehung zur Tochter, jedoch überwiegen die Unterschiede eindeutig. Typ C hat wesentlich mehr Gemeinsamkeiten mit Typ D, z.B. in bezug auf das eher positive Selbstbild als Mutter. In anderen Aspekten zeigen sich jedoch durchaus Differenzen, vor allem im Hinblick auf den Stellenwert des Mißbrauchsthemas im Erziehungsalltag (Typ C: phasenweise große Unsicherheit im Umgang mit der Tochter vs. Typ D: überwiegend Sicherheit im Umgang mit der Tochter). Dabei handelt es sich allerdings eher um graduelle und weniger um grundsätzliche Unterschiede. Man könnte vermuten, daß sich Typ C in die gleiche Richtung entwickeln wird wie Typ D, d.h., die Frauen vom Typ C werden nach einiger Zeit noch sicherer und gelassener mit der Tochter umgehen können, so wie die Frauen vom Typ D.

3.4 Auswirkung des Mißbrauchs auf das Selbst- und Lebenskonzept der Frauen

Die dritte Krise, die durch den Mißbrauch der Tochter ausgelöst wurde, bezieht sich auf den Zusammenbruch des gesamten oder von Teilen des bisherigen Selbst- und Lebenskonzeptes (s. Kap. II.3.1). Die Bedeutung des Mißbrauchs der Tochter für das Selbst- und Lebenskonzept der Frauen stellt den umfassendsten Themenkomplex dar, in den auch die beiden vorherigen Themenbereiche (Partnerschaft, Beziehung zur Tochter) miteinfließen. Um Wiederholungen zu vermeiden, wird auf diese Themen hier nur am Rande Bezug genommen. In diesem Kapitel sollen vor allem die Auswirkungen des Mißbrauchs der Tochter auf die Einstellungen der Frauen zu sich selbst (die eng verknüpft sind mit dem Selbstwertgefühl) und auf ihre zukünftigen Lebensvorstellungen dargestellt werden.

Daß kritische Lebensereignisse, zu denen der Mißbrauch der Tochter zweifellos zu zählen ist, zu Veränderungen des Selbstkonzeptes führen können, hat sich in zahlreichen empirischen Untersuchungen bestätigt (zum Überblick vgl. Filipp 1981).
Der Begriff des Selbstkonzeptes wird in den verschiedenen psychologischen Theorien mit heterogenen Bedeutungen verwendet. Auf die Vielfalt von Konzeptualisierungen und Definitionsansätzen von Selbstkonzepten kann in dieser Arbeit nicht eingegangen werden (zum Überblick vgl. Filipp 1984). Zum Verständnis der Typologien halte ich es für ausreichend, darzulegen, in welcher der verschiedenen Bedeutungsvarianten der Begriff in dieser Studie verwendet wird. Darüber hinaus werde ich die Integrative Persönlichkeitstheorie von Epstein (1984) in verkürzter Form darstellen. Auf diese Theorie habe ich mich teilweise bei den Interpretationen der Interviews bezogen.
Nach Epstein (1984) setzt sich die Persönlichkeit eines Menschen aus subjektiven Umwelt- und Selbsttheorien zusammen. In seiner Theorie beschreibt der Autor u.a. die Entwicklung und den Erhalt des Selbstsystems, und er erläutert den Zusammenhang zwischen Selbsttheorie, Emotionen und Selbstwertgefühl. Vor diesem Hintergrund wird erklärt, auf welch unterschiedliche Weise Individuen neue Informationen und Erfahrungen aufnehmen und verarbeiten. Die Theorie von Epstein (1984) bietet somit Erklärungsmöglichkeiten für die unterschiedlichen Verarbeitungsweisen der Frauen im Hinblick auf die Veränderung ihres bisherigen Selbst- und Lebenskonzeptes nach der Aufdeckung des sexuellen Mißbrauchs der Tochter.

Im folgenden wird zunächst die in dieser Studie verwendete Bedeutung des Begriffes des Selbstkonzeptes dargelegt. Daraufhin wird die Persönlichkeitstheorie von Epstein (1984) zusammenfassend dargestellt. Anschließend folgt die Auflistung der zentralen Gesichtspunkte und die Beschreibung der vier Typen.

Begriffsklärung

In dieser Studie bezieht sich der Begriff des Selbstkonzeptes auf die Wahrnehmungen und Bewertungen, die eine Person über sich selbst hat (Selbst als Porträt). Unter Bezugnahme auf Mummendey (1981, 254) werden unter Selbstkonzept selbstbezogene Kognitionen, Evaluationen und Intentionen verstanden. Eng verknüpft mit dem Begriff des Selbstkonzeptes ist der Begriff des Lebenskonzeptes, unter dem sämtliche Erwartungen, Vorstellungen und Evaluationen einer Person über ihre Lebensplanung gefaßt werden sollen.

Die Integrative-kognitive Persönlichkeitstheorie

Epstein (1984, 15ff.) geht davon aus, daß das Selbstkonzept eine Selbsttheorie darstellt, die Menschen entwickeln, um ihr Leben zu organisieren. Die Selbsttheorie einer Person wird ergänzt durch die Umwelttheorie (Theorie über die Außenwelt). Diese beiden Subtheorien bilden die Realitätstheorie einer Person, welche dem gesamten konzeptuellen System einer Person entspricht. Selbsttheorien entstehen aus der Interaktion mit der Umwelt. Sie bestehen aus der hierarchischen Anordnung von Postulaten unterschiedlicher Ordnung. Postulate unterer Ordnung besitzen einen geringen Generalisierungswert, Postulate höherer Ordnung einen größeren Generalisierungswert (ein Beispiel für ein Postulat unterer Stufe ist »ich bin ein guter Tischtennisspieler«, ein Beispiel für ein Postulat höherer Ordnung ist »Ich bin ein guter Athlet«). Die Konstruktion von Selbsttheorien hat vor allem drei Funktionen: Erstens die Assimilation von Erfahrungsdaten, zweitens die Erlangung einer günstigen Lust-Unlust-Balance, drittens die Aufrechterhaltung des Selbstwertgefühls.

Selbstwertgefühl und Selbsttheorie
Sobald die Selbsttheorie entwickelt ist, hat das Selbstwertgefühl den größten Einfluß auf die individuelle Lust-Unlust-Balance. Das Selbstwertgefühl

ist von zentraler Bedeutung für das Funktionieren des Selbstsystems. Somit stellt das Selbstwertgefühl eine unabhängige Kategorie dar. Die Selbstwertschätzung bzw. das Selbstwertgefühl einer Person gehört zu den Postulaten höchster Ordnung in der Selbsttheorie. Folglich ist die Selbstwertschätzung äußerst änderungsresistent. Eine Person mit hohem Selbstwertgefühl hat einen liebenden Elternteil internalisiert. Eine solche Person hat eine optimistische Lebenseinstellung und kann Enttäuschungen und Niederlagen besser bewältigen. Im Unterschied dazu hat eine Person mit niedrigem Selbstwertgefühl feindselige Eltern internalisiert. Eine solche Person ist unangemessen sensitiv gegenüber Mißerfolgen, und sie besitzt eine geringe Frustrationstoleranz. Sie braucht längere Erholungspausen nach Enttäuschungen, und sie neigt zu einer pessimistischen Lebenseinstellung. Eine Person mit hoher Selbstwertschätzung wird Erfolge sowie positive Lebenserfahrungen als Beleg für ihre Fähigkeiten und Mißerfolge als weniger repräsentativ für ihre Fähigkeiten einschätzen (selbstwertfördernder Attributionsstil). Eine Person mit niedriger Selbstwertschätzung wird negative Lebenserfahrungen (z.B. das Scheitern einer Partnerschaft) als Bestätigung ihrer Wertlosigkeit deuten und Erfolge und positive Lebenserfahrungen nicht wahrhaben wollen oder nicht den eigenen Bemühungen zuschreiben, sondern den Zufall verantwortlich machen.

Die Erhaltung des Selbstsystems

Bei der Assimilation von Erfahrungsdaten ist es offensichtlich notwendig, daß die Realitätstheorie erhalten bleibt. Im Gegensatz zu anderen Autoren, die die Erhöhung des Selbstwerts als zentrales Bedürfnis eines Individuums betrachten, sieht Epstein (1984) in dem Streben nach interner Konsistenz einerseits und nach Erhöhung der Selbstwertschätzung andererseits zwei voneinander unabhängige miteinander konfligierende Bedürfnisse. In der Regel wird ein Individuum seine Realitätstheorie verteidigen. Bei einer Bedrohung des Selbstsystems kann die Person das bedrohliche Ereignis entweder assimilieren und dadurch um den Preis momentaner Angst erweitern. Sie kann aber auch Abwehrmechanismen entwickeln und das Selbstsystem schützen, z.B. indem sie neue Erfahrungen vermeidet und sich in rigider Weise an bisherige Verhaltens- und Denkstrategien klammert. Andere Abwehrmechanismen sind Verleugnung, Projektion oder Rationalisierung.

Selbsttheorie und Emotion

Emotionen sind eng mit der Realitätstheorie einer Person verknüpft. Zu Beginn der Entwicklung eines Individuums, in der biologische Bedürfnisse im Vordergrund stehen, ist die Selbsttheorie emotionalen Prozessen untergeordnet. Wächst ein Individuum heran, kehrt sich diese Entwicklung jedoch um, das heißt, emotionale Erfahrungen werden zunehmend durch das

konzeptuelle System einer Person determiniert. Die Fähigkeit oder Unfähigkeit, neue Erfahrungen zu assimilieren, wird von gegensätzlichen Gefühlen begleitet. Neue Erfahrungen bedeuten Wachstum, aber auch Angst, das Verschließen gegenüber neuen Erfahrungen bedeutet keine Angst, aber auch kein Wachstum. Zwei Aspekte müssen in diesem Zusammenhang beachtet werden: Einerseits ist es für eine Person notwendig, bedrohliche Ereignisse immer so 'zu dosieren', daß die Angst nicht zu groß wird. Andererseits wird eine Person, die sich im hohen Maße bedroht fühlt, weitere Hinweisreize finden, die sie in ihrem Erleben von Bedrohung bestätigen. Mit anderen Worten: Je stärker sich eine Person sicher fühlt, desto größer ist die Wahrscheinlichkeit, daß ihre Selbsttheorie sich weiterentwickelt und neue Erfahrungen als Herausforderung erlebt werden.
Emotionen sind aber noch in anderer Weise mit dem Selbstsystem verbunden, und zwar indem sich hinter fast jeder Emotion eine Kognition verbirgt. Emotionale Reaktionen werden nämlich nicht nur durch die Ereignisse selbst ausgelöst, sondern dadurch, wie sie von dem Individuum interpretiert werden. Dementsprechend weisen Emotionen auf die impliziten Postulate einer Person hin, deren sie sich selbst nicht bewußt ist. Bei Personen, die sehr oft deprimiert, ängstlich oder ärgerlich sind, ist davon auszugehen, daß sie bestimmte verfestigte Kognitionen haben müssen, die zu einem überproportional häufigen Auftreten dieser Gefühlszustände führen.

Im folgenden werden zunächst die zentralen Gesichtspunkte in bezug auf das Selbst- und Lebenskonzept genannt. Im Anschluß daran werden die vier Typen beschrieben.

Zentrale Gesichtspunkte in bezug auf das Selbst- und Lebenskonzept der Frauen

- Einschätzung der persönlichen Belastung durch den Mißbrauch (psychische Befindlichkeit): Sorgen, Probleme und Beschwerden vs. wenig Sorgen, Probleme und Beschwerden
- Selbstsicherheit: Unsicher, schuldbewußt vs. eigenständig, selbstbewußt
- Selbstbewertung (Zufriedenheit mit sich selbst): Niedrige Wertschätzung der eigenen Person und Fähigkeiten vs. hohe Wertschätzung der eigenen Person und Fähigkeiten
- Selbstreflexion: Analysieren der eigenen Person und des bisherigen Lebens
- Selbstveränderung, Selbstentwicklung: Sich-Selbst mit seinen Bedürfnissen und Wünschen in den Mittelpunkt stellen, mehr Zutrauen in die

eigenen Stärken und Kompetenzen vs. Selbstmitleid, Herausstellen der persönlichen Schwächen und 'Fehler'

- Selbstverantwortung in bezug auf die Einschätzung der persönlichen Einflußnahme auf das eigene Leben
- Soziale Integration u. soziale Kompetenz: Soziale Eingebundenheit (= Unterstützung), Sicherheit im Umgang mit anderen vs. Isolation, Unsicherheit, Rückzug
- Bewertung der Mißbrauchserfahrung der Tochter im Rahmen der eigenen Biographie
- Ressourcen (Rückgriff auf positive Lebenserfahrungen oder Kompetenzen)
- Bedeutung des Mißbrauchsthemas im gegenwärtigen Leben der Frauen
  a) intensive Beschäftigung mit dem Thema (z.B. aufgrund eigener Mißbrauchserfahrungen als Kind)
  b) geringe bzw. gelegentliche Beschäftigung mit dem Thema in konkreten Alltagssituationen
- Zukunft: Resignation und Perspektivlosigkeit vs. Entwicklung von Plänen und Perspektiven
- Zufriedenheit mit der (familiären, beruflichen und sozialen) Lebenssituation zum Zeitpunkt des Interviews.

Typ A	Zentrales Verarbeitungsmuster: **Abwerten der eigenen Person und des gesamten bisherigen Lebens und Resignation** (Frau Diets, Frau Fischer)

Auswirkungen des sexuellen Mißbrauchs der Tochter auf das Selbst- und Lebenskonzept der Frauen

Bei den Frauen dieses Typs brach das ausschließlich am Partner orientierte Selbst- und Lebenskonzeptes der Frauen weitgehend zusammen. Durch die Erfahrung des Mißbrauchs der Tochter sehen die Frauen ihre einzigen beiden Lebensperspektiven, ein harmonisches Familienleben mit Partner und Kind und nach der Trennung ein glückliches Leben alleine mit der Tochter (s. auch Kap. II.3.2, Typ A), endgültig zerstört. Der Mißbrauch der Tochter wird für die Frauen zum Beweis ihres Lebensversagens.

Eine Auseinandersetzung mit der eigenen Lebensgeschichte, die zu neuen Einschätzungen und Perspektiven führen könnte, findet nur selten statt (geringe Selbstreflexion). Der Mißbrauch wird zu einem weiteren Negativereignis in der Biographie dieser Frauen (vor allem die Wiederholung der Erfahrung, immer wieder Opfer zu werden, s. Kap. II.3.2, Typ A) und bedeutet die Bestätigung ihrer Wertlosigkeit. Selbst die in dem Erleben der Frauen einzigen positiven Erfahrungen wie die Anfangszeit mit dem Partner, erscheinen durch das Wissen von dem Mißbrauch der Tochter total entwertet. Sämtliche bisherigen Lebenserfahrungen werden dem negativen Selbstbild 'angepaßt', was darauf hindeutet, daß die Frauen in ihrem Selbstwertgefühl tief beeinträchtigt sind (Epstein 1984, 20f.). Frau Fischers Selbstwertgefühl scheint noch niedriger zu sein als jenes von Frau Diets. Zwar schätzten sich beide Frauen als Person (und auch als Partnerin, s. Kap. II.3.2, Typ A) weitgehend negativ ein. Jedoch ist Frau Diets angestrengt darum bemüht, zumindest ihr instabiles Selbstbild als 'gute' Mutter aufrechtzuerhalten (zum Teil durch Verleugnung von Konflikten und Aggressionen), wogegen Frau Fischer ihre Fähigkeiten als Mutter grundsätzlich in Frage stellt (s. Kap. II.3.3, Typ A, Typ B).

Mit sich selbst und ihrem gegenwärtigen Leben sind diese Frauen unzufrieden. Auch ihr psychisches Befinden beschreiben sie als überwiegend schlecht, und sie sehen sich nicht in der Lage, irgend etwas daran zu verändern. Die beiden Frauen fühlen sich deprimiert, niedergeschlagen, denken an Suizid und leiden häufig unter psychischen und körperlichen Beeinträchtigungen (s. auch Kap. II.3.2, Typ A).

FRAU FISCHER

F: *(...) ick bin der Meinung, daß * an dem Problem als solches .... nischt ändern...*(fängt an zu weinen). **5* Ja ick war also zeitweilig schon so weit *3* einfach ** Schluß machen * ab.* (S. 51)

FRAU DIETS

D: *(...) mir ist halt aufgefallen, daß ich zum Beispiel auch ähm *3** (atmet tief durch) ** ich hab' wahnsinnige Depressionen bekommen seitdem.* (S. 35)

Möglicherweise ist es aber nicht nur das Ereignis an sich, das die starken Beeinträchtigungen auslöst, sondern bestimmte verfestigte Kognitionen (Epstein 1984, 22f.). So hatte z.B. Frau Fischer »schon immer das Gefühl«, daß alles, was sie in ihrem Leben plant und umzusetzen versucht, zum Scheitern verurteilt ist.

FRAU FISCHER

F: *(...) ich hatte schon immer das Gefühl, ich hab's heute eigentlich noch, daß was ich mache, irgendwo mit Pech verbunden ist, so so.* (S. 38)

Zudem fühlen sich die Frauen mit ihren Problemen alleingelassen. Der tiefe Vertrauensverlust in andere Menschen und der daraus resultierende soziale Rückzug verstärken ihre Einsamkeit und ihre Isolation. Zusätzlich negativ wirkt sich aus, daß der Mißbrauch zu einer chronischen Belastung geworden ist, ein Thema, von dem die Frauen »nie Abstand gewonnen« haben. Sie müssen permanent an das Geschehene denken, und die gegenwärtige Alltagsbewältigung wird als sehr anstrengend erlebt. Beide Frauen berichten, auch selbst als Kind sexuell mißbraucht worden zu sein. Sie gehen aber nicht weiter auf diese Erfahrung ein. Es ist jedoch anzunehmen, daß ein Teil ihrer Probleme mit ihrer eigenen Gewalterfahrung zusammenhängt, vor allem das Gefühl, hilflos, abhängig und anderen ausgeliefert zu sein.

Ohne die tatsächlich enormen Probleme und Schwierigkeiten für Mütter nach einem Mißbrauch der Tochter herunterspielen zu wollen, ist bei den Frauen eine gewisse Fixierung auf das Thema zu erkennen. Der Mißbrauch der Tochter wird zu einem zentralen Bestandteil ihres Selbstbildes, über den sie sich definieren. Dies hängt möglicherweise auch damit zusammen, daß es andere für die Frauen wichtige Lebensbereiche (gegenwärtig) nicht gibt (s. auch Kap. II.3.3, Typ A, Typ B). Das gegenwärtige Fehlen anderer wichtiger Lebensbereiche ist vermutlich auch ein Grund für die resignative Zukunftsplanung der Frauen. Zukunftsperspektiven sind überhaupt nicht oder nur sehr vage vorhanden. Frau Diets hat überhaupt keine persönlichen Zukunftswünsche mehr. Sie betrachtet ihr Leben als gescheitert und sieht für sich keine Perspektiven mehr. Nicht nur der Mißbrauch der Tochter führte zu ihrer resignativen Lebenshaltung, sondern zahlreiche andere negative Erfahrungen in Kindheit, Jugend und Partnerschaft (s. auch Kap. II.3.2, Typ A).

FRAU DIETS

*D: Ich hab' keine großen Wünsche mehr....ich will auch nicht alt werden (...) irgendwann dann, wenn Daniela selbständig ist und und äh *3* mich * nicht mehr so braucht * werd ich anfangen, Daniela klarzumachen, * daß sie auch ohne mich sein kann * und werd' sie darauf vorbereiten, daß ich wahrscheinlich ** oder mit Sicherheit * früher aus dem Leben scheiden werde, weil ich nicht alt werden will und weil ich die Schnauze echt voll hab, und das nicht erst seit ** nicht erst seit dieser Sache. Ja.* (S. 42)

Frau Fischer hat zwar vage Vorstellungen von ihrem zukünftigen Leben, jedoch schätzt sie ihre Wünsche als ohnehin nicht realisierbar ein. Ihr Denken ist geprägt von einer ängstlichen Erwartungshaltung auf ein neues schreckliches Ereignis. Von positiven Erlebnissen will sie sich allenfalls »überraschen« lassen.

FRAU FISCHER

*F: (...) ick bin also ziemlich pessimistisch geworden * ja also es geht sowieso nicht gut und anstatt eben andersrum zu denken (...) irgendwo so das Gefühl, daß man eben dann ** wieder ne negative Erfahrung macht, dann *wat ja meistens auch bei mir * grundsätzlich ist * wie auch der Mißbrauch, also bleib' ich lieber bei der andern Version und laß mich vom Positiven überraschen dann eben (...).* (S. 38)

Die Verarbeitung ist bei den Frauen dieses Typs schwerpunktmäßig vergangenheitsorientiert. Das Festklammern an der (negativen) Vergangenheit und die tiefe Verbitterung schließt Zukunftspläne entweder von vornherein aus, oder das eigene Leben scheint aus eigener Kraft ohnehin kaum beeinflußbar zu sein, obwohl in der Lebensgeschichte der Frauen durchaus Beispiele für die aktive Bewältigung schwieriger Lebenssituationen zu finden sind. Erfolge und Kompetenzen (Ressourcen) werden nicht gesehen oder heruntergespielt. Sie werden nicht auf die eigenen Fähigkeiten zurückgeführt, sondern auf Glück und Zufall. Die Einstellung, im Leben immer Pech zu haben (vermutlich ein Postulat höherer Ordnung), ist wahrscheinlich von zentralem Einfluß, für die Interpretation und Bewertung ihrer bisherigen Lebenserfahrungen (s.o. Epstein 1984: Postulate höherer Ordnung besitzen häufig die Funktion »sich selbst erfüllender Prophezeiungen«). Mißerfolge und negative Ereignisse werden geradezu antizipiert, eine Strategie, die den Frauen ein scheinbares Gefühl von Kontrolle über ihr Leben vermittelt (für weitere Niederlagen und Negativereignisse sind sie gewappnet).

'Hinter' der negativen Lebenseinstellung und der starken Selbstentwertung wird auf latenter Ebene die tiefsitzende Angst vor erneuter Enttäuschung erkennbar. Das rigide Festhalten an der Vorstellung von dem zerstörenden Einfluß dieser Erfahrung auf den Rest ihres Lebens und das Verschließen vor neuen Sichtweisen und Einschätzungen bietet den Frauen einen gewissen Selbstschutz, verhindert aber auch die Möglichkeit, sich für neue Erfahrungen zu öffnen bzw. solche überhaupt wahrzunehmen, die sich positiv auf das Selbst- und Lebenskonzept auswirken könnten (s. auch Kap. II.3.2, Typ A). Zudem scheint das Bedürfnis nach Veränderung zumindest in Ansätzen durchaus vorhanden zu sein. In dem engagierten Vortragen (in der Interviewsituation) des eigenen massiven Leidens kommt ein starker Hilfsappell zum Ausdruck, der den Wunsch nach Verbesserung der gegenwärtigen Lebenssituation impliziert, so daß die proklamierte resignative Haltung 'brüchig' ist.

Zusammenfassung

Das zentrale Verarbeitungsmuster vom Typ A ist Abwerten der eigenen Person und des bisherigen Lebens und Resignation. Bei den Frauen dieses Typs führt die Erfahrung des Mißbrauchs der Tochter zum Zusammenbruch des ohnehin instabilen und ausschließlich am Partner orientierten Selbst- und Lebenskonzeptes. Die Frauen betrachten ihr vergangenes, gegenwärtiges und zukünftiges Leben als zerstört. Selbstabwertung und eine große Unzufriedenheit mit sich selbst sind die Folgen und weisen auf das niedrige Selbstwertgefühl und das geringe Selbstbewußtsein der Frauen hin. Die Frauen neigen zu einer pessimistischen Lebenseinstellung und haben keine oder nur sehr vage Zukunftspläne. Die Erfahrung des Mißbrauchs der Tochter bestätigt sie in ihrer Einschätzung, das eigene Leben ohnehin nicht mit positiven Erwartungen planen zu können. Dabei denken sie nur wenig über ihr bisheriges Leben nach, sondern bewerten es pauschal negativ. Der Mißbrauch wird für die Frauen letztlich zu einem weiteren Beweis ihres Lebensversagens. Durch die ständige gedankliche Beschäftigung mit dem Geschehenen und die massiven konkreten Alltagsprobleme (z.B. Probleme mit der Tochter oder finanzielle Schwierigkeiten) ist der Mißbrauch der Tochter zu einer chronischen Belastung geworden.

Typ B Zentrales Verarbeitungsmuster:
Die Vergangenheit Vergessen, ein neues Leben Beginnen und Hoffen auf eine bessere Zukunft
(Frau Jäger, Frau Sommer, Frau Thomas)

Auswirkungen des sexuellen Mißbrauchs der Tochter auf das Selbst- und Lebenskonzept der Frauen

Wie bei den Frauen vom Typ A führt die Erfahrung des Mißbrauchs der Tochter auch bei diesem Typ zum Zusammenbruch von großen Teilen des bisherigen Selbst- und Lebenskonzeptes. Im Unterschied zum Typ A verfallen die Frauen jedoch nicht in Pessimismus und Resignation, sondern sie beschließen noch einmal »ein neues Leben anzufangen«. Die Bewältigung des Mißbrauchs erfolgt bei den Frauen dieses Typs vor allem durch das Bestreben, die bisherigen Erfahrungen aus dem neuen erhofften positiven Leben auszuklammern, und nicht, wie bei den Frauen der Typen C und D, sie als Teil der Biographie in das zukünftige Lebenskonzept zu integrieren.

Ähnlich wie beim Typ A schätzen auch diese Frauen ihr bisheriges Leben überwiegend negativ ein. Sie sehen sich als Opfer negativer äußerer Umstände, die sie nicht beeinflussen konnten. Das bisherige Leben wird als unglückliches Schicksal betrachtet, d.h. als eine Aneinanderreihung von überwiegend negativen Erfahrungen.

FRAU SOMMER
S: (...) mein Leben war nur ein negatives Schicksal (...). (S. 32)

In bezug auf ihr gegenwärtiges und zukünftiges Leben wollen die Frauen jedoch durchaus eine aktive und selbstverantwortliche Haltung einnehmen. So hat z.B. Frau Jäger beschlossen, sich weniger durch andere Personen in ihren Entscheidungen beeinflussen zu lassen. Hier zeigt sich auch deutlich ihr Bestreben, sich selbst zu verändern.

FRAU JÄGER
J: War zwar relativ schwer, da überhaupt äh Fuß zu fassen in der ganzen Situation (nach der Aufdeckung, Anm.d.Verf.), ** weil man * weil man hier also ständig Nachbarn hatte, die also auf einen wie ein ** wie so'n Chor immer auf einen eingeredet haben * bis ich dann nachher, halt, stop, jetzt machste mal Feierabend äh äh jetzt hörste mal uff dir selber * und machst det, wat dir// wat dd// wat du für richtig hältst.* (S. 52)

Im Gegensatz zum Typ A führt die Erfahrung des Mißbrauchs der Tochter nicht zur völligen Selbstentwertung, ein Hinweis für die noch vorhandene Wertschätzung der eigenen Person. Diese Selbstanerkennung könnte damit zusammenhängen, daß die Frauen sich bewußt machen, daß sie es irgendwie »immer geschafft« haben, schwierige Lebenssituationen durchzustehen (Rückgriff auf Ressourcen).

FRAU SOMMER
S: (...) kann man sich gar nicht beschreiben, was ich schon sowas durchgemacht habe, aber ich hab's immer wieder geschafft. (S. 25)

Frau Sommer und Frau Thomas erleben zudem ihre gegenwärtigen Aktivitäten wie Wohnungssuche, Finden einer neuen Arbeitsstelle oder Beginn einer Ausbildung als Selbstbestätigung. Ihr daraus resultierendes Gefühl von Stärke hilft ihnen auch, Probleme im Zusammenhang mit dem Mißbrauch der Tochter leichter zu bewältigen. Im Vergleich zum Typ A sind die Frauen dieses Typs insgesamt zufriedener mit sich selbst und sie zweifeln nicht grundsätzlich an ihrer eigenen Person.

Eine rückblickende Auseinandersetzung mit dem Geschehenen, d.h. z.B. ein Nachdenken über ihre Verhaltensmuster in der Partnerschaft, findet auch bei diesem Typ kaum statt (geringes Maß an Reflexion, s. auch Kap. II.3.2, Typ B).
Die Vergangenheit möchten sie am liebsten »vergessen«, »auslöschen« und »abschließen«. Die Erfahrung des Mißbrauchs der Tochter und die daraus resultierenden Belastungen sollen so schnell wie möglich zum Abschluß gebracht werden und anschließend für immer aus dem Leben verschwinden. Bei diesem Streben nach Vergessen geht es nicht um den gelegentlichen Wunsch, daß doch alles nicht passiert wäre (mit Ausnahme von Frau Thomas), den fast alle Frauen in der einen oder anderen Form haben, meist in der ersten Zeit nach der Aufdeckung. Vielmehr ist vor allem bei Frau Sommer und weniger ausgeprägt auch bei Frau Jäger eine Tendenz zu erkennen, das Thema zu vermeiden und von einem anderen besseren Leben zu träumen.

FRAU SOMMER
S: (...) ich möchte die ganze Vergangenheit für immer vergessen
I: hm
S: und nüscht mehr von des Thema, nicht mehr also ein neues Leben anfangen mit meine Kinder, nüscht mehr
I: hm
S: also, daß das gelöscht ist (...). (S. 59)

FRAU JÄGER

J: *(...) also det Thema abschließen *4* nich mehr äh * drüber zu reden (...) also will ick * äh von dem Thema wirklich * Ruhe haben*

.

.

J: *Det Thema also echt * det Buch echt * zumachen kann und in den Schrank stellen sozusagen.* (S. 88-89)

Anders als bei Frau Jäger und Frau Sommer ist bei Frau Thomas der Wunsch nach Vergessen vermutlich weniger als zentrales Verarbeitungsmuster zu sehen, sondern eher als Reaktion im unmittelbaren Zusammenhang mit der Aufdeckungskrise zu verstehen. Der zeitliche Abstand zwischen Offenlegung und Interviewzeitpunkt beträgt bei ihr nur vier bis fünf Monate. Ob und wie Frau Thomas nach dieser ersten Aufdeckungskrise das Geschehene in ihr Selbst- und Lebenskonzept integrieren wird, bleibt unklar.

Das Bestreben der Frauen dieses Typs, mit ihrer Vergangenheit einschließlich des sexuellen Mißbrauchs der Tochter für immer abzuschließen, erweist sich gegenwärtig als wenig realistisch. Zwar wird der Mißbrauch bei diesen Frauen nicht zu einer chronischen Belastung wie beim Typ A, jedoch wird die Belastung vor allem bei Frau Jäger und Frau Thomas zeitweilig noch als sehr groß erlebt. Zusätzlich erschwerend wirkt sich aus, daß die Frauen nur wenig emotionale Unterstützung durch Bezugspersonen aus ihrem sozialen Umfeld erfahren ähnlich wie die Frauen vom Typ A (s. auch Kap. II.3.3, Typ B). Frau Jäger und Frau Thomas fehlt es vor allem an vertrauten Gesprächspartnerinnen, mit denen sie über ihre persönlichen Sorgen sprechen können. Bei den von den Frauen beschriebenen Belastungen handelt es sich weniger um psychische Probleme (z.B. Depressionen, Suizidgedanken oder Lebensängste) wie bei den Frauen vom Typ A und bei einigen Frauen von Typ D, sondern um konkrete Alltagsbelastungen in Folge des Mißbrauchs (z.B. regelmäßige zusätzliche Termine wie Therapie der Tochter, Beginn einer Ausbildung, noch nicht abgeschlossener Strafprozeß, Wohnungssuche). Eine mögliche Erklärung für die geringere psychische Beeinträchtigung könnte sein, daß die Frauen keine (Frau Thomas) oder weniger schwerwiegende Mißbrauchserfahrungen (Frau Jäger, Frau Sommer) als Kind gemacht haben (z.B. einmaliger Übergriff durch einen Fremdtäter). Frau Jäger und Frau Sommer berichten allerdings von körperlichen Mißhandlungserfahrungen als Kind (z.B. Schläge und Prügel mit dem Stock), unter denen sie sehr gelitten haben. Möglicherweise können sie die Erfahrung von körperlicher Mißhandlung leichter von dem sexuellen Mißbrauch der Tochter abgrenzen, d.h., sie können dem

Mißbrauch der Tochter mit mehr Abstand begegnen als einige der Frauen vom Typ A und D.
Im Vergleich zu Frau Thomas und Frau Jäger berichtet Frau Sommer am wenigsten von persönlichen Belastungen durch den Mißbrauch der Tochter. Es könnte sein, daß sie über mehr Ressourcen verfügt und somit schneller mit der belastenden Situation zurechtkommt. Vieles spricht allerdings auch dafür, daß sie ihre gegenwärtige Lebenssituation zum Teil idealisiert und bestehende Probleme nicht wahr haben will (dies zeigt sich z.B. an ihrer widersprüchlichen Einschätzung der psychischen Befindlichkeit ihrer Tochter, s. Kap. II.3.3, Typ B). Frau Jäger und Frau Thomas haben zwar auch den Wunsch, für immer mit dem Thema abzuschließen, jedoch neigen sie weniger dazu, bestehende Probleme (z.B. mit der Tochter) zu verleugnen.

Der Wunsch nach einem Leben, in dem der Mißbrauch mit seinen Konsequenzen nie mehr existiert, wird für die Frauen dieses Typs letztlich zu einem unerreichbaren Ideal. Dies erklärt vermutlich auch die zwar optimistische, aber eher vage Zukunftsplanung. Lediglich in bezug auf den Aspekt Partnerschaft ist bei Frau Sommer und weniger konkret auch bei Frau Jäger der Wunsch vorhanden, langfristig wieder eine feste Bindung eingehen zu wollen (s. Kap. II.3.2, Typ B). Frau Thomas hat keine konkreten Zukunftspläne oder diese werden als ohnehin unrealistisch eingeschätzt ähnlich wie bei den Frauen vom Typ A. Ein weiterer Grund für die wenig konkrete Zukunftsplanung liegt sicherlich auch darin, daß die Frauen mit der Bewältigung ihres Alltags noch stark in Anspruch genommen sind. So lebt z.B. Frau Thomas nach dem Prinzip 'Planen und Leben von Tag zu Tag', weil das für sie gegenwärtig die einzige Möglichkeit ist, den Alltag »durchzustehen«.

FRAU THOMAS

T: *(...) im Moment leb' ich und das ist auch die einzige Möglichkeit für mich das durchzustehen, ich plan' und leb' von Tag zu Tag, anders kann ich's net.* (S. 17)

Trotz der zeitweilig noch großen Belastungen sind die Frauen dieses Typs mit ihrer sozialen, beruflichen und familiären Lebenssituation zufriedener als die Frauen vom Typ A.

FRAU THOMAS

T: *(...) hab' mich beworben für die X-Ausbildung* (kodiert, Anm.d.Verf.), *hab' das tatsächlich bekommen, ich hab' gedacht, ich hör nicht richtig, ich wurde da gleich angenommen und hab' jetzt ähm die ersten schrift-*

lichen Prüfungen hinter mir, die liegen auch zwischen zwei und drei, da bin ich zufrieden

T: *(...) es geht mir jetzt insgesamt ganz gut, ich mach' wieder viel, ich bin viel unterwegs, das brauch' ich, krieg' auch wieder Besuch und * also von daher geht's.* (S. 37)

Im Unterschied zum Typ A ist die Verarbeitung der Frauen dieses Typs schwerpunktmäßig gegenwartsorientiert. Die Vergangenheit ist oder vielmehr soll kein Thema mehr sein. Eine positive Zukunft ist zwar als Hoffnung auf Veränderung, jedoch weniger als planbare Perspektive vorstellbar. Die dauerhafte Aufrechterhaltung (kognitive Ebene) und vor allem die Umsetzbarkeit ihrer angestrebten selbstverantwortlichen Lebenshaltung (Handlungsebene) könnte sich vor allem bei Frau Sommer und Frau Jäger als schwierig erweisen, denn die Voraussetzungen für eine autonome Entwicklung und für die Aufrechterhaltung ihrer positiven Lebenseinstellung sind eher ungünstig. Ihre Tendenz, die negativen Erfahrungen aus dem gegenwärtigen Leben völlig auszuklammern, das nur geringe Bewußtsein über die eigene Beteiligung an der bisherigen Lebensgestaltung und das Fehlen konkreter realisierbarer Perspektiven dürften die Frauen vermutlich 'anfällig' dafür machen, ihr selbstbestimmtes und eigenverantwortliches Handeln wieder aufzugeben (z.B. wenn sie eine neue Partnerschaft eingehen).

Zusammenfassung

Das Verarbeitungsmuster der Frauen vom Typ B läßt sich beschreiben als Bestreben, die Vergangenheit zu vergessen und neu zu beginnen. Auch bei den Frauen dieses Typs bewirkt die Erfahrung des Mißbrauchs der Tochter den Zusammenbruch von großen Teilen ihres bisherigen Selbst- und Lebenskonzeptes. Im Unterschied zum Typ A sehen die Frauen zwar ihr vergangenes, aber nicht ihr gegenwärtiges und zukünftiges Leben als zerstört, und sie fühlen sich auch nicht in dem Maße als Person entwertet und schuldig für das Scheitern in Teilbereichen ihres bisherigen Lebens. Das Streben der Frauen ist vor allem darauf ausgerichtet, die Erfahrung des Mißbrauchs der Tochter (also die Vergangenheit) zu vergessen und ein neues Leben zu beginnen, in dem das Thema Mißbrauch nicht mehr existiert. Wird die Planbarkeit des eigenen Lebens rückblickend als eher gering eingeschätzt, so ist den Frauen die selbstbestimmte Gestaltung ihres gegenwärtigen und zukünftigen Lebens ein zentrales Anliegen. Dabei entsteht vor allem bei

Frau Sommer der Eindruck, daß sie sich in ihren Fähigkeiten überschätzt, zukünftig »alles anders zu machen«, d.h. auftretende Schwierigkeiten problemlos zu bewältigen. Die Frauen sind überwiegend zufrieden mit sich selbst. Im Unterschied zum Typ A nehmen sie eine optimistische Zukunftshaltung ein. Ein konkretes Zukunftskonzept haben sie jedoch nicht. Die gegenwärtige Bewältigung des Alltags erfordert für die Frauen soviel Kraft, daß für eine langfristige Lebensplanung keine Energie mehr bleibt. Aufgrund der Alltagsbelastungen (stärker auf der Handlungs- als auf der kognitiven Ebene) nimmt der Mißbrauch noch einen wichtigen Stellenwert im Leben der Frauen ein.

Typ C	Zentrales Verarbeitungsmuster: **Handlungsorientiertes Reflektieren über das bisherige Selbst- und Lebenskonzept, Beibehalten von großen Teilen der bisherigen Konzepte und Streben nach Realisierung der Konzepte** (Frau Ems, Frau Nöllte)

Auswirkungen des sexuellen Mißbrauchs der Tochter auf das Selbst- und Lebenskonzept der Frauen

Im Unterschied zu den Typen A und B bleibt das Selbst- und Lebenskonzept bei den Frauen dieses Typs in großen Teilen erhalten. Es wird nur teilweise modifiziert und neu entwickelt (s. Kap. II.3.2, Typ C). Die Erfahrung, daß die Tochter vom Partner sexuell mißbraucht wurde, wird von den Frauen dieses Typs weniger als persönliches Scheitern und als grundsätzliches Lebensversagen erlebt als beim Typ A. Auch wird der Mißbrauch nicht als Erfahrung betrachtet, die zusammen mit weiteren negativen Lebensereignissen möglichst schnell vergessen werden soll wie beim Typ B. Die Bewältigung des Mißbrauchs der Tochter wird von diesen Frauen vor allem als Herausforderung erfahren. Die Konfrontation mit dem Mißbrauch der Tochter führte besonders bei Frau Ems dazu, über das bisherige Leben nachzudenken und mit einer überwiegend negativen Lebenszeit endgültig abzuschließen.

FRAU EMS

*E: (...) ich hab' eigentlich durch den Mißbrauch, weil ich das jetzt auch noch miterlebt hab', hat sich für mich so eigentlich so * 'n Kreis geschlossen *3* irgendwie, ja, 'n Rie// 'n Krei// det// irgendwie 'n ....// ich glaub das war das Tüpfelchen vom letzten und ** ja das war das I-Tüpfelchen und irgendwie * also ich meine, ja * ich ich kann für mich vieles positiv auswerten.* (S. 106)

Einen großen Teil ihres bisherigen Lebens schätzen auch diese Frauen negativ ein. Im Unterschied zu den Frauen der Typen A und B finden sie jedoch zahlreiche Ereignisse in ihrer Biographie, die zwar im Kontext der Gesamterfahrungen eher unwichtig erscheinen mögen, die aber für die Frauen selbst eine enorm wichtige Bedeutung für die Wertschätzung ihrer Person haben. So erzählt z.B. Frau Ems über ihre besonderen Fähigkeiten als Kind im Lesen und Schreiben, die ihr Zuwendung und Anerkennung einbrachten.

FRAU EMS

E: *(...) seit ich eben * im Heim war * da hab' ich schon abends durft' ich schon den ganzen Schlafsaal bewachen, da war ich knappe fünf (...) ich konnte schon früh lesen, ich hab' mit vier Jahren, hab' ich schon Heidi gelesen ** war immer sehr ehrgeizig, warum weiß ich nicht, aber ich hab' den Kindern abends vorgelesen (...) und später in der Schule, *3* ich hab' immer die besten Klassenaufsätze gehabt (...).* (S. 100)

Dies bedeutet jedoch keineswegs, daß die Biographie dieser Frauen (insbesondere die Kindheit) von positiven, die Entwicklung eines stabilen Selbst- und Lebenskonzeptes überwiegend fördernden Erfahrungen gekennzeichnet war. Ausschlaggebend für die Bewältigung scheint vielmehr die Persönlichkeit der Frauen sowie die subjektive Bewertung und Verarbeitung der bisherigen Lebenserfahrungen zu sein.

Wie die Frauen vom Typ B nehmen auch diese Frauen eine eigenverantwortliche Haltung gegenüber ihrem gegenwärtigen und zukünftigen Leben ein. Im Gegensatz zu den Frauen vom Typ B (und auch vom Typ A) sehen sie sich auch an ihrer damaligen Lebensgestaltung aktiv beteiligt, und sie erleben sich keineswegs ausschließlich als Opfer negativer äußerer Umstände. Zurückschauend werden den Frauen ihre problematischen Verhaltensmuster deutlich (s. Kap. II.3.2, Typ C). Die Erklärungen für ihr damaliges Verhalten liegen für die Frauen auf der Hand (z.B. bestimmte Kindheitserfahrungen, jugendliche Naivität bei der Partnerwahl, mangelnde Durchsetzungsfähigkeit und zu große Anpassung an die Wünsche des Partners). Das Erkennen des Widerspruchs zwischen ihrem eigentlichen Selbst- und Lebenskonzept und ihrer jahrelangen Lebensweise ermöglicht den Frauen, eine aktive Rolle einzunehmen und ihr Leben zu verändern. Die Frauen glauben genau zu wissen, worauf sie bei sich selbst zukünftig achten müssen, um eine Wiederholung ähnlicher Erfahrungen zu vermeiden. So ist z.B. Frau Ems der festen Überzeugung, sich von ihrem neuen Partner nicht mehr von ihren Lebensgrundsätzen abbringen zu lassen.

FRAU EMS

E: *(...) ich weiß genau, was ich will * und laß mich auch von niemand mehr aus der Bahn schmeißen (...).* (S. 99)

Daß sie diesen Vorsatz auch schon in der Zeit vor und während der Partnerschaft (mit dem Täter) gehabt hat und immer wieder »aus Liebe« aufgegeben hat (s. Kap. II.3.2, Typ C), erwähnt sie zwar, äußert sich aber nicht weiter dazu. An anderer Stelle des Interviews beschreibt sie sich als auch heute noch eher kompromißbereiter Typ in einer Partnerschaft.

FRAU EMS

*E: (...) ich bin nämlich immer noch so 'n Typ, ich nehm' immer Rücksicht, ja * bin auch gern zu Kompromissen bereit (...).* (S. 75)

Ihre Kompromißbereitschaft und Nachgiebigkeit könnte bei größeren Konflikten mit dem neuen Lebensgefährten dazu führen, daß sie wieder in alte Verhaltensmuster zurückfällt, um den Partner nicht zu verlieren. Das heißt vor allem, sich anzupassen und die bisherigen Lebensgrundsätze für den Partner aufzugeben.

Anders als beim Typ D folgt bei diesem Typ dem Prozeß der Selbst-Bewußtwerdung, ohne eine längere Phase intensiver theoretischer Auseinandersetzung, die zielorientierte Umsetzung der Erkenntnisse auf der Handlungsebene. Ein Grund dafür ist sicherlich, daß die Frauen auf schon vorhandene Lebensentwürfe und Selbstbilder zurückgreifen können. Jetzt wollen sie endlich »alles das tun«, was sie bislang nicht realisieren konnten. Ein befriedigendes Partnerschafts- und Familienleben, Berufstätigkeit, die Realisierung eigener Interessen (z.B. das Pflegen von Freundschaften) und die Wahrung der persönlichen Autonomie sind zentrale Merkmale ihrer gegenwärtigen und zukünftigen Lebensorientierung. Einen großen Teil ihrer Vorstellungen sehen die Frauen bereits realisiert. Mit ihrem gegenwärtigen Lebenssituation (d.h. mit ihrer beruflichen, familiären und sozialen Situation) sind sie somit sehr zufrieden (s. Zitate Kap. II.3.2, Typ C).

Ein weiterer stabilisierender Faktor im Hinblick auf die Bewältigung des Mißbrauchs ist bei diesem Typ die Unterstützung und Stärkung der Frauen durch professionelle Helfer, Partner oder andere Bezugspersonen (s. Kap. II.3.3, Typ D). Sie fühlen sich geliebt und mit all ihren Schwächen und Stärken angenommen und akzeptiert. Im Gegensatz zu den Typen A und B leiden die Frauen auch nicht unter Einsamkeit und Isolation. Sie beschreiben sich als kontaktfreudig, und es fällt ihnen leicht, auf andere Menschen zuzugehen (Einschätzung einer hohen sozialen Kompetenz).

FRAU EMS

*E: (...) ich hab' 'n Freundeskreis, ich bin im Verband alleinerziehender Mütter und Väter * äh * jedenfalls gewesen und ziemlich aktiv da, hab' da mitgemacht (...) man hat sich auch mal zum Kaffeetrinken getroffen.* (S. 79)

Gegenüber den beiden vorherigen Typen ist die persönliche Belastung durch den Mißbrauch der Tochter bei den Frauen dieses Typs erheblich geringer.

Obwohl Frau Ems selbst als Kind sexuell mißbraucht wurde, scheint sie diese Erfahrung als weniger negativen Einflußfaktor auf ihr gegenwärtiges Leben zu betrachten als einige Frauen vom Typ D. Ein Grund dafür könnte die emotionale Unterstützung durch den neuen Lebensgefährten sein. Eine andere Erklärung wäre, daß Frau Ems sich nicht erst seit dem Bekanntwerden des Mißbrauchs ihrer Tochter an ihre eigenen sexuellen Gewalterfahrungen erinnert. Zum Zeitpunkt der Aufdeckung des Mißbrauchs ihrer Tochter ist sie somit nicht in dem Maße durch die eigene Mißbrauchserfahrung belastet wie z.B. Frau Berg und Frau Krüger vom Typ D. Möglicherweise ist sie dadurch auch leichter in der Lage, ihren gegenwärtigen Alltag zu bewältigen, als die beiden Frauen vom Typ D, die sich gleichzeitig mit dem Mißbrauch der Tochter und mit ihrer eigenen Mißbrauchserfahrung intensiv auseinandersetzen.

Wie die Frauen vom Typ B sind auch diese Frauen weitgehend zufrieden mit sich selbst. Im Vergleich zu den beiden vorherigen Typen sind die Frauen dieses Typs noch stärker von ihrer Person und ihren Fähigkeiten überzeugt. Sie glauben durch die Erfahrung des Mißbrauchs der Tochter entscheidungs- und durchsetzungsfähiger geworden zu sein. Sie beschreiben sich als »stark«, »mutig« und »konsequent« und sie freuen sich über ihre Fähigkeit, über das Geschehene reden zu können.

FRAU NÖLLTE

N: (...) ich denke, daß ich eigentlich schon recht froh bin, daß ich überhaupt drüber reden kann, manche Frauen können nicht drüber reden, ich kann drüber reden. (S. 59)

FRAU EMS

*E: Heute bin ich äh ** ähm * sehr mutig (...) und sehr konsequent, hab' ne ganz andere Haltung, konsequenter.* (S. 99)

Die Selbsteinschätzung der Frauen, eine konsequente Haltung entwickelt zu haben, gibt ihnen vermutlich auch die Selbstsicherheit, ihre Lebensvorstellungen dauerhaft realisieren zu können.

Darüber hinaus wird die Entwicklung zu einer Haltung von großer Selbstakzeptanz und Optimismus (hohe Wertschätzung der eigenen Person) durch die Rückbesinnung auf die erfolgreiche Bewältigung früherer schwieriger Lebenssituationen (Rückgriff auf Ressourcen) zusätzlich vorangetrieben. Kompensationsmöglichkeiten in anderen Lebensbereichen (z.B. Erfolg im Beruf oder eine befriedigende Partnerschaft, s. Kap. II.3.3, Typ D) sowie ein konkretes realisierbares Zukunftskonzept helfen zusätzlich, gelegentlich auftauchende Krisen leichter zu bewältigen.

Die Verarbeitung der Frauen dieses Typs ist primär zukunftsorientiert ausgerichtet. Durch die Erfahrung des Mißbrauchs der Tochter glauben die Frauen, sich positiv verändert und weiterentwickelt zu haben.

FRAU EMS
*E: (...) ich finde, ich bin dadurch irgendwie gewachsen ** größer geworden wie überhaupt (...).* (S. 99)

Die Auseinandersetzung mit der Vergangenheit ist für die Frauen dieses Typs weitgehend abgeschlossen. Im Unterschied zum Typ B wollen die Frauen den Mißbrauch der Tochter nicht vergessen (d.h. so tun, als wenn alles nicht passiert wäre), sondern sie betrachten diese Erfahrung als Teil ihrer Lebensgeschichte.

Bei den Frauen dieses Typs spricht vieles dafür, daß die dauerhafte Realisierung ihrer Vorstellungen entsprechend ihrem Selbst- und Lebenskonzept gelingen kann. Im Vergleich zum Typ D scheint das Nachdenken der Frauen über sich selbst weniger intensiv zu sein. Bei Frau Ems zeigen sich zudem Widersprüche in ihren Selbstbeschreibungen (Konsequent vs. immer Rücksicht nehmend; s. auch Kap. II.3.2, Typ C). Ihre an einigen Stellen des Interviews proklamierte Haltung von Selbstsicherheit und Konsequenz erscheint somit brüchig.

Zusammenfassung

Das zentrale Verarbeitungsmuster der Frauen vom Typ C ist Reflektieren und Handeln. Die Aufdeckung des Mißbrauchs der Tochter löst bei den Frauen dieses Typs einen Reflexionsprozeß aus, in dem ihnen der Widerspruch zwischen ihrem eigentlichen Selbst- und Lebenskonzept und ihrer tatsächlichen Lebensweise der letzten Jahre bewußt wird. Im Unterschied zum Typ B bricht das bisherige Selbst- und Lebenskonzept nicht zusammen, sondern bleibt in weiten Teilen erhalten, d.h., Partnerschaft und Familienleben stellen weiterhin den »Grundstock« ihres Lebenskonzeptes dar. Anders als die Frauen der Typen A und B übernehmen die Frauen nicht nur für ihr gegenwärtiges Leben die Verantwortung, sondern sie sehen sich auch rückblickend (z.B. in der damaligen Partnerschaft) als weitgehend verantwortlich für ihr Handeln. Die Frauen denken über ihre problematischen Verhaltensweisen in der Vergangenheit nach (z.B. ihre Nachgiebigkeit in der Partnerschaft), und sie beschließen, sich zukünftig anders zu verhalten. Der Reflexionsprozeß ist somit auf die unmittelbare Veränderung bestimmter Verhaltensweisen ausgerichtet und weniger eine Phase intensiven Nachdenkens wie beim Typ D. Ihr gegenwärtiges Selbstkonzept ist ich-bezogen, bedürfnis- und zielorientiert. Die Frauen sind insgesamt zufrieden mit sich selbst und besitzen ein stabiles Selbstbewußtsein und Selbstwertgefühl. Wie beim Typ B blicken auch diese Frauen sehr optimistisch in die Zukunft. Im Vergleich zum Typ B ist ihr Lebenskonzept jedoch wesentlich konkreter, und die Frauen berichten, einen großen Teil ihrer Vorstellungen bereits realisiert zu haben. Dementsprechend sind sie mit ihrer gegenwärtigen Lebenssituation überaus zufrieden. Frau Ems neigt allerdings zu einer etwas idealisierenden Betrachtung ihrer gegenwärtigen und zukünftigen Lebenssituation und zur Überschätzung ihrer persönlichen Kompetenzen (vor allem in bezug auf Selbstsicherheit und Durchsetzungsfähigkeit). In diesem Aspekt besteht eine gewisse Ähnlichkeit zum Typ B. Die Stabilität ihres Selbst- und Lebenskonzeptes könnte somit in erneuten Krisensituationen (z.B. bei größeren Konflikten mit dem neuen Lebensgefährten) gefährdet sein.

Typ D	Zentrales Verarbeitungsmuster: **Infragestellen und Aufgeben von großen Teilen des bisherigen Selbst- und Lebenskonzeptes, Suchen nach neuen Konzepten und Ausprobieren dieser Konzepte** (Frau Arens, Frau Berg, Frau Gerhardt, Frau Krüger, Frau Lorenz, Frau Müller, Frau Paul)

Auswirkungen des sexuellen Mißbrauchs der Tochter auf das Selbst- und Lebenskonzept der Frauen

Nach der Aufdeckung des sexuellen Mißbrauchs der Tochter stellen die Frauen dieses Typs Teile ihres bisherigen Selbst- und Lebenskonzeptes in Frage ähnlich wie die Frauen vom Typ B. Im Unterschied zum Typ B streben die Frauen nicht danach, das Geschehene zu vergessen, sondern sie denken intensiv über ihr Selbst- und Lebenskonzept nach. Dabei werden die bisherigen Lebensvorstellungen nicht in ihren Grundsätzen beibehalten wie beim Typ C (d.h. Ehe und Familienleben), sondern die Frauen suchen nach neuen Lebensformen (s. Kap. II.3.2, Typ D).

Wie beim vorherigen Typ wird die Bewältigung des Mißbrauchs auch von den Frauen dieses Typs als Herausforderung erfahren. Im Vergleich zum Typ C sind die Frauen jedoch stärker verunsichert in bezug auf ihre zukünftige Lebensgestaltung, und die Phase der Neuorientierung dauert wesentlich länger. Die Konfrontation mit dem Mißbrauch der Tochter löst einen Reflexionsprozeß aus, der gegenüber dem Typ C weniger pragmatisch und auf unmittelbares Handeln ausgerichtet ist, sondern vor allem auf kognitiver Ebene stattfindet.

Die rückblickende Einschätzung ihres bisherigen Lebens ist bei einigen Frauen dieses Typs überwiegend negativ (Frau Lorenz, Frau Krüger). Andere Frauen berichten sowohl über positive als auch über negative Phasen (Frau Arens, Frau Müller, Frau Paul). Wie die Frauen vom Typ C sind auch diese Frauen darum bemüht, die Erfahrung des Mißbrauchs der Tochter in das teilweise neu entwickelte Selbst- und Lebenskonzept zu integrieren, d.h. sie als Teil der bisherigen Lebensgeschichte zu betrachten.

FRAU ARENS

*A: (...) ja, vergessen kann man so etwas nicht, * will ich auch gar nicht, auch wenn ich am Anfang und auch jetzt noch manch mal denke oh Gott, wäre das doch alles nicht passiert. Aber ich versuche äh damit zu* *leben, es gehört halt zu meinem Leben dazu. Aber es ist eben auch nur ein Teil und es gibt auch ganz viele andere positive Dinge * ja so.* (S. 90)

Das Anliegen der Frauen dieses Typs ist es, die eigene Geschichte einschließlich der Erfahrung des Mißbrauchs der Tochter aufzuarbeiten. Die Frauen betrachten den Mißbrauch der Tochter im Kontext ihrer eigenen Biographie, was teilweise zu Neueinschätzungen und Bewertungen der eigenen Person und des bisherigen Lebens führt. Sie erkennen problematische Verhaltensmuster, entdecken aber auch persönliche Stärken. Ihr Ziel ist es, zukünftig bewußter und autonomer leben zu können.

FRAU BERG

I: Gibt es noch etwas, was Sie für sich verändern wollen?

*B: Ja das ist so ** meine eigene Geschichte aufzuarbeiten, so * und dann so ** mehr ** glücklicher mit mir selber zu sein.* (S. 56)

FRAU KRÜGER

K: (...) ich hab' da ja auch zehn Jahre lang in meiner Jugend nicht gelebt, ich weiß, ich kann die nicht nachholen, aber ich kann mir vielleicht ein bißchen mal zulassen von Sachen (...). Man war ja wirklich so verkrampft schon.

I: Haben Sie eher das Gefühl, daß Sie jetzt auch die Sachen machen können oder sich die Sachen raussuchen, die ihnen Spaß machen oder ihnen gut tun, geht das so in die Richtung?

K: Genau, das was einem gut tut, was einem Spaß macht und das andere meidet, was einem schadet. (S. 48)

FRAU ARENS

A: Ich weiß heute, wo meine Schwachstellen sind, hab' ich viel drüber nachgedacht und mit anderen geredet woher das kommt und wie das mit meiner eigenen Geschichte zusammenhängt, z.B. daß es mir schwer fällt zu streiten, weil bei uns zu Hause (in ihrer Herkunftsfamilie, Anm.d.Verf.) *war alles immer so auf Harmonie ausgerichtet (...), was ich jetzt so mit Freunden immer mehr ausprobiere, mal zu sagen nein so nicht, oder das will ich nicht basta (...) eigentlich bin ich schon immer ein recht starker Mensch gewesen, hab' viel Energie so, das habe ich damals aber nicht so gesehen (...).* (S. 100)

Eine zentrale Gemeinsamkeit mit den Frauen vom Typ C besteht darin, daß auch diese Frauen ein hohes Maß an Selbstverantwortung gegenüber ihrem Handeln zeigen, sowohl rückblickend als auch gegenwärtig und zukünftig (s. auch Kap. II.3.2, Typ D).

Durch die intensive Auseinandersetzung mit der eigenen Lebensgeschichte nehmen die Frauen eine aktive Rolle ein, und sie versuchen Möglichkeiten zu finden, um eine Wiederholung des Geschehenen zukünftig zu vermeiden. Durch den Prozeß der Selbst-Bewußtwerdung (Bewußtwerden bestimmter Verhaltensmuster), der anschließenden gedanklichen Auseinandersetzung (Betrachtung der Probleme im Kontext der bisherigen Biographie) und dem Umsetzen der neuen Erkenntnisse auf der Handlungsebene (erstes Ausprobieren neuer Verhaltensweisen) sind die Frauen in der Lage, ihr bisherigen Selbst- und Lebenskonzept teilweise aufzugeben und ein neues auszuprobieren.

Wie die Frauen vom Typ C können auch die meisten Frauen dieses Typs bei der Bewältigung des Mißbrauchs der Tochter in irgendeiner Form auf Ressourcen zurückgreifen (besonders Frau Arens, Frau Müller, Frau Paul und weniger ausgeprägt auch Frau Berg und Frau Krüger). Sie berichten über positive Kindheitserlebnisse, berufliche Erfolge oder von der erfolgreichen Bewältigung früherer schwieriger Lebensphasen. So schildert z.B. Frau Paul, daß sie es geschafft hat, Studium, (und später) Berufstätigkeit und Mutter-Sein auf befriedigende Weise miteinander zu verbinden.

FRAU PAUL

P: (...) bin ich nachhinein stolz, daß ich das geschafft habe ja so mit zwei Kindern und Studium und so (...) ich hatte halt immer auch so'ne Ambivalenz zwischen Muttersein und das Ausleben, das fand ich ganz toll, das war für mich eine ganz tolle Erfahrung und Berufstätigsein, ich bin auch ein ehrgeiziger Mensch (...) und das alles so zusammenbringen, das war nicht einfach, aber es hat geklappt. (S. 14)

Frau Müller erzählt, beruflich schon immer erfolgreich gewesen zu sein, ohne sich besonders dafür anstrengen zu müssen.

FRAU MÜLLER

*M: (...) ich brauchte wenig * Leistung im Beruf, ich hab' natürlich meine Leistung gebracht, aber das machte mir wenig Mühe, daß ich also wenig Leistung brauchte, um sehr viel Geld zu verdienen.* (S. 29)

Unterschiede zwischen den Frauen innerhalb dieses Typs zeigen sich bei dem Aspekt 'Zufriedenheit mit sich selbst'. In bezug auf die Einschätzung der eigenen Person und Fähigkeiten lassen sich die Frauen in zwei Gruppen einteilen. Eine Gruppe von Frauen (Frau Arens, Frau Müller, Frau Paul) ist weitgehend zufrieden mit sich selbst. Dabei handelt es sich um die Frauen, die über ausgeprägte Ressourcen verfügen und die selbst keine sexuellen Gewalt als Kind erfahren haben. Diese Frauen glauben durch die Erfahrung des Mißbrauchs der Tochter, »reifer«, »selbstbewußter« und durchsetzungsfähiger geworden zu sein.

FRAU MÜLLER
M: (...) ich bin wesentlich selbstbewußter geworden und ich bin auch dahingehend selbstbewußter geworden, daß man mit mir nicht mehr alles machen kann und daß man mich vor allen Dingen nicht mehr bequatschen kann und daß ich eher, viel viel schneller Nein sage, als daß ich Ja sage (...) ich kann auch eiskalt, wenn mein, wenn die ganze Umgebung der Meinung ist, ich möchte das anders tun, kann ich ganz genau sagen, nein, ich mache das nicht und da können die um mich herum Kopfstehen, ich sag' ganz kühl ganz kühl und kalt nein. (S. 103)

Diese Frauen erleben die gegenwärtige persönliche Belastung durch den Mißbrauch als nicht mehr so groß. Sie glauben den Mißbrauch der Tochter weitgehend verarbeitet und mit dem Thema »abgeschlossen« zu haben ähnlich wie die Frauen vom Typ C.

FRAU MÜLLER
M: (...) ich bin ja auch, wenn Sie so wollen, mit dem Thema für mich ist das Thema einigermaßen abgeschlossen.
I: Hm.
*M: (...) habe eigentlich auch das, was notwendig ist vor allen Dingen für die Marita und für mich getan und ** daß es noch besser wird, das bringt die Zeit mit sich (...).* (S. 129)

Eine weitere Gruppe von Frauen (Frau Berg, Frau Lorenz, Frau Krüger, Frau Gerhardt) ist weniger zufrieden mit sich selbst. Sie beschreiben sich u.a. als »bindungsunfähig«, als »in sich zurückgezogen«, als unsicher im Kontakt mit anderen Menschen und als wenig belastbar bei der Alltagsbewältigung. Diese Frauen möchten noch »vieles« an sich selbst verändern. Zum Beispiel wünschen sie sich mehr Selbstsicherheit bei der Bewältigung des Alltags oder sie möchten offener sein im Kontakt mit anderen Menschen.

FRAU LORENZ
I: Gibt's noch was, was du so für dich verändern willst?

.

.

*L: *5* (...) ja wenn man so direkt fragt, eigentlich möcht ich alles verändern (lacht) (ja) ziemlich viel jedenfalls. (...) ist einfach noch so so Sachen * diese Angstzustände hab' ich zwar nicht mehr, aber es ist schon sone sone Lebensangst, wenn ich morgens wach werde, also mal ist sie* *weg, aber sie kommt halt ziemlich oft wieder, ah so ein Gefühl morgens ich schaff den Tag gar nicht ne. *3* Also es geht dann weg und ich wei// kann mittlerweile auch weiß ungefähr wie ich damit umgehen kann, aber * das möcht ich schon irgendwann noch mal loswerden.* (S. 61)

FRAU BERG

I: Gibt es noch etwas, was Sie für sich verändern wollen?

*B: (...) So *3* 'n bißchen mehr aus mir rauszukommen, also so, das was ich * oft fühle ne so in Gruppen oder * bin ich sehr still und schweigsam und * trau mich nicht mmh ** hadere lange, bis ich überhaupt was sage, sehr zurückgezogen und merke so in mir, eigentlich bin ich anders* (lacht), *so und * ich wär gerne anders oder so.* (S. 56)

Im Vergleich zu den Frauen der ersten Gruppen können diese Frauen auch weniger auf Ressourcen zurückgreifen. Die persönliche Belastung durch den Mißbrauch der Tochter wird von diesen Frauen phasenweise noch als sehr groß erlebt. Zeitweilig neigen sie dazu, in ein regelrechtes Grübeln zu verfallen, und sie wissen noch nicht wie sie ihre Probleme lösen könnten. Zudem erleben sie ihre eigene problematische Kindheitsgeschichte (u.a. eigene sexuelle Mißbrauchserfahrung) als große Belastung. Die mit Leiden und Trauer verknüpfte intensive Auseinandersetzung mit der eigenen sexuellen Mißbrauchserfahrung trägt wahrscheinlich mit dazu bei, daß die Frauen in krisenhaften Phasen eher zu Rückschlägen, Frustrationen und erneuten Selbstzweifeln neigen als Frau Arens, Frau Müller und Frau Paul und auch als Frau Ems vom Typ C. Im Unterschied zu Frau Ems vom Typ C scheinen Frau Berg und Frau Krüger die emotionale Verarbeitung ihrer eigenen Gewalterfahrung und die Verarbeitung des Mißbrauchs der Tochter stärker miteinander zu vermischen.

Auch in bezug auf die Zukunftsplanung und die Zufriedenheit mit ihrer gegenwärtigen Lebenssituation lassen sich die Frauen dieses Typs in zwei Gruppen einteilen. Einige Frauen (Frau Arens, Frau Müller, Frau Lorenz, Frau Paul) haben bereits konkrete Zukunftsvorstellungen entwickelt und damit begonnen, ihre Pläne umzusetzen. Diese Frauen sind auch weitgehend zufrieden mit ihrer gegenwärtigen familiären, beruflichen und sozialen Lebenssituation. Sie haben eine neue Wohnung gefunden, sie haben eine Ausbildung begonnen, sie kümmern sich um den beruflichen Wiedereinstieg und haben keine oder nur geringe finanzielle Probleme. Sie gehen ihren Interessen nach und stellen sich selbst mit ihren Bedürfnissen und Wünschen in den Mittelpunkt.

FRAU MÜLLER

I: Hm welche Lebensperspektive sehen Sie für sich, was wünschen Sie sich für die Zukunft?

*M: * Einen drei Tun äh 30-Stunden-Jobs Job (...) dann so'n Leben, wie ich's jetzt weiter, so'n Leben, wie ich's jetzt führe*

I: hm

*M: mit ** ja sehr auf mich betont.* (S. 118)

M: (...) ich will sehen, daß ich bewußt lebe, daß ich jeden Tag genieße, der mir gegeben wird und daß ich den für mich zum besten ausnutze. (S. 119)

Bei den anderen Frauen dieses Typs (Frau Berg, Frau Krüger, Frau Gerhardt) ist die Zukunft zwar als positive und auch planbare Perspektive vorhanden, nimmt jedoch im Erleben der Frauen einen eher geringeren Stellenwert ein ähnlich wie bei den Frauen vom Typ B. Diese Frauen sind nur teilweise zufrieden mit ihrer gegenwärtigen beruflichen, sozialen und familiären Lebenssituation. Durch ihre intensive Auseinandersetzung mit sich selbst (vor allem mit ihrer eigenen Mißbrauchserfahrung) sind sie noch stark in Anspruch genommen. Im Hinblick auf ihre zukünftigen Lebensvorstellungen entwickeln sie erste Ideen, was sie mit ihrem Leben anfangen könnten. Sie befürchten aber, nicht die Kraft zu haben, ihre Pläne auch umsetzen zu können.

FRAU KRÜGER

I: Sind das auch so Perspektiven, die Sie haben, also mit dieser Freiberuflichkeit (Bezugnahme der Interviewerin auf eine vorherige Erzählsequenz, Anm.d.Verf.)

*K: Ja es war immer so noch für mich noch so 'ne Entscheidung, weil ich * ich hab' immer das Gefühl, ich hab' nicht die Kraft, das zu schaffen (...).* (S. 40)

Insgesamt sind die Frauen der zweiten Gruppe vorsichtiger und zurückhaltender mit der Umsetzung ihrer Vorstellungen als die Frauen der ersten Gruppe.

Abgesehen von diesen Unterschieden in bezug auf die Zufriedenheit mit der gegenwärtigen Lebenssituation, die Einschätzung der eigenen Person und die Zukunftsplanung streben alle Frauen dieses Typs nach Selbstveränderung, und sie sind bemüht um die Aufrechterhaltung und die Stabilisierung ihrer selbstbestimmten Lebensgestaltung. Das Vorantreiben der eigenen Selbstentwicklung (d.h. die intensive Beschäftigung mit sich selbst und das Sich-Selbst-in-den-Mittelpunkt-Stellen), hilft den Frauen, die Wertschätzung ihrer eigenen Person zu stärken. Die Bedeutung anderer Lebensbereiche (z.B. Beruf, s.o.; s. auch Kap. II.3.3, Typ C, Typ D) trägt ebenfalls dazu bei, zeitweilige Probleme im Zusammenhang mit dem Mißbrauch der Tochter besser bewältigen zu können. Im Unterschied zu früher (d.h. zu der Zeit des Zusammenlebens mit dem Partner) lehnen die Frauen die traditionelle Form der Kleinfamilie ab und suchen nach neuen Lebensformen (s. Kap. II.3.2, Typ D). Wie die Frauen vom Typ C führen die Frauen die bisherigen positiven Entwicklungen und Veränderungen seit der Aufdeckung des Mißbrauchs bis zum Interviewzeitpunkt (z.B. die Abnahme der Angst vor Wiederholung des Geschehenen, berufliche Weiterqualifizierung, Aufbau eines neuen Freundeskreises) vor allem auf ihre persönlichen Fähigkeiten zurück, und zwar auf ihre »Energie«, ihren »Willen« und ihre »Zielstrebigkeit« (selbstwertstärkender Attributionsstil, vgl. Epstein 1984). Somit gelingt es diesen Frauen, die mit der Erfahrung des Mißbrauchs der Tochter einhergehenden Veränderungen positiv für sich zu nutzen.

Die Verarbeitung der Frauen dieses Typs ist gegenwarts- und zukunftsorientiert. Die Auseinandersetzung mit der Vergangenheit ist sehr intensiv und wird als notwendig betrachtet für die Veränderung und Neugestaltung der gegenwärtigen und zukünftigen Lebenssituation. Die positive Bewältigung des Mißbrauchs der Tochter - setzt man die Auseinandersetzungsbereitschaft mit sich selbst und die gegenwärtige Lebenszufriedenheit als zentrale Indikatoren an - scheint den Frauen weitgehend gelungen oder sie befinden sich auf dem Wege dorthin. Im Vergleich zum vorherigen Typ haben sie ein größeres Bewußtsein gegenüber ihrem Verhalten entwickelt, d.h., sie wissen um ihre 'Schwächen', und sie versuchen alte Verhaltensmuster abzulegen. Die Voraussetzungen für die zukünftige Führung eines selbstbewußten, zufriedenen und autonomen Lebens sind bei diesen Frauen ebenfalls günstig, weil die Eigenverantwortlichkeit in ihrem Verhalten (sowohl rückblickend als auch gegenwärtig) überwiegt. Einige Frauen neigen allerdings dazu (vor allem Frau Gerhardt, Frau Berg und Frau Krüger), zeitweilig in ein regelrechtes Grübeln zu verfallen und sich immer wieder in Frage zu stellen. Dies hindert sie vermutlich daran, neue Verhaltensweisen auszuprobieren, was letztlich auch zu Veränderungen ihres zum Teil negativen Selbstbildes führen könnte.

Zusammenfassung

Das Verarbeitungsmuster der Frauen vom Typ D läßt sich wie folgt zusammenfassen: Infragestellen der bisherigen Selbst- und Lebenskonzepte, Umorientieren und Ausprobieren neuer Konzepte. Bei den Frauen dieses

Typs führte die Erfahrung des Mißbrauchs der Tochter zur Infragestellung des bisherigen Selbst- und Lebenskonzeptes. Im Gegensatz zu den Frauen vom Typ C, die ihr Selbst- und Lebenskonzept weitgehend beibehalten (bzw. auf schon vorhandene Konzepte zurückgreifen), geben die Frauen dieses Typs Teile ihres bisherigen Selbst- und Lebenskonzeptes auf. Im Vergleich zu den Frauen vom Typ C entsteht der Eindruck, daß die Frauen dieses Typs intensiver über sich selbst und ihr bisheriges Leben nachdenken. Sie analysieren die eigene Person, und sie suchen nach Erklärungen für das Geschehene in ihrer eigenen Biographie. Ihrem bisherigen Lebenskonzept (und zwar ein harmonisches Familienleben mit Mann und Kindern) stehen die Frauen äußerst kritisch gegenüber, und sie suchen nach neuen Konzepten über ihre zukünftige Lebensgestaltung. Dabei neigen einige Frauen dieses Typs dazu, zeitweilig in ihrem Nachdenken und Hinterfragen zu verharren, was ihre Selbstzweifel verstärkt. Im Vergleich zum Typ C sind die Frauen deutlich zurückhaltender mit der Umsetzung ihrer neu gewonnenen Erkenntnisse. Wie die Frauen vom Typ C nehmen auch diese Frauen eine eigenverantwortliche Haltung gegenüber ihrem Leben ein, sowohl rückblickend als auch gegenwärtig und zukünftig. Ihr gegenwärtiges Selbstkonzept ist ebenfalls stark ich-bezogen, bedürfnis- und zielorientiert. Einige der Frauen dieses Typs sind weitgehend zufrieden, andere noch eher unzufrieden mit sich selbst. Alle Frauen haben aber ein insgesamt positives Selbstwertgefühl, und sie besitzen ein stabiles Selbstbewußtsein. Ein Teil der Frauen dieses Typs hat bereits mit der Realisierung ihrer neuen Lebenspläne begonnen. Mit ihrer gegenwärtigen Lebenssituation sind die Frauen weitgehend zufrieden. Der Mißbrauch der Tochter ist nur noch phasenweise zentrales Thema, mit dem sie sich vor allem auf gedanklicher Ebene, aber auch auf konkreter Handlungsebene beschäftigen (z.B. Organisieren eines Elternabends zu dem Thema in der Kindertagesstätte der Tochter).

3.4.1 Zusammenfassung der vier Typen

Durch die Erfahrung des sexuellen Mißbrauchs der Tochter wurde das Selbst- und Lebenskonzept der Frauen stark erschüttert. Bisherige Selbsteinschätzungen und Lebensvorstellungen waren fragwürdig geworden. Die Verarbeitung dieser Erfahrung in bezug auf deren Auswirkung auf das Selbst- und Lebenskonzept der Befragten ist unterschiedlich. Insgesamt wurden vier verschiedene Typen von Selbst- und Lebenskonzepten gefunden.

Bei den Typen A (Zentrales Verarbeitungsmuster: Abwerten der eigenen Person und des bisherigen Lebens und Resignation) und B (Zentrales Verarbeitungsmuster: Die Vergangenheit Vergessen und ein neues Leben Beginnen) brach das ohnehin instabile Selbst- und Lebenskonzept nach dem Bekanntwerden des sexuellen Mißbrauchs der Tochter weitgehend zusammen. Die Frauen beider Typen zeigen ein nur geringes Maß an Selbstreflexion und erleben sich rückblickend eher als passiv und wenig einflußnehmend auf ihr Leben. Verfallen die Frauen vom Typ A nach der Aufdeckung in Selbstabwertung, Perspektivlosigkeit und Resignation, sind die Frauen vom Typ B der festen Hoffnung, »ein neues Leben zu beginnen« und mit ihrer negativen Vergangenheit für immer abschließen zu können. Im Vergleich zum Typ A leiden die Frauen vom Typ B weniger unter Schuldgefühlen und haben ein größeres Vertrauen in ihre Fähigkeiten, ihr Leben zukünftig selbstverantwortlich zu gestalten. Die Tendenz, den Mißbrauch der Tochter so schnell wie möglich vergessen zu wollen, die damit einhergehende Idealisierung der gegenwärtigen Lebenssituation, die geringe Selbstreflexion und das zwar euphorische, jedoch nur wenig konkrete Zukunftskonzept könnten die Aufrechterhaltung der angestrebten selbstverantwortlichen Lebenshaltung in erneuten Krisensituationen gefährden.
Im Unterschied zu den Typen A und B blieb das Selbst- und Lebenskonzept beim Typ C (Zentrales Verarbeitungsmuster: Reflektieren über das bisherige Selbst- und Lebenskonzept, Beibehalten großer Teile der bisherigen Konzepte und Realisieren der Konzepte) in weiten Teilen bestehen. Die Frauen halten Ehe und Familienleben weiterhin für die erstrebenswerte Lebensform. Im Unterschied zu früher wollen sie jedoch konsequenter ihre Vorstellungen von Beziehung gegenüber dem Partner durchsetzen (s. Kap. II.3.2, Typ C). Ähnlich wie beim Typ B sehen auch die Frauen vom Typ C den Mißbrauch der Tochter als Abschluß mit einer unbefriedigenden Lebensphase. Verglichen mit den Frauen vom Typ B denken die Frauen vom Typ C jedoch intensiver über sich selbst und ihr bisheriges Leben nach. Sie erleben sich nicht nur gegenwärtig und zukünftig, sondern im Unterschied zum Typ B auch rückblickend als aktiv und einflußnehmend auf ihr Leben. Gegenüber den Frauen vom Typ B haben sie auch ein konkreteres Zukunftskonzept. Die Frauen besitzen ein stabiles Selbstbewußtsein, und ihr Selbstwertgefühl ist insgesamt positiv. Allerdings neigen sie dazu, ihre Fähigkeiten (z.B. ihre Durchsetzungsfähigkeit) zu überschätzen, denn ihre Selbstbeschreibung stimmt an einigen Stellen des Interviews nicht mit ihrem geschilderten Verhalten überein (s. Kap. II.3.2, Typ C). In diesem Aspekt besteht eine gewisse Ähnlichkeit zum Typ B.
Die Frauen vom Typ D (Zentrales Verarbeitungsmuster: Infragestellen der bisherigen Selbst- und Lebenskonzepte, Suchen nach neuen Konzepten und

Ausprobieren der neuen Konzepte) stellen ihr bisheriges Selbst- und Lebenskonzept stärker in Frage als die Frauen vom Typ C. Ähnlich wie beim Typ A und B führt die Erfahrung des Mißbrauchs der Tochter zu einer grundsätzlichen Veränderung ihrer bisherigen Lebensweise (d.h. z.B. alleinerziehend zu sein, keine feste Partnerschaft zu haben und nach einer neuen Lebensformen zu suchen). Die daraus resultierende Krise wird jedoch anders verarbeitet als von den Frauen der Typen A und B. Die Frauen zeigen ein hohes Maß an Selbstreflexion und Eigenverantwortlichkeit. Sie sind weitgehend zufrieden mit sich selbst, und sie besitzen ein insgesamt stabiles Selbstbewußtsein und Selbstwertgefühl. In diesen Aspekten bestehen deutlich mehr Gemeinsamkeiten mit den Frauen vom Typ C. Unterschiede zwischen Typ C und D bestehen vor allem in der Art der Reflexion, die beim Typ C stärker auf unmittelbares Handeln ausgerichtet ist und beim Typ D eher auf gedanklicher Ebene stattfindet. Zudem scheinen die Frauen vom Typ D ihre Schwächen und Kompetenzen realistischer einschätzen zu können als die Frauen vom Typ C. Es entsteht der Eindruck, daß ihre Selbsteinschätzungen mehr mit ihren geschilderten Verhaltensweisen übereinstimmen als beim Typ C. Einige der Frauen vom Typ D neigen allerdings dazu, in ihrem Nachdenken über sich selbst steckenzubleiben, indem sie sich immer wieder die gleichen Gedanken machen, ohne durch konkrete Handlungsschritte ihre Situation aktiv zu verändern. Ein weiterer Unterschied zwischen Typ C und D besteht auch darin, daß die Frauen vom Typ D Ehe- und Familienleben in Form der traditionellen Kleinfamilie eher kritisch gegenüberstehen, wogegen die Frauen vom Typ C bereits wieder in dieser Form leben (allerdings mit dem Bemühen um mehr Partnerschaftlichkeit).

Es ist deutlich geworden, daß zwischen Typ C und D mehr Gemeinsamkeiten bestehen als zwischen Typ A und B. Die ausgeprägte Eigenverantwortung, die intensive Selbstreflexion und die Zukunftsorientierung sind einige der Übereinstimmungen zwischen Typ C und D. Die Gemeinsamkeit zwischen Typ A und B ist lediglich in dem völligen Zusammenbruch des bisherigen Selbst- und Lebenskonzeptes zu sehen und in dem rückblickenden Erleben als Opfer. In bezug auf die optimistische Zukunftshaltung und das Bemühen um eine selbstbestimmte Lebensgestaltung liegt Typ B wiederum näher bei Typ C und D. Möglicherweise entwickelt sich Typ B in die gleiche Richtung wie Typ C, d.h., die Frauen gehen nach einiger Zeit eine neue feste Beziehung oder Ehe ein und hoffen, daß es besser klappt als mit dem damaligen Partner. Weitere Ähnlichkeiten zwischen Typ B und C zeigen sich vor allem in bezug auf die Tendenz, die gegenwärtige Lebenssituation zu idealisieren. Insgesamt ist festzustellen, daß die Typen B, C und D näher beieinander liegen und Typ A eher eine Außenseiterposition einnimmt.

4. Gesamttypologie

Die Darstellung der einzelnen Typen zur Partnerschaft, zur Mutter-Tochter-Beziehung und zum Selbst- und Lebenskonzept hat gezeigt, daß bei der Verarbeitung des Mißbrauchs der Tochter Übereinstimmungen, aber auch erhebliche Differenzen zwischen den Frauen festzustellen sind. Bei dem Versuch, eine Gesamttypologie zu bilden, wurden die 12 Typen (jeweils vier Typen zu einem Themenbereich) zu vier Gesamttypen zusammengefaßt (s. Kap. II.2.3, Tabelle 2 und 3, S. 64). Im folgenden werden diese Typen in ihren wichtigsten Merkmalen dargestellt.

4.1 Typ 1: Entwerten und Anklagen

Die Frauen, die diesem Typ zugeordnet werden, nehmen eindeutig die Opferrolle ein. Der Mißbrauch der Tochter wird für sie zu einem weiteren Negativereignis im Rahmen der Gesamtbiographie, eine Erfahrung, die sie resignieren, hoffnungs- und mutlos werden läßt. Die Frauen klagen nicht nur den Partner an, sondern leiden zudem unter starken Schuldgefühlen und Selbstvorwürfen. Ihre psycho-soziale und individuelle Befindlichkeit[16] ist weitgehend schlecht, ihre gegenwärtige Lebenssituation beschreiben sie als sehr unbefriedigend, und sie blicken pessimistisch in die Zukunft. Zu diesem Typ werden zwei Frauen gezählt (Frau Diets, Frau Fischer).

Die Verarbeitung der Erfahrungen in der Partnerschaft ist bei den Frauen dieses Typs durch ein massives Anklagen und Verurteilen des früheren Partners gekennzeichnet. Eine neue Beziehung ist für die Frauen nicht mehr vorstellbar. Auch das Männerbild der Frauen ist sehr negativ. Männer gelten grundsätzlich als Patriarchen und Ausbeuter des weiblichen Geschlechts, und sie werden mit großer Vorsicht und Mißtrauen betrachtet. Dem gegenüber steht eine zu Anfang der Beziehung starke Idealisierung des Partners, der ihrem damaligen Leben wieder einen Sinn und neue Perspektiven gab (er war der »Traum- oder Idealpartner«, »der einzige Mann«,

16 Unter psycho-sozialer Befindlichkeit wird das durch soziale Gegebenheiten bedingte Befinden der Frauen verstanden. Sie bezieht sich somit auf die zumeist objektiv feststellbaren äußeren Lebensumstände der Frauen (z.B. Erwerbstätigkeit, Wohnsituation, soziale Eingebundenheit). Mit individueller Befindlichkeit ist die eher auf intrapsychische Prozesse zurückzuführende seelische Verfassung der Frauen gemeint (z.B. Leiden unter Depressionen und Ängsten).

den sie »jemals geliebt haben«). Die gesamte Zukunftsplanung war weitgehend an diese Beziehung geknüpft. Hierin liegt eine der Erklärungen für das massive Abwerten und Anklagen des früheren Partners. Nach Einschätzung der Frauen hatte er ihr Leben zunächst stark aufgewertet und anschließend wieder zerstört.

Nicht nur über ihren Partner sind die Frauen enttäuscht, sondern auch über ihre Tochter. Frau Diets ist vor allem darüber gekränkt, daß die Tochter ihr nichts von den sexuellen Übergriffen erzählt hatte. Frau Fischer fühlt sich durch das aggressive Verhalten der Tochter zurückgewiesen und abgelehnt. Beide Frauen beziehen das Verhalten der Tochter stark auf die eigene Person. Demzufolge sind sie in ihrem Selbstverständnis als Mutter verunsichert, und sie leiden unter Schuldgefühlen. Die Beziehung zur Tochter ist belastet und emotional verstrickt. Diese Verstrickung zeigt sich bei diesem Typ in zwei Ausprägungen: Frau Diets neigt dazu, das Verhältnis zu ihrer Tochter zu idealisieren, und sie identifiziert sich sehr mit dem Leiden ihrer Tochter. Konflikte und Probleme werden geleugnet oder bagatellisiert. Frau Fischer schätzt die Beziehung zu ihrer Tochter weitgehend negativ ein. Ihre Tochter erinnert sie stets an den Kindesvater. Ihre Gefühle für die Tochter schwanken hin und her zwischen Ablehnung der Tochter und dem Bemühen um Verständnis und emotionale Nähe. Beide Frauen scheinen auf die Zuwendung und Solidarität ihrer Töchter angewiesen zu sein. Aufgrund ihrer eigenen emotionalen Bedürftigkeit wird die Tochter zur zentralen Bezugsperson. Sie wird in die Rolle der Verbündeten und Leidensgenossin gedrängt. Bei beiden Frauen zeigt sich die Tendenz zu einer Überidentifikation mit dem Kind. Das Problem dieser Frauen liegt vor allem in ihrer Schwierigkeit, sich gegenüber der Tochter abzugrenzen (Schwierigkeiten auf der Individuationsebene). Die Wahrnehmung der Tochter ist stark durch das eigene Leiden geprägt. Dadurch könnte die psychische Genesung ihrer Töchter beeinträchtigt werden.
Die fehlende Unterstützung und Entlastung durch andere Personen (insbesondere bei Frau Fischer), eine sehr belastete Kindheit und die Erinnerung an eigene sexuelle Gewalterfahrungen als Kind unmittelbar nach der Entdeckung des Mißbrauchs ihrer Tochter sind weitere Faktoren, die die mangelnde Abgrenzung gegenüber dem Kind verstärken.

Das Selbst- und Lebenskonzept der Frauen dieses Typs bricht nach der Aufdeckung des Mißbrauchs der Tochter weitgehend zusammen. Es ist gekennzeichnet durch Selbstabwertung (einhergehend mit depressiven Verstimmungen), Perspektivlosigkeit und Resignation. Die Frauen betrachten ihr Leben als zerstört und sehen für sich keine Zukunftsperspektiven mehr. Dabei zeigen sie ein nur geringes Maß an Selbstverantwortung und Selbstreflexion. Stets werden andere Personen angeklagt (z.B. Partner, Eltern, BeraterInnen und möglicherweise auf unbewußter Ebene auch die Tochter), die an ihrer unglücklichen Lebenssituation Schuld haben. Durchaus vorhandene persönliche Stärken und Kompetenzen (wie etwa Ressourcen, z.B. Bewältigung des Alltags als berufstätige und alleinerziehende Mutter) sowie neue positive Erfahrungen werden nicht wahrgenommen, heruntergespielt oder auf 'Glück' und Zufall zurückgeführt. Negative Erfahrungen hingegen werden antizipiert und als Bestätigung der eigenen persönlichen Unzulänglichkeit erfahren (selbstwertschädigender Attributionsstil, vgl. Epstein 1984). Dies ist auch ein Hinweis für das niedrige Selbstwertgefühl und das geringe Selbstvertrauen der Frauen. Die eigene Biographie wird zurückschauend nur noch unter dem Blickwinkel der Erfahrung des Mißbrauchs der Tochter betrachtet. Auch positive Erlebnisse werden von den Frauen im nachhinein negativ umgedeutet. Die Erfahrung, daß die Tochter sexuell ausgebeutet wurde, wird zur Metapher ihres Lebensversagens. Durch die ständige kognitive Beschäftigung mit dem Geschehenen und die massiven konkreten Alltagsprobleme (z.B. Probleme mit der Tochter oder finanzielle Schwierigkeiten) ist der Mißbrauch zu einer chronischen Belastung geworden.

Die Bewältigungsstrategien der Frauen dieses Typs sind meines Erachtens eher als problematisch einzuschätzen. Positiv ist, daß die Frauen eine enorme Wut auf den Partner entwickelt und erkannt haben, daß sexuelle Gewalt im Kontext patriarchalischer Machtstrukturen stattfindet. Die Selbstvorwürfe der Frauen, ihre Neigung zu Depression und sozialem Rückzug sowie ihre geringe Selbstreflexion führen jedoch dazu, daß sie in Verbitterung und Haß auf den Partner 'steckenbleiben' und sich unglücklich, verzweifelt und resigniert fühlen.

4.2 Typ 2: Vergessen und neu Beginnen

Die Frauen, die zum zweiten Typ gehören, erleben sich zwar rückblickend als Opfer, jedoch im Unterschied zum ersten Typ sind sie gegenwärtig bemüht, diese Rolle abzulegen und selbstverantwortlich zu handeln. Der Mißbrauch der Tochter wird als eher zufälliges Ereignis erlebt und nicht als Bestätigung ihrer negativen Lebenserfahrungen wie beim vorherigen Typ. Das Bestreben der Frauen ist es, das Geschehene für immer zu vergessen und ein neues Leben anzufangen. Das psycho-soziale und individuelle Befinden dieser Frauen ist zufriedenstellend (Frau Thomas, Frau Jäger) bis euphorisch gut (Frau Sommer). Die gegenwärtige Lebenssituation wird als anstrengend und belastend erfahren, und die Frauen hoffen auf eine bessere Zukunft. Dieser Typ wird durch drei Frauen repräsentiert (Frau Jäger, Frau Sommer, Frau Thomas). Dabei stellt Frau Thomas einen Zwischentyp zwischen dem ersten und zweiten Typ dar.

Wie die Frauen vom ersten Typ werten auch diese Frauen den früheren Partner ab. Sie sind enttäuscht und wütend auf ihren früheren Mann, der ihre Erwartungen auf ein 'normales' Familienleben nicht erfüllt hat. Im Unterschied zum ersten Typ wird die Ablehnung des Partners jedoch nicht auf alle Männer übertragen. Ausschließlich der Partner wird als Versager eingeschätzt, der an seiner Rolle als Vater und Ehemann gescheitert ist. Partnerschaft wird von den Frauen gegenwärtig, jedoch nicht wie beim ersten Typ grundsätzlich, ausgeschlossen. Lediglich für Frau Thomas ist eine Partnerschaft nicht mehr vorstellbar, und ihr Männerbild ist wie beim vorherigen Typ sehr negativ. Frau Sommer und Frau Jäger glauben, daß es auch »andere Männer« gibt, und sie hoffen, zukünftig einen »besseren« Mann zu finden, der für eine Familie die finanzielle und soziale Verantwortung tragen kann.

Die Beziehung zur Tochter schätzen die Frauen dieses Typs als relativ konfliktfrei und harmonisch ein. Besonders Frau Sommer und Frau Thomas neigen dazu, das Verhältnis zu idealisieren und negative Gefühle gegenüber der Tochter (z.B. Wut) zu verleugnen. Diese Tendenz, die Beziehung zu idealisieren, ist jedoch weniger ausgeprägt als bei Frau Diets vom ersten Typ. Darüber hinaus ist den Frauen sehr wichtig, der Tochter die bestmögliche Hilfe zukommen zu lassen, damit sie das Erlebte verarbeiten kann. Die Unterstützung der Tochter geschieht vor allem in der Form, daß die Frauen die Aufarbeitung des Mißbrauchs bei der Tochter an Professionelle delegieren. Die Suche nach einer 'guten' Therapeutin für die Tochter hilft den Frauen, ihr angeschlagenes Selbstbild als Mutter wieder zu stabilisieren. Im Unterschied zum dritten und vierten Typ vermeiden diese Frauen es eher, mit der Tochter über das Geschehene zu sprechen, oder sie betrachten es als nicht erforderlich. So ist Frau Sommer der Meinung, daß die Tochter das Erlebte bereits verarbeitet hat und »geheilt« ist. Die Abgrenzung gegenüber dem Leiden der Tochter gelingt den Frauen dieses Typs deutlich besser als den Frauen vom ersten Typ. Zwar beklagen die Frauen, zu wenig Unterstützung für sich selbst zu erfahren, aber die Inanspruchnahme von Therapie oder Beratung für die Tochter dürfte ihnen vermutlich helfen, sich nicht in dem Maße mit der Tochter zu identifizieren wie die Frauen vom ersten Typ. Ein anderer Grund könnte sein, daß die Frauen keine sexuellen Gewalterfahrungen als Kind gemacht haben (Frau Thomas) oder daß sie auch schon vor der Aufdeckung des Mißbrauchs ihrer Tochter von ihrem eigenen sexuellen Mißbrauch als Kind wußten (Frau Jäger, Frau Sommer). Dadurch können sie dem Mißbrauch der Tochter wahrscheinlich mit mehr Abstand begegnen als die Frauen vom ersten Typ. Problematisch ist allerdings, daß die Frauen dieses Typs die Beziehung zu ihrer Tochter als völlig unbelastet einschätzen, was nach Erfahrungen von Expertinnen nach einem sexuellen Mißbrauch durch den Kindesvater meist nicht der Fall ist (Koch/Jarvis 1987). Das Vermeiden von direkten Gesprächen mit der Tochter und die Tendenz, Konflikte zu verleugnen, könnte sich negativ auf das Verhältnis zur Tochter auswirken. Zudem entsteht der Eindruck, daß die Mutter-Kind-Beziehung bei den Frauen dieses Typs von einer gewissen emotionalen Distanz geprägt ist. Gegenüber den Frauen vom ersten und dritten Typ, die sich stark mit dem Leiden der Tochter identifizieren, grenzen sich die Frauen dieses Typs klarer gegenüber ihrer Tochter ab. Allerdings kommen in den Schilderungen dieser Frauen Empathie, Zuwendung und emotionale Nähe zur Tochter nur selten zum Ausdruck.

Ähnlich wie beim ersten Typ führt die Konfrontation mit dem Mißbrauch der Tochter auch bei den Frauen dieses Typs zum Zusammenbruch großer Teile ihres bisherigen Selbst- und Lebenskonzeptes. Eine rückblickende Auseinandersetzung mit dem Geschehenen im Kontext der Gesamtbiographie findet ähnlich wie beim ersten Typ nur ansatzweise statt. Die Bewältigung des Mißbrauchs erfolgt vor allem durch das Bestreben, die bisherigen Erfahrungen aus dem zukünftigen Leben auszuklammern. Diese Strategie erweist sich jedoch als wenig erfolgreich. Die gegenwärtig noch als sehr groß erlebten Alltagsbelastungen (z.B. Probleme mit der Tochter, finanzielle Schwierigkeiten) lassen den Wunsch nach einem Leben, in dem der Mißbrauch mit seinen Konsequenzen nicht mehr existiert, zu einem fast unerreichbaren Ideal werden. Dies erklärt auch die zwar optimistische, jedoch eher vage Zukunftsplanung oder die Einschätzung der Wünsche als ohnehin nicht realisierbar. Im Gegensatz zum ersten Typ verharren diese Frauen jedoch nicht in Resignation und Depression, sondern sie wollen so schnell wie möglich mit dieser Erfahrung abschließen und ein neues Leben beginnen, in dem »alles anders« sein wird. In bezug auf ihr gegenwärtiges Leben nehmen die Frauen somit durchaus eine aktive und eigenverantwortliche Haltung ein. Dabei können sie nur im geringen Maße auf Ressourcen zurückgreifen (d.h. auf schon vorhandene individuelle Kompetenzen oder positive Lebenserfahrungen) ähnlich wie die Frauen vom ersten Typ. Dennoch gelingt es ihnen unmittelbar in der krisenhaften Situation nach dem Bekanntwerden des Mißbrauchs, bestimmte Fähigkeiten neu zu erlernen (z.B. den Umgang mit Institutionen, die finanzielle Versorgung der Familie). Die Erfahrung des Mißbrauchs der Tochter wird somit nicht zum Beweis ihres Lebensversagens wie beim ersten Typ. Dies hängt vermutlich damit zusammen, daß die Frauen vom zweiten Typ eine insgesamt optimistischere Lebenshaltung haben und offener für neue Erfahrungen sind als die Frauen vom ersten Typ.

Im Unterschied zum ersten Typ gelingt es diesen Frauen besser, ihre Enttäuschung über den Partner und ihre Wut auf ihn in direktes Handeln umzusetzen. Sie verfallen nicht in Resignation, sondern sie sind sehr darum bemüht, sich ein neues Leben aufzubauen. Die feste Hoffnung auf eine bessere Zukunft hilft ihnen, die Belastungen im Alltag durchzustehen. Dennoch ist die Bewältigungsstrategie der Frauen dieses Typs, das Geschehene zu vergessen und noch einmal ein neues Leben anzufangen, nicht ganz unproblematisch. Die Tendenz der Frauen, die negativen Erfahrungen aus dem 'neuen' Leben völlig auszuklammern, das geringe Bewußtsein über die eigene Beteiligung an den bisherigen Lebenserfahrungen und das Fehlen konkreter realisierbarer Zukunftspläne sind Faktoren, die die dauerhafte Aufrechterhaltung ihrer auf Selbstbestimmung ausgerichteten Lebenshaltung möglicherweise gefährden könnten (z.B. in einer neuen Partnerschaft).

4.3 Typ 3: Analysieren und Zweifeln

Zu dem dritten Typ lassen sich die Frauen zählen, die die Opferrolle gar nicht erst einnehmen. Im Unterschied zu dem ersten und zweiten Typ begreifen sich diese Frauen nicht nur gegenwärtig und zukünftig als eigenständige Persönlichkeit, sondern sie sehen sich auch rückblickend keineswegs nur als Opfer des Partners. Sie denken intensiv über den Mißbrauch der Tochter nach und hinterfragen dabei auch ihr eigenes Verhalten (z.B. fragen sie sich, ob sie den Mißbrauch nicht hätten verhindern können). Im bezug auf ihre zukünftige Lebensgestaltung entwickeln die Frauen erste Ideen und Vorstellungen. Ihre psycho-soziale und individuelle Befindlichkeit ist gut, jedoch recht labil. Phasenweise leiden die Frauen unter depressiven Verstimmungen und Selbstzweifeln. Mit ihrer gegenwärtigen Lebenssituation sind sie weitgehend zufrieden. Zu diesem Typ lassen sich drei Frauen zählen (Frau Berg, Frau Gerhardt, Frau Krüger).

Wie die Frauen der beiden vorherigen Typen empfinden auch diese Frauen Wut und Ablehnung gegenüber dem früheren Partner. Jedoch ist Abwerten und Anklagen nicht das eigentlich zentrale Verarbeitungsmuster. Vielmehr analysieren die Frauen die Paardynamik, und sie suchen nach Erklärungen für das Geschehene sowohl in ihrer eigenen Lebensgeschichte als auch in der ihres Partners. Zur Zeit wollen die Frauen keine neue Beziehung eingehen. Sie fühlen sich noch nicht stabil genug, um in einer neuen Partnerschaft ihre Interessen selbstbewußt zu vertreten. Zunächst ist es ihnen wichtig, ihre Autonomie und Selbständigkeit weiter zu festigen, bevor sie sich auf eine neue Beziehung einlassen. Zudem wissen sie noch nicht, in welcher Form sie Partnerschaft zukünftig leben wollen (z.B. zusammenlebend, in getrennten Wohnungen oder gemeinsam mit anderen Leuten). Ihr bisheriges Konzept von Partnerschaft, vor allem ihr »Ideal von Ehe und Familie«, stellen sie in Frage, und sie suchen nach neuen Beziehungskonzepten.

Im Umgang mit der Tochter sind die Frauen dieses Typs sehr darum bemüht, empathisch auf die Probleme der Tochter einzugehen. Sie versuchen, über das Geschehene mit ihrer Tochter zu sprechen und sie zu trösten. Im Vordergrund steht somit nicht die Suche nach der bestmöglichen professionellen Hilfe für die Tochter wie bei den Frauen vom zweiten Typ, sondern das Bemühen um die eigene 'richtige' Umgehensweise mit der Tochter. Die Frauen haben einen hohen Anspruch an ihre Mutterrolle, und sie sind bestrebt, bestmöglich auf die Verhaltensauffälligkeiten ihrer Tochter zu reagieren. Diese Strategie hilft ihnen vermutlich, ihre Schuldgefühle zu reduzieren und ihr angeschlagenes Selbstbild als Mutter zu stabilisieren. Im Unterschied zum ersten und zweiten Typ wird das Verhältnis zur Tochter nicht idealisiert oder negativ eingeschätzt, sondern die Frauen berichten sowohl von schwierigen als auch von harmonischen Phasen. Es entsteht allerdings der Eindruck, daß auch diese Frauen Konflikten mit der Tochter eher aus dem Wege gehen. In diesem Aspekt besteht eine gewisse Ähnlichkeit zu Frau Diets vom ersten Typ und zu den Frauen vom zweiten Typ. Aggressionen und Konflikte widersprechen wahrscheinlich den Vorstellungen der Frauen, das Geschehene nur durch permanente Rücksichtnahme und Verständnis wieder gut machen zu können. Dieser hohe Anspruch führt zu zeitweiliger Überforderung und dem Gefühl, der Tochter nicht auf optimale Weise helfen zu können. Zusätzlich belastend wirkt sich aus, daß die Frauen sich während der Aufdeckungsphase an eigene sexuelle Mißbrauchserfahrungen erinnern. Einerseits haben sie dadurch besonders viel Verständnis für das Leiden der Tochter, andererseits führt die Auseinandersetzung mit den eigenen sexuellen Gewalterfahrungen zu Abgrenzungsproblemen gegenüber der Tochter. Die Beziehung zur Tochter ist auch bei diesem Typ emotional verstrickt, wenn auch nicht in dem Maße wie beim ersten Typ. Anders als die Frauen vom ersten Typ thematisieren diese Frauen ihre Abgrenzungsschwierigkeiten gegenüber der Tochter. Sie berichten, daß sie besonders darauf achten würden, der Tochter nicht ihre eigenen

Empfindungen »überzustülpen«. Im Unterschied zu den Frauen vom ersten Typ scheinen sich die Frauen vom dritten Typ ihrer Neigung zur Überidentifikation mit der Tochter somit bewußt zu sein.

Die Erfahrung, daß die Tochter vom Partner sexuell mißbraucht wurde, löst bei den Frauen dieses Typs einen Reflexionsprozeß aus, in dem sie große Teile ihres bisherigen Selbst- und Lebenskonzeptes in Frage stellen und aufgeben. Dabei wird der Mißbrauch der Tochter im Kontext der eigenen Biographie in einem Prozeß intensiver Selbsterforschung analysiert (z.B. im Zusammenhang mit den eigenen sexuellen Mißbrauchserfahrungen). Wie die Frauen vom zweiten Typ betrachten auch diese Frauen große Teile ihrer bisherigen Lebensgeschichte negativ. Dennoch berichten sie über mehr positive Lebenserfahrungen und individuelle Kompetenzen als die Frauen vom zweiten Typ (z.B. über eine positive Lebensphase in der Zeit vor der Partnerschaft oder über ein erfolgreich absolviertes Studium). Diese Ressourcen stärken ihr Selbstbewußtsein und geben ihnen das Gefühl, auch mit dieser großen Belastung »schon irgendwie fertig zu werden«. Die Vergangenheit einschließlich der Erfahrung des Mißbrauchs ihrer Tochter wollen die Frauen dieses Typs nicht vergessen und für immer damit abschließen wie die Frauen vom zweiten Typ, sondern sie halten es für wichtig, sich mit dem Geschehenen auseinanderzusetzen. Gegenüber dem ersten und zweiten Typ entsteht der Eindruck, daß der durch den Mißbrauch ausgelöste Reflexionsprozeß bei diesen Frauen intensiver ist. Ihr Anliegen ist es, ihre negativen Lebenserfahrungen (z.B. ihren eigenen Mißbrauch und den Mißbrauch der Tochter) zu verarbeiten, um zukünftig zufriedener und glücklicher leben zu können. Das gegenwärtige Selbstkonzept der Frauen ist stark ich-bezogen und bedürfnisorientiert. Die Zukunft ist zwar als positive Perspektive vorhanden, jedoch sind die Frauen noch so sehr mit sich selbst beschäftigt, daß für eine konkrete Zukunftsplanung keine Energie mehr bleibt. Ähnlich wie die Frauen vom zweiten Typ fühlen sich auch diese Frauen zumindest zeitweise noch sehr belastet. Geht es beim zweiten Typ vor allem um die Bewältigung konkreter Alltagsschwierigkeiten (z.B. Wohnungssuche, Suche nach einem Therapieplatz für die Tochter), so liegen die Belastungen bei den Frauen dieses Typs eher auf der psychischen Ebene. Phasenweise verfallen die Frauen in ein regelrechtes Grübeln und fühlen sich überfordert und ausgelaugt.

Die Frauen, die diesem Typ zugeordnet werden, haben durch ihr intensives Nachdenken über das Geschehene ein Bewußtsein gegenüber ihren eigenen Schwächen und Fähigkeiten entwickelt. Sie glauben zu wissen, was sie sich gegenwärtig zutrauen können und was nicht. Vermutlich können sie die Grenzen ihrer Belastbarkeit besser einschätzen als die Frauen vom zweiten

Typ, die die Vergangenheit vergessen und zukünftig »alles anders« machen wollen. Bei den Frauen dieses Typs sind die Voraussetzungen für die zunehmende Stabilisierung ihrer psychischen und sozialen Situation somit gut. Allerdings neigen die Frauen dazu, zeitweilig in ihrem Grübeln zu verharren. Die Folgen sind erneute Selbstzweifel und depressive Verstimmungen. Gegenüber dem zweiten und vor allem gegenüber dem vierten Typ sind diese Frauen deutlich zurückhaltender, ihre neu entwickelten Ideen und Vorstellungen auch auszuprobieren.

4.4 Typ 4: Umdeuten und Handeln

Die Frauen des vierten Typs betrachten sich ebenfalls als eigenständige Persönlichkeit, d.h., sie erleben sich rückblickend und gegenwärtig als aktiv und einflußnehmend auf ihr Handeln. Wie beim dritten Typ leitet der Mißbrauch der Tochter auch bei diesem Typ eine Phase des intensiven Nachdenkens über das Geschehene ein. Im Unterschied zum vorherigen Typ wird jedoch das eigene, durchaus kritisch beurteilte Verhalten (z.B. gegenüber dem früheren Partner) von dem Mißbrauchsgeschehen abgegrenzt. Die Frauen glauben, daß sie den Mißbrauch der Tochter mit großer Wahrscheinlichkeit auch unter anderen sozialen und individuellen Voraussetzungen nicht hätten verhindern können. Gegenüber dem dritten Typ haben diese Frauen konkretere Zukunftspläne, und sie sind zielstrebiger bei der Umsetzung ihrer Pläne. Die psycho-soziale und individuelle Befindlichkeit der Frauen ist weitgehend gut, und die meisten Frauen dieses Typs sind sehr zufrieden mit ihrer gegenwärtigen Lebenssituation. Diesem Typ werden sechs Frauen zugeordnet (Frau Arens, Frau Lorenz, Frau Müller, Frau Paul, Frau Ems, Frau Nöllte).

Die Verarbeitung der Erfahrungen in der früheren Partnerschaft zeichnet sich auch bei diesem Typ durch ein kritisches Reflektieren über den Verlauf der damaligen Beziehung aus. Wie die Frauen vom dritten Typ suchen auch diese Frauen nach Erklärungskonzepten für das Geschehene. Dabei analysieren einige der Frauen dieses Typs vor allem die Beziehungsdynamik, Typ (Frau Arens, Frau Lorenz, Frau Müller, Frau Paul). Sie betrachten die Partnerschaft im Zusammenhang mit ihrer bisherigen Lebensgeschichte und mit der ihres Partners ähnlich wie die Frauen vom dritten Typ.Die anderen Frauen vom Typ vier (Frau Ems, Frau Nöllte) denken überwiegend über ihr eigenes Verhalten nach und nicht über das Verhalten ihres früheren Partners. Warum ihre damaligen Partner die Tochter sexuell mißbraucht haben, interessiert sie weniger.

Auch in bezug auf den Aspekt gegenwärtige Einstellung zur Partnerschaft lassen sich die Frauen in zwei Gruppen einteilen: Frau Arens, Frau Lorenz, Frau Müller und Frau Paul lehnen eine feste Beziehung in Form einer Lebensgemeinschaft gegenwärtig ab. Das Bedürfnis nach Unabhängigkeit und individueller Selbstverwirklichung ist ihnen derzeit wichtiger als eine feste Partnerschaft. Wie die Frauen vom dritten Typ suchen auch diese vier Frauen nach neuen Beziehungskonzepten. Im Vergleich zu den Frauen vom dritten Typ sind sie jedoch eher dazu bereit, neue Beziehungsformen auszuprobieren. So haben drei der vier Frauen einen neuen Partner (Frau Lorenz, Frau Müller und Frau Paul), mit dem sie aber nicht zusammen leben. Für die anderen beiden Frauen dieses Typs (Frau Ems und Frau Nöllte) stellt das Modell der Kleinfamilie, d.h. Partnerschaft in Form einer verbindlichen exklusiven Lebensgemeinschaft mit Kindern, weiterhin die erstrebenswerte Lebensform dar. Diese beiden Frauen leben auch bereits wieder mit einem Partner zusammen. Die Gemeinsamkeit zwischen allen Frauen vom vierten Typ besteht darin, daß sie Partnerschaft (in welcher Form auch immer) bereits wieder leben oder zumindest offener dafür sind als die Frauen vom dritten Typ.

Das Verhältnis zur Tochter hat sich bei den Frauen dieses Typs weitgehend normalisiert. Im Vergleich zu allen anderen Typen sind die Frauen vom vierten Typ am wenigsten in ihrer Kompetenz als Mutter verunsichert. Im Unterschied zum ersten und zweiten Typ wird die Beziehung zur Tochter weder abgewertet noch idealisiert. Vielmehr berichten die Frauen sowohl von relativ entspannten als auch von konfliktreichen Phasen ähnlich wie die Frauen vom dritten Typ. Ebenso sind sie darum bemüht, empathisch auf die Probleme der Tochter zu reagieren. Im Vergleich zum dritten Typ können die Frauen vom vierten Typ jedoch Ärger und Wut auf ihre Tochter leichter zulassen. Konflikte mit der Tochter erleben sie nicht als Bedrohung ihres Selbstbildes als Mutter so wie die Frauen vom dritten Typ. Auseinandersetzungen betrachten sie als durchaus normal im alltäglichen Zusammenleben. Auch haben die Frauen vom vierten Typ einen weniger hohen Anspruch an ihre Umgehensweise mit der Tochter. Dies hängt vermutlich damit zusammen, daß sie weniger unter Schuldgefühlen leiden als die Frauen vom dritten Typ. Gegenüber den Frauen der ersten drei Typen steht der Mißbrauch der Tochter bei den Frauen vom vierten Typ deutlich weniger im Mittelpunkt des alltäglichen Zusammenlebens. Dennoch fühlen sich auch die Frauen dieses Typs gelegentlich im Umgang mit der Tochter überfordert. Im Vergleich zu den Frauen der vorangegangenen Typen können sie solche Phasen durch Unterstützung vom Partner, von professionellen HelferInnen oder anderen Personen aus ihrem sozialen Umfeld besser bewältigen. Hinzu kommt, daß die Frauen überhaupt nicht oder weniger durch die Auseinandersetzung mit eigenen sexuellen Gewalterfahrungen belastet sind als die Frauen des ersten und dritten Typs. In diesem Aspekt besteht eine Ähnlichkeit zum zweiten Typ. Frau Arens und Frau Müller vom vierten Typ haben wie Frau Thomas vom zweiten Typ keinen sexuellen Mißbrauch als Kind erlebt. Frau Ems vom vierten Typ sind ihre eigenen sexuellen Gewalterfahrungen schon länger bekannt. Dies ist auch bei Frau Jäger und Frau Sommer vom zweiten Typ der Fall. Bei Frau Paul und Frau Nöllte vom vierten Typ waren die sexuellen Übergriffe von einem geringeren Schweregrad (d.h. z.B. einmaliger Übergriff durch einen Fremdtäter), und Frau Lorenz machte zum Interviewzeitpunkt eine Therapie, um ihre eigenen sexuellen Mißbrauchserfahrungen zu verarbeiten. Aus diesen Gründen sind die Frauen vom zweiten und vierten Typ vermutlich eher in der Lage, ihre Gefühle im Zusammenhang mit ihren eigenen Mißbrauchserfahrungen von dem Erleben der Tochter zu trennen, als die Frauen vom ersten und dritten Typ. Dementsprechend ist die Beziehung zur Tochter bei den Frauen des zweiten und vierten Typs überhaupt nicht oder zumindest deutlich weniger emotional verstrickt als bei den Frauen der beiden anderen Typen. Beim zweiten Typ entsteht allerdings der Eindruck, daß sich die Beziehung zur Tochter durch weniger Engagement und Empathie auszeichnet als beim vierten Typ. Den Frauen vom vierten Typ scheint die Balance zwischen emotionaler Nähe und Abgrenzung gegenüber der Tochter besser zu gelingen.

Wie die Frauen der drei vorherigen Typen stellen auch die Frauen des vierten Typs ihr bisheriges Selbst- und Lebenskonzept in Frage. Im Unterschied zu den Frauen der vorangegangenen drei Typen, bei denen die sozialen und psychischen Belastungen ihren Alltag gegenwärtig dominieren, sehen die Frauen vom vierten Typ in der durch den Mißbrauch ausgelösten Krise vor allem eine Möglichkeit, ihr Leben neu zu überdenken und positiv für sich zu verändern. Die Gemeinsamkeit zwischen den Frauen vom dritten und vierten Typ besteht vor allem darin, daß beide den Mißbrauch der Tochter im Kontext ihrer gesamten bisherigen Lebenserfahrungen reflektieren. Auch diese Frauen entwickeln ein Bewußtsein gegenüber ihren problematischen Verhaltensmustern (z.B. in der früheren Partnerschaft), aber vor allem gegenüber ihren persönlichen Stärken und Fähigkeiten (z.B. eine ausgeprägte Lebensenergie). Gegenüber den Frauen vom dritten Typ sind diese Frauen im stärkeren Maße von ihren individuellen Kompetenzen überzeugt. Die bisherigen Erfolge im beruflichen und privaten Bereich führen sie auf ihre Energie und ihre Zielstrebigkeit zurück (selbstwertstärkender Attributionsstil, vgl. Epstein 1984). Einige der Frauen dieses Typs entwickeln neue Konzepte über sich selbst und ihre zukünftige Lebensgestaltung. Teilweise beziehen sie sich auch auf schon vorhandene Vorstellungen

(Frau Arens, Frau Müller, Frau Lorenz, Frau Paul). Bei anderen Frauen dieses Typs bleibt das Selbst- und Lebenskonzept ohnehin in großen Teilen erhalten (Frau Ems, Frau Nöllte). Wie die Frauen des dritten Typs definieren auch die Frauen des vierten Typs ihr Selbstkonzept ich-bezogen und bedürfnisorientiert. Gegenüber den Frauen vom dritten Typ sind sie jedoch in der Umsetzung ihrer Vorstellungen weiter vorangeschritten. Ein anderer Unterschied zum dritten Typ ist darin zu sehen, daß bei den Frauen dieses Typs kognitive Ebene und Handlungsebene näher beieinander liegen. In diesem Aspekt besteht eine gewisse Ähnlichkeit zum zweiten Typ. Besonders Frau Ems und Frau Nöllte sind bestrebt, ihre Pläne sofort umzusetzen (z.B. in der neuen Partnerschaft). Aber auch die anderen Frauen dieses Typs (Frau Arens, Frau Müller, Frau Lorenz, Frau Paul) sind deutlich weniger zurückhaltend als die Frauen vom dritten Typ, ihr zum Teil neu entwickeltes Selbst- und Lebenskonzept auszuprobieren. Im Vergleich zum ersten, zweiten und dritten Typ nimmt der Mißbrauch der Tochter bei diesen Frauen inzwischen eine weniger wichtige Bedeutung in ihrem Alltag ein. Der Mißbrauch der Tochter wird nur noch bei bestimmten Anlässen zum zentralen Thema (z.B. wenn die Tochter darüber spricht oder während des Strafprozesses).

Die Frauen dieses Typs sind in der Lage, den Mißbrauch der Tochter weitgehend 'positiv' zu bewältigen. Wie die Frauen vom dritten Typ beginnen auch diese Frauen ihr bisheriges Leben zu überdenken. Bestimmte problematische Verhaltensmuster (z.B. die Aufgabe ihrer Interessen für den Partner) werden ihnen bewußt, und sie sind bemüht, sich zukünftig anders zu verhalten. Darüber hinaus können sie an frühere Lebensvorstellungen (in der Zeit vor der Partnerschaft) anknüpfen, gleichzeitig probieren sie aber auch neue Lebenswege aus. Da sie teilweise auf schon vorhandene Lebenskonzepte zurückgreifen können, fällt es ihnen vermutlich leichter als den Frauen vom dritten Typ, ihre neuen Konzepte in die Tat umzusetzen.

5. Diskussion der Ergebnisse

In der Bundesrepublik gibt es bislang keine zuverlässigen Studien darüber, wie viele Mütter bei einem intrafamilialen Mißbrauch ihren Kindern glauben, sie wirkungsvoll schützen und sie bei der Bewältigung ihrer Erfahrung unterstützen. Das zunehmende Bewußtsein gegenüber dem Thema in der Öffentlichkeit und die steigende Zahl von Hilfsangeboten mögen dazu geführt haben, daß inzwischen mehr Mütter Partei für ihr Kind ergreifen und sich professionellen Rat holen, wenn sie einen Mißbrauch vermuten oder bereits davon erfahren haben. Hierfür sprechen auch die Untersuchungsergebnisse der Beratungsstelle 'Wildwasser' Berlin. In dem 1½jährigen Erhebungszeitraum zwischen 1988 und 1990 suchte in 45 % der Beratungsfälle (n = 261) die Mutter des Mädchens 'Wildwasser' persönlich auf. Die Anwesenheit der Mutter variierte mit dem Alter des Mädchens. Je jünger die Mädchen waren, desto häufiger war auch die Mutter bei der Beratungsarbeit dabei (Bundesministerium für Frauen und Jugend 1993, 274). Nach Einschätzungen amerikanischer Expertinnen sind Mütter von Kindern im Vorschul- und Kleinkindalter eher dazu bereit, ihrer Tochter (oder ihrem Sohn) zu glauben, als Mütter von Kindern im Grundschul- und Jugendalter. Mütter von jüngeren Kindern sehen ihr Kind nur selten als Rivalen an, und sie neigen weniger dazu, es für den Mißbrauch verantwortlich zu machen, als Mütter von älteren Kindern (Waterman 1986, 216). Dies könnte auch eine Erklärung dafür sein, daß die in der vorliegenden Studie befragten Frauen, deren Töchter zu Beginn des Mißbrauchs durchschnittlich 3,5 Jahre alt waren, sich ohne Ausnahme für die Tochter und gegen den Partner entschieden haben. Dabei ist allerdings zu berücksichtigen, daß die Rekrutierung der meisten Probandinnen über Beratungsstellen erfolgte, die die Frauen selbst aufgesucht hatten. Somit setzt sich die Untersuchungsgruppe überwiegend aus Frauen zusammen, die ohnehin eine gewisse Bereitschaft haben, sich mit dem Geschehenen auseinanderzusetzen (s. auch Kap. II.3.1). Aufgrund der vorher festgelegten Kriterien zur Auswahl der Stichprobe (s. Kap. II.2.2), war es sehr schwierig, eine ausreichende Zahl von Müttern für ein Interview zu finden. Frauen, die ihr Kind nicht schützen und den Mißbrauch leugnen, konnte ich trotz intensiven Bemühens nicht für ein Gespräch gewinnen. Die Ergebnisse der Untersuchung sollten vor diesem Hintergrund betrachtet werden.

Auf der Grundlage der Analyse der 14 Interviews ist eine Typologie von Bewältigungsstrategien entstanden. Insgesamt wurden zwölf Typen zu den drei zentralen Themenbereichen (jeweils vier Typen zur Verarbeitung der Beziehung zum Partner und Partnerschaftskonzept, Beziehung zur Tochter und Selbstbild als Mutter sowie Selbst- und Lebenskonzept) gebildet. Diese wurden anschließend zu vier Gesamttypen zusammengefaßt. Wünschenswert wäre eine Typologie, der alle Fälle eindeutig zugeordnet werden könnten. Nicht bei jedem Fall war jedoch eine eindeutige Zuordnung möglich. Zum Beispiel wurde Frau Thomas dem zweiten Typ der Gesamttypologie zugeordnet, obwohl sie eher einen Zwischentyp zwischen dem ersten (Entwerten und Anklagen) und zweiten Typ (Vergessen und neu Beginnen) darstellt. Im Hinblick auf ihr Beziehungskonzept hat sie mehr Gemeinsamkeiten mit den Frauen des ersten Typs. In bezug auf ihre Beziehung zur

Tochter und ihr Selbst- und Lebenskonzept zeigt sie mehr Übereinstimmungen mit den Frauen vom zweiten Typ. Deshalb wurde sie dem zweiten Typ zugeordnet. Ähnliche Schwierigkeiten ergaben sich auch bei der Typenbildung auf unterer Ebene (d.h. bei der Typenbildung zu den drei zentralen Themenkomplexen).

Die in dieser Studie befragten Mütter unterscheiden sich von dem in der Literatur häufig beschriebenen Typ der nicht-schützenden, kalten und zurückweisenden Mutter, die ihrem Kind nicht glaubt und es dem Partner ausliefert. Der vordringlichste Bewältigungsversuch der Frauen in dieser Studie ist keineswegs die Verleugnung, sondern im Gegenteil konfrontieren sie sich (unterschiedlich) intensiv mit dem Thema.
Vergleicht man die beiden theoretischen Erklärungsansätze zum sexuellen Kindesmißbrauch (den feministischen und den familiendynamischen Ansatz) in bezug auf ihre Aussagen über die Familie (und somit auch über die Mütter) mit den Ergebnissen dieser Studie, ergeben sich sowohl Übereinstimmungen als auch Unterschiede.
Im folgenden wird aufgezeigt, inwieweit einige der von FamiliendynamikerInnen genannten typischen Charakteristika von Inzestfamilien und einige der von Feministinnen aufgeführten Faktoren für das Verhalten der Mütter auf die Frauen in dieser Studie zutreffen. Allerdings ist ein Vergleich der feministischen Positionen mit den Ergebnissen dieser Untersuchung nur bedingt möglich, weil sich dieser Ansatz weniger auf die Ebene der einzelnen Personen bezieht (Vater, Mutter, Kind), sondern auf eine Analyse gesellschaftlicher Verhältnisse, die sexuelle Gewalt gegen Frauen begünstigt. Man kann jedoch danach fragen, welche der in diesem Modell aufgeführten gesellschaftlichen Faktoren, die Verarbeitung der Frauen beeinflußt haben könnten.
Am Endes dieses Kapitels werden die Ergebnisse dieser Untersuchung mit den empirischen Befunden zu Müttern aus anderen Studien verglichen.

Ein typisches Kennzeichen von Inzestfamilien, das von VertreterInnen des familiendynamischen Ansatzes aufgeführt wird, ist die **verstrickte Mutter-Kind-Beziehung**. Diese Beziehung ist eingebettet in ein Familiensystem, dessen Kommunikationsmuster als dysfunktional beschrieben wird (Koch/ Jarvis 1987; Dunand 1993; Larson 1986; s. ausführlich Kap. I.1.1). Bei beiden Elternteilen handelt es sich meist um 'unreife', emotional bedürftige Erwachsene. Nach außen sind diese Familien sozial isoliert. Auf der Generationsebene sowie im interpsychischen Bereich sind die Grenzen verwischt. Den Kindern kommt in solchen Familien die Funktion zu, die emotionalen Defizite der Eltern auszugleichen und sie zu versorgen, d.h. im umfassenderen Sinne sie zu 'bemuttern'. Die Mütter in solchen Familien sind unfähig in der Beziehung zur Tochter, eine mittlere Position zwischen Nähe und Distanz einzunehmen. Ihre Beziehung zur Tochter ist entweder durch extreme Nähe oder aber durch Distanz und Ablehnung gekennzeichnet.

Ein derart verstrickte Mutter-Tochter Beziehung zeigt sich beim Typ eins (Entwerten und Anklagen) und weniger ausgeprägt auch beim Typ drei (Analysieren und Zweifeln). Die Frauen vom Typ eins haben große Schwierigkeiten auf der Individuationsebene, d.h., es fällt ihnen schwer, zwischen ihren Gefühlen und denen der Tochter zu differenzieren (Verwischung der interpersonellen Grenzen). Unterschiede im Erleben zwischen Mutter und Tochter werden entweder völlig geleugnet oder als Kränkung und Zurückweisung erfahren. Beide Frauen dieses Typs tendieren dazu, unangemessene Erwartungen an das Kind heranzutragen. Die Tochter wird in die Rolle der Verbündeten gegen den früheren Partner (den Kindesvater) gedrängt. Sie soll den Vater ebenso verachten und hassen, wie sie selbst es tun. Die Frauen wünschen sich emotionale Zuwendung von ihrer Tochter und ihre uneingeschränkte Solidarität. Dies ist ein Hinweis auf ihre eigene emotionale Bedürftigkeit. Dementsprechend wird die Beziehung zur Tochter entweder idealisiert, oder die Tochter wird zeitweilig abgelehnt, wenn sie ihre Bedürfnisse nicht erfüllt.

Bei den Frauen vom Typ drei gibt es ebenfalls Anhaltspunkte für eine verstrickte Mutter-Tochter-Beziehung. Allerdings sind die Frauen dieses Typs in der Lage, ihre Abgrenzungsprobleme gegenüber der Tochter selbstkritisch zu reflektieren. Ihre Schwierigkeiten führen sie vor allem auf ihre eigenen Mißbrauchserfahrungen als Kind zurück. Gegenüber den Frauen vom ersten Typ fällt es ihnen wesentlich leichter, Unterschiede zwischen sich und ihrer Tochter wahrzunehmen und zu akzeptieren. Zum Beispiel zeigen die Frauen vom Typ drei Verständnis für die Loyalitätsgefühle ihrer Tochter gegenüber dem Vater. Im Gegensatz dazu reagiert z.B. Frau Fischer vom Typ eins auf die Sehnsucht ihrer Tochter nach dem Vater mit Unverständnis, Gekränktsein und aggressivem Verhalten. Diese Reaktion wird verständlich vor dem Hintergrund ihrer großen emotionalen Erwartungen an ihre Tochter, der sie »all die Liebe geben will«, die ihr Mann von ihr ablehnte (s. auch Kap. II.3.3, Typ A). Zudem fühlt sie sich im Umgang mit der Tochter völlig überfordert (s. auch Kap. II.3.3, Typ A vs. Typ C).

Beim Typ zwei (Vergessen und neu Beginnen) scheint das Verhältnis zur Tochter nicht verstrickt zu sein. Allerdings deuten einige Äußerungen der Frauen auf eine eher distanzierte Beziehung zur Tochter hin. Insgesamt bleibt die Beziehung zur Tochter beim zweiten Typ wenig greifbar. Die tatsächliche Qualität der Mutter-Kind-Beziehung ist anhand der Schilderungen der Frauen nicht eindeutig zu bestimmen.

Auf die Frauen vom Typ vier (Umdeuten und Handeln) trifft das Merkmal der Verstrickung überhaupt nicht oder nur wenig zu. Diesen Frauen gelingt es, eine Balance zwischen emotionaler Nähe und Abgrenzung gegenüber der Tochter zu entwickeln. Die Unterstützung und Entlastung durch andere Personen (Partner, Verwandte, professionelle Hilfe), Erfolg in anderen Lebensbereichen sowie eine gewisse Gelassenheit im Umgang mit der Tochter sind wichtige Faktoren, die den Frauen die Abgrenzung gegenüber dem Kind erleichtern. Die Frauen konzentrieren sich nicht ausschließlich auf ihre Mutterrolle. Dadurch können sie sich auch leichter auf die Tochter einlassen, ohne sich allzu sehr in das Leiden der Tochter zu verstricken.

Festzustellen ist, daß eine verstrickte Mutter-Tochter-Beziehung bei etwa fünf der 14 befragten Frauen in dieser Studie (Typ eins und Typ drei) deutlich wird. In extremer Form zeigt sich dieses Problem allerdings nur beim ersten Typ, also bei zwei Frauen. Demgegenüber gibt es bei neun der befragten Frauen (Typ zwei und Typ vier) keine oder nur geringe Anzeichen für eine verstrickte Mutter-Tochter-Beziehung. Möglicherweise erklären sich gerade die Frauen zu einem Interview bereit, deren Beziehung zur Tochter weniger schwierig (d.h. weniger verstrickt) ist. Frauen, die besonders große Probleme mit ihrer Tochter haben, fühlen sich vielleicht zu belastet, um mit einer fremden Person über ihre Erfahrungen zu sprechen. Auch Frauen, deren Beziehung zur Tochter emotional verstrickt ist, die jedoch selbst diese Probleme nicht erkennen, haben vermutlich kein Interesse daran, einer außenstehenden Person von dem Mißbrauch ihrer Tochter zu erzählen.
Nicht eindeutig zu beantworten ist die Frage, ob die verstrickte Mutter-Tochter-Beziehung bereits vor Mißbrauchsbeginn bestand oder ob dieses Problem erst durch den Mißbrauch entstanden ist. Meines Erachtens ist der Auffassung von feministisch orientierten Autorinnen zuzustimmen, die davon ausgehen, daß der Täter durch sein Verhalten die Tochter der Mutter entfremdet (Rommelspacher 1989; s. auch Kap. I.1.2). Der Mißbrauch bedeutet fast immer eine Krise für die Mutter-Tochter-Beziehung, unabhängig davon, wie gut oder schlecht das Verhältnis vor dem Mißbrauch war. So sahen auch die meisten der befragten Frauen in dieser Studie das Verhältnis zu ihrer Tochter durch das Geschehene belastet. Allerdings hatten die Frauen, die ihre Beziehung zu ihrer Tochter als »schon immer schwierig« beschreiben (z.B. Frau Fischer vom Typ eins), nach der Aufdeckung größere Probleme mit ihrer Tochter als die Frauen, die das Verhältnis vor Beginn der sexuellen Übergriffe als emotional stabil und weitgehend unproblematisch einschätzten.

Für die **Überschreitung der Generationsgrenzen** einhergehend mit Rollentausch und **Parentifizierung der Kinder** lassen sich beim zweiten, dritten und vierten Typ keine Hinweise finden. Allenfalls bei den Frauen vom ersten Typ gibt es Anhaltspunkte (z.B. die hohen emotionalen Erwartungen, die an die Tochter herangetragen werden), die auf eine mögliche Parentifizierung der Tochter hindeuten.

Von **sozialer Isolation** berichtet vor allem Frau Fischer vom Typ eins. Jedoch auch unter den Typen zwei und drei befinden sich Frauen, die kaum intensivere soziale Kontakte haben. Dabei sagen die meisten Frauen dieser drei Typen, daß sie erst seit dem Bekanntwerden des Mißbrauchs unter Isolation und Einsamkeit leiden. Die Gründe für ihr Alleinsein sehen sie sowohl in ihrem eigenen Verhalten (d.h., sie haben sich zurückgezogen) als auch in den ablehnenden Reaktionen des sozialen Umfeldes. Daß sich Bekannte, Freunde und Verwandte nach der Aufdeckung eines sexuellen Mißbrauchs zurückziehen (insbesondere dann, wenn es sich beim Täter um den Lebenspartner der Mutter handelt), kommt nach Auffassung von Expertinnen häufig vor (Stumpf 1990, 228ff.). Die soziale Isolation ist somit nicht nur als ein individuelles (Kontakt-) Problem der Frauen einzuschätzen, sondern hängt auch mit den ablehnenden Reaktionen des sozialen Umfeldes zusammen. Nicht selten löst das Geschehene bei FreundInnen, Bekannten und Verwandten Angst, Entsetzen und Unsicherheit aus. Sie geraten in Loyalitätskonflikte und meiden den Kontakt mit der betroffenen Frau, oder aber sie ergreifen Partei für den Täter. Im Unterschied zu den Frauen der ersten drei Typen sind die meisten Frauen vom Typ vier in ein Netz stabiler sozialer Beziehungen eingebunden. Dies hängt u.a. mit zwei Faktoren zusammen: Erstens können die Frauen vom Typ vier auf schon vorhandene soziale Beziehungen zurückgreifen, d.h., sie haben mindestens ein oder zwei, meist sogar mehrere ihnen nahestehende Bezugspersonen (z.B. der neue Partner, Freundinnen, Arbeitskollegen), die ihnen glauben und zu ihnen halten. Zweitens besitzen sie eine größere soziale Kompetenz als die Frauen der anderen Typen. Es fällt ihnen leichter, auf Menschen zuzugehen und neue soziale Kontakte zu knüpfen.

Ein weiterer Aspekt in dem familiendynamischen Erklärungsmodell bezieht sich auf die Beziehung der Ehepartner in Inzestfamilien, insbesondere auf die **Machtverteilung zwischen den Partnern**. In den familienorientierten Konzepten (Haugaard/ Repucci 1988; s. Kap. I.1.1) werden zwei Typen von Ehebeziehungen dargestellt. Der erste Typ ist durch patriarchalische Familienstrukturen gekennzeichnet. Die Väter gelten als dominant, aggressiv und körperlich gewalttätig, die Frauen als submissiv, zurückgezogen, emotional bedürftig und völlig abhängig von ihren Ehemännern.

Beim zweiten Typ werden die Ehemänner als abhängig und passiv und die Ehefrauen als aggressiv, kalt, feindselig und dominant beschrieben.

Aus den rückblickenden Schilderungen der Frauen lassen sich die beiden in der Literatur beschriebenen Beziehungstypen in reiner Form nicht bestätigen. Die den Frauen zugeschriebenen Eigenschaften als Partnerin wie unterwürfig, aggressiv, kalt und feindselig sind auf der Basis des vorliegenden Interviewmaterials nicht zu erkennen. Allerdings gibt es Hinweise dafür, daß die damalige Partnerschaft der Frauen vom Typ eins und zwei eher dem ersten in der Literatur beschriebenen Beziehungstyp entspricht. Einige dieser Frauen fühlten sich zumindest eine Zeitlang von ihrem früheren Partner finanziell oder emotional abhängig. Einige der Männer dieser Frauen verhielten sich gewalttätig, und die Frauen fühlten sich ihnen ausgeliefert. (s. auch Kap. II.3.2, Typ A, Typ B). Die damalige Partnerschaft der Frauen vom Typ drei weist mehr Ähnlichkeit mit dem zweiten Beziehungstyp auf. Diese Frauen dürften in der Partnerschaft eher die dominante und ihre Männer eher die passive Rolle eingenommen haben. Bei den Frauen vom Typ vier kommen beide Beziehungsformen vor.

Zwischen Beziehungstyp und Verarbeitung der Erfahrungen in der Partnerschaft gibt es interessanterweise keinen Zusammenhang. So hatten z.B. die Ehemänner von Frau Fischer (vom Typ eins) und Frau Ems (vom Typ vier) nicht nur die Tochter sexuell mißbraucht, sondern sie verhielten sich auch ihnen gegenüber aggressiv und gewalttätig. Beide Frauen hatten lange Zeit Schwierigkeiten, sich dieser Gewalt zu entziehen, indem sie die Beziehung beenden. Die Verarbeitung der Erfahrungen mit dem Partner ist bei den beiden Frauen jedoch unterschiedlich. Frau Fischer wertet sich selbst und ihren früheren Partner ab, sie ist resigniert und kann sich eine neue Beziehung nicht mehr vorstellen. Aus diesem Grund wird sie dem ersten Typ (Entwerten und Anklagen) zugeordnet. Frau Ems erkennt zurückschauend ihre problematischen Verhaltensweisen (z.B. dem Partner immer wieder zu verzeihen), aber auch ihre Stärken und Fähigkeiten. Voller Optimismus geht sie eine neue Partnerschaft ein, und sie ist darum bemüht, nicht in ihre alten Verhaltensmuster mit dem neuen Partner zurückzufallen. Deshalb wird sie dem vierten Typ (Umdeuten und Handeln) zugeordnet.
Nach den Ergebnissen dieser Studie sind die negativen Erfahrungen mit dem damaligen Partner für die Art der Bewältigung der erlittenen Kränkungen und Verletzungen nicht unbedingt ausschlaggebend. Ob die Frauen zukünftig ein selbstbewußtes Leben anstreben oder in Resignation verfallen, ist eher von anderen Faktoren abhängig, und zwar von ihren Ressourcen, von ihrer Reflexionsbereitschaft, von ihrem Selbstwertgefühl und nicht zuletzt von der sozialen und emotionalen Unterstützung durch andere Personen (s. auch Kap. II.3.2).

Vertreterinnen des feministischen Erklärungsansatzes führen vor allem familiäre und gesellschaftliche Gründe an, die das Verhalten der Mütter während des Mißbrauchs und nach Bekanntwerden des Geschehenen beeinflussen können (Enders 1990; Rommelspacher 1989; Steinhage 1989; Hoffmann 1988). Die gesamte Situation der einzelnen Frau nach der Aufdekkung, ihre Verarbeitungsweise, ihre Pläne und Perspektiven hängen nach Auffassung dieser Autorinnen keinesfalls nur von individuellen und familiären Faktoren ab, sondern auch von gesellschaftlichen Bedingungen und patriarchalischen Strukturen (s. ausführlich Kap. I.1.2). Zwei der von Feministinnen erwähnten Aspekte halte ich für besonders interessant: Zum einen die **'Ideologie von Mutterschaft'**, die Müttern Eigenschaften wie Selbstlosigkeit und Aufgehen in der Sorge für andere zuschreibt und ihnen die volle Verantwortlichkeit für die Entwicklung der Kinder zuweist (Oubaid 1987). Zum anderen die **Verinnerlichung der gesellschaftlich zugedachten Frauenrolle** und die daraus resultierenden frauenspezifischen Bewältigungsstrategien wie Gekränktsein, Schuldgefühle, Vorwürfe, Selbstzweifel, Depression und sozialer Rückzug (Burgard 1991).

Dem Ideal selbstloser und liebevoller Mutterschaft, das eingebunden ist in ein Konzept von der 'heilen' Familie, sind auch die befragten Frauen teilweise verhaftet. Die Frauen vom Typ eins und weniger ausgeprägt auch vom Typ zwei, drei und vier hatten damals die Erwartung, ein 'glückliches' Familienleben zu führen, und sie wollten ihren Kindern eine 'gute' Mutter sein. Bei allen befragten Frauen nimmt Muttersein in ihrem Leben einen breiten Raum ein und ist ein wichtiger (bei den Frauen vom Typ eins und zwei wahrscheinlich der wichtigste) Bestandteil ihres Selbstkonzeptes. Für alle befragten Frauen bedeutete der Mißbrauch einen tiefen Einbruch in ihr bisheriges Selbstverständnis als Mutter. Je stärker sich die Frauen an ihrem Ideal von Mutterschaft festhalten und darum bemüht sind, diesem Ideal zu entsprechen, desto schwerer fällt es ihnen, nach der Aufdeckung des Mißbrauchs zu einem 'normalen' Alltag mit der Tochter und zu einer positiven Einstellung zu ihrer Kompetenz als Mutter zurückzufinden. Dies ist vor allem bei den Frauen vom ersten und weniger ausgeprägt auch bei den Frauen vom zweiten Typ der Fall. Zwar können auch die Frauen vom Typ eins und zwei ihr Selbstbild als 'gute' Mutter aufrechterhalten (eine Ausnahme bildet Frau Fischer, s. Kap. II.3.3, Typ B), jedoch nur, indem sie die Beziehung zur Tochter idealisieren und Konflikte und negative Gefühle gegenüber der Tochter weitgehend verleugnen. Offene Aggressionen und Konflikte würden ihre Schuldgefühle verstärken und wahrscheinlich zum Zusammenbruch ihres Selbstbildes als Mutter führen, so wie dies bei Frau Fischer vom Typ eins bereits geschehen ist.

Die Frauen vom Typ drei und vier haben erkannt, daß ihre Vorstellungen zum Teil von unrealistischen Idealen getragen waren. Besonders die Frauen vom vierten Typ sehen sich nicht nur als Mutter, sondern auch als Person mit eigenen Bedürfnissen, Wünschen und Grenzen. Diese Haltung hilft ihnen, schwierige Phasen im Umgang mit der Tochter, ohne größere Zweifel an ihrer Kompetenz als Mutter, zu überstehen. Gegenüber den Frauen vom Typ vier sind die Frauen vom Typ drei noch deutlich stärker als Mutter belastet. In ihren Aussagen über sich selbst als Mutter, über ihr Zusammenleben mit der Tochter und die Beziehung zu ihr spiegelt sich ihr hoher Anspruch an die Ausfüllung ihrer Mutterrolle wider. So erwarten sie z.B. von sich als Mutter, stets zum Wohl der Tochter auf ihre Verhaltensauffälligkeiten zu reagieren (s. Kap. II.3.3, Typ C). Im Vergleich zum vierten Typ sind sie dem 'Ideal von Mutterschaft' vermutlich noch stärker verhaftet. Die Angst, eine 'schlechte' Mutter zu sein, ist beim dritten Typ somit größer als beim vierten Typ. Das Gefühl, die Tochter nicht im ausreichenden Maße unterstützen zu können, wird bei zwei Frauen dieses Typs (Frau Berg und Frau Krüger) durch die zeitgleiche Auseinandersetzung mit den eigenen sexuellen Mißbrauchserfahrungen noch verstärkt. Aus den Schilderungen einer anderen Frau (Frau Gerhardt) geht hervor, daß ihre Erfahrungen mit Professionellen (z.B. in Form der Stigmatisierung als 'schlechte' Mutter) negative Auswirkungen auf ihr Selbstbild als Mutter hatte.

Die meisten der befragten Frauen in dieser Studie erleben den Mißbrauch ihrer Tochter auch als Angriff gegen die eigene Person. Sie fühlen sich als Mutter, aber auch als Frau verletzt. Die von Burgard (1991) beschriebene Neigung von Frauen, auf Gewalt und emotionale Verletzung eher mit Vorwürfen, Selbstzweifeln, depressiven Verstimmungen, psychosomatischen Beschwerden und sozialem Rückzug zu reagieren und weniger mit Wut, Konfrontation und Auseinandersetzung, zeigte sich bei ungefähr der Hälfte der 14 Frauen in dieser Untersuchung. Vor allem bei den Frauen vom Typ eins und weniger ausgeprägt beim Typ zwei und drei lassen sich Bewältigungsstrategien wie dauerhaftes Anklagen des Partners, Schuldgefühle, Selbstzweifel, depressive Verstimmungen und sozialer Rückzug erkennen.
Zwar sprechen die Frauen vom Typ eins auch über ihre massiven Wut- und Haßgefühle auf den Partner, gleichzeitig klagen sie sich jedoch auch selber an. Es entsteht der Eindruck, daß sie einen großen Teil ihrer Aggressionen eher gegen sich selbst als gegen den Partner richten. Die Wut auf den früheren Partner kommt vor allem in ihrem dauerhaften Anklagen und Abwerten des Partners zum Ausdruck. Das Äußern von Haß- und Wutgefühlen erleichtert die Frauen für kurze Zeit, führt jedoch nicht zu einer grundsätzlichen Verbesserung ihres psychischen Befindens. Bis zum Interviewzeitpunkt ist es diesen Frauen nicht gelungen, ihre Wut 'sinnvoll' zu nutzen,

z.B. indem sie sich selbst und ihre als unbefriedigend eingeschätzte Lebenssituation verändern (s. Kap. II.3.2, Typ A; II.3.4, Typ A).
Im Vergleich zu den Frauen vom Typ eins haben die Frauen vom Typ zwei, drei und vier zunächst größere Schwierigkeiten, Wut auf ihren Partner zu entwickeln. Erst mit zunehmendem emotionalen Abstand gelingt es ihnen, ihre Enttäuschung, Verzweiflung und Verletzung in Wut auf den Partner 'umzuwandeln'. Diese Wut wird nicht nur in Form verbal geäußerter Aggressionen zum Ausdruck gebracht wie bei den Frauen vom Typ eins, sondern als 'Kraft' für die Neugestaltung ihres eigenen Lebens genutzt. Dies ist vermutlich auch eine Erklärung dafür, warum sie nicht in ihrer Wut und Enttäuschung 'steckenbleiben' wie die Frauen vom Typ eins.
Es besteht jedoch auch ein Unterschied zwischen den Frauen der Typen zwei und vier und den Frauen des Typs drei. Gegenüber den Frauen vom Typ zwei und den (meisten) Frauen vom Typ vier tendieren die Frauen vom Typ drei stärker dazu, für den Partner Verständnis aufzubringen und ihre Wut zeitweilig zu 'vergessen'. Die Folge ist, daß sie phasenweise in ein regelrechtes Grübeln verfallen, indem sie sich immer wieder fragen, warum er die Tochter sexuell mißbraucht hat. Im Vergleich zu den Frauen vom zweiten und vierten Typ trauen sie sich weniger zu und schrecken vor neuen Erfahrungen eher zurück (s. auch Kap. II.3.4, Typ B und Typ D vs. Typ C).

Die meisten empirischen Studien, die Mütter sexuell mißbrauchter Kinder direkt untersucht haben, beschäftigen sich schwerpunktmäßig mit der Unterstützung der Mütter gegenüber dem Kind während und vor allem nach Bekanntwerden des Geschehens (Everson u.a. 1989; Faller 1988; Newberger u.a. 1993; Hooper 1989)
Ein zentrale Frage, die von ExpertInnen und Laien in diesem Zusammenhang immer wieder gestellt wird, ist, ob die Mütter von dem Mißbrauch ihres Kindes wissen oder nicht. Ältere Studien, die im Rahmen familientherapeutischer Interventionen durchgeführt wurden, stellten fest, daß Mütter grundsätzlich von den sexuellen Übergriffen ihres Kindes wissen (Forward/ Buck 1978; Justice/ Justice 1979; s. auch Kap. I.2.3). Hooper (1989), die die Frauen selbst befragt hat, kommt zu einem anderen Resultat. Sie geht davon aus, daß Mütter zu unterschiedlichen Zeitpunkten einen unterschiedlichen 'Grad' an Wissen besitzen. Zu Beginn des Mißbrauchs wissen sie zunächst nichts von dem sexuellem Mißbrauch ihres Kindes. Nach einiger Zeit haben sie Ahnungen, ohne diese genauer einordnen zu können. Nach Bekanntwerden des Mißbrauchs schwanken die meisten Frauen zwischen Glauben und Unglauben hin und her. Die Ergebnisse von Hooper (1989) stimmen mit den Aussagen der in dieser Studie befragten Mütter weitgehend überein. So gaben die meisten Frauen der Typen zwei, drei und vier

an, Veränderungen im Verhalten der Tochter oder des Partners wahrgenommen zu haben. Andere berichteten von einer angespannten familiären Atmosphäre. Keine der Frauen habe dabei sofort an einen sexuellen Mißbrauch gedacht. Manche der Frauen vom Typ drei und vier hatten im Laufe der Zeit eine Ahnung oder sogar die Vermutung, daß der Partner die Tochter sexuell mißbrauchen könnte. Einige der Frauen zogen daraus die Konsequenz, den Partner zu konfrontieren, andere suchten professionelle Beratung. Die Frauen vom Typ eins und zwei hatten lange Zeit überhaupt keine Veränderungen bemerkt. Der Schock, der bei diesen Frauen durch die Entdeckung des Mißbrauchs der Tochter ausgelöst wurde, war somit größer als bei den Frauen der Typen drei und vier (s. auch Kap. II.3.2)

Nach den Ergebnissen der Studie von Everson u.a. (1989) verhalten sich mehr Mütter nach dem Bekanntwerden des Mißbrauchs unterstützend gegenüber ihrem Kind als allgemein angenommen. In ihrer Untersuchung verhielten sich 44 % der Mütter unterstützend, d.h., sie gaben dem Kind emotionale Unterstützung, sie glaubten ihm, und sie verurteilten das Verhalten des Täters. 32 % verhielten sich ambivalent und nur 24 % nicht unterstützend gegenüber dem Kind.
Die in der vorliegenden Studie befragten Frauen lassen sich alle in die Kategorie 'unterstützend' einordnen. Sie glauben ihrer Tochter, sie sind bemüht, ihr zu helfen, und sie haben sich vom Partner getrennt. Lediglich in bezug auf den Aspekt emotionale Unterstützung der Tochter ist zu differenzieren zwischen dem Wunsch, der Tochter zu helfen (der bei allen Frauen vorhanden ist), und der Angemessenheit der Unterstützung für die Tochter. Besonders bei den Frauen vom ersten Typ, aber auch bei den Frauen vom zweiten und dritten Typ, entsteht der Eindruck, daß sie aufgrund ihrer eigenen psychischen Beeinträchtigungen und ihrer Alltagsbelastungen nicht immer imstande sind, ihren Töchtern adäquat zu helfen. Zu dem gleichen Ergebnis kommen auch Newberger u.a. (1993) in ihrer Studie. Die Autorinnen fanden heraus, daß Mütter aufgrund ihrer eigenen Symptome häufig große Schwierigkeiten haben, die psychische Befindlichkeit ihrer Kinder 'richtig' einzuschätzen.
Jedoch gibt es auch Mütter, die schon wenige Monate nach Aufdeckung des Mißbrauchs ihre emotionale Stabilität zurückgewinnen und dadurch wahrscheinlich eher in der Lage sind, die Tochter angemessen zu unterstützen. Hierzu zählen die sechs Frauen, die in dieser Studie dem Typ vier zugeordnet werden. Die Wahrnehmung der Tochter und der Umgang mit ihr werden bei diesen Frauen deutlich weniger durch das eigene Leiden beeinflußt.

Nach den Ergebnissen verschiedener Studien (Hooper 1989; Everson u.a. 1989; Faller 1988) ist die mütterliche Unterstützung für das Kind von folgenden Faktoren abhängig: Geständigkeit des Täters, Art der Beziehung zum Täter und die Einschätzung der Beziehung zu ihm. Weiterhin spielt eine Rolle, wem die Frauen für den Mißbrauch der Tochter die Schuld zuweisen, dem Täter oder (auch) sich selbst.
Everson u.a. (1989) fanden einen Zusammenhang zwischen Geständigkeit des Täters und unterstützendem Verhalten der Mütter. Mütter unterstützten mehr, wenn der Täter den sexuellen Mißbrauch zugab. Zwischen Geständigkeit des Täters und Unterstützung der Tochter wird in dieser Studie kein Zusammenhang deutlich. Unter den Typen zwei, drei und vier befinden sich Frauen, deren Partner den sexuellen Mißbrauch an der Tochter zugeben, aber auch solche, die die Tat leugnen. Alle Frauen verhalten sich jedoch weitgehend unterstützend gegenüber der Tochter. Nur bei den Frauen vom ersten Typ sind die Partner in beiden Fällen nicht geständig. Ob dies ein Grund für ihre eher problematische Beziehung zur Tochter sein könnte, läßt sich anhand des vorliegenden Materials nicht klären.

Weiterhin ergab sich in den Studien von Everson u.a. (1989) und Faller (1988) eine Korrelation zwischen Art der Beziehung zum Täter und unterstützendem Verhalten der Mütter. Mütter, die sich schon vor der Aufdeckung getrennt hatten, verhielten sich am eindeutigsten unterstützend gegenüber ihrem Kind. Handelte es sich beim Täter um den aktuellen Partner, war die Unterstützung eher gering. In der vorliegenden Untersuchung waren zehn der 14 Befragten Frauen zum Aufdeckungszeitpunkt bereits von ihrem Partner getrennt. Dies könnte eine Erklärung dafür sein, daß diese Frauen ihrer Tochter glauben und bemüht sind, ihr zu helfen. Jedoch auch die Frauen, die mit ihrem Partner zum Zeitpunkt der Aufdeckung noch zusammenlebten (Frau Arens, Frau Gerhardt, Frau Jäger und Frau Sommer), verhalten sich nicht grundsätzlich weniger unterstützend gegenüber der Tochter als die Gruppe der bereits getrennt lebenden Frauen. So deuten z.B. die Schilderungen von Frau Arens (Typ vier) darauf hin, daß sie weitgehend imstande ist, die Tochter angemessen zu unterstützen. Demgegenüber ist Frau Sommer (Typ zwei) weniger in der Lage, ihrer Tochter adäquat zu helfen (s. auch Kap. II.3.3, Typ B, Typ D). Ein eindeutiger Zusammenhang zwischen Art der Beziehung zum Täter und Unterstützung der Tochter ist bei den 14 befragten Frauen somit nicht festzustellen.

Hooper (1989) fand heraus, daß Mütter ihrem Kind eher glauben, wenn sie die Partnerschaft als belastend und schwierig einschätzen. Halten sie die Beziehung zu ihrem Partner für gut und sind glücklich mit ihm, haben sie mehr Schwierigkeiten, ihrem Kind zu glauben. Dieses Ergebnis von

Hooper (1989) bestätigt sich in der vorliegenden Studie nicht. Unabhängig davon, wie die Frauen die Beziehung rückblickend oder auch gegenwärtig bewerten, glauben sie der Tochter.

Als weiteren Faktor für das Verhalten der Mütter führt Hooper (1989) die Zuschreibung von Verantwortlichkeit an. Die Frauen, die eindeutig die Verantwortung beim Täter sahen, ergriffen eher effektiv schützende Maßnahmen als diejenigen, die sich selbst einen Teil der Schuld gaben. Auch in diesem Aspekt unterscheiden sich Hoopers (1989) Resultate von den Ergebnissen dieser Studie. Alle befragten Frauen haben wirkungsvoll für den Schutz der Tochter gesorgt, auch diejenigen, die sich selbst für das Geschehene anklagen und verurteilen (vor allem die Frauen vom Typ eins). Ein Zusammenhang besteht allerdings zwischen den Aspekten Zuschreibung von Schuld und psychischer Befindlichkeit der Frauen. Die Frauen vom ersten und dritten Typ, die sich besonders schuldig fühlten, leiden stärker unter Selbstzweifeln und Depressionen als die Frauen vom Typ zwei und vier, die eindeutig den Partner für den Mißbrauch der Tochter verantwortlich machen.

Ein anderer Faktor, der das Verhalten gegenüber der Tochter beeinflußt, ist die Einschätzung der Beteiligung der Tochter am Mißbrauch. Mütter, die der Tochter eine gewisse Mitschuld am Mißbrauch anlasten, haben wahrscheinlich Schwierigkeiten, ihr bei der Bewältigung des Geschehenen zur Seite zu stehen. In der Untersuchung von Breitenbach (1992) neigten vier der sechs befragten Frauen dazu, die Tochter als Mitschuldige zu betrachten. Fünf der sechs Frauen fiel es sehr schwer oder war es nicht möglich, mit der Tochter über das Geschehene zu sprechen. Im Unterschied zu den von Breitenbach (1992) befragten Frauen, sind die meisten Frauen dieser Studie sehr darum bemüht, mit der Tochter über ihre Erlebnisse zu reden. Ob die Gespräche immer hilfreich für die Tochter sind, ist dabei eine andere Frage (z.B. bei Frau Diets vom ersten Typ). Lediglich Frau Fischer vom ersten Typ und die Frauen vom zweiten Typ vermeiden es eher, mit der Tochter über das Geschehene zu reden.
Darüber hinaus entstand bei den Frauen vom Typ eins der Eindruck, daß sie dazu neigen, Trost und Verständnis bei der Tochter zu suchen, nachdem der Mißbrauch aufgedeckt ist. Diese Frauen haben auch ein weitgehend negatives Selbstbild als Mutter (s. auch Kap. II.3.3, Typ A und Typ B). Möglicherweise benötigen sie den Trost, die Zuwendung und die Anerkennung ihrer Töchter, um ihr Selbstbild als Mutter wieder aufzuwerten. Daß der sexuelle Mißbrauch eines Kindes negative Auswirkungen auf das Selbstbild als Mutter hat, bestätigt auch Hooper (1989) in ihrer Untersuchung.

Keinen Zusammenhang fanden Everson u.a. (1989) zwischen dem Verhalten der Mütter gegenüber dem Kind und ihrem Bildungsstand. Dies bestätigte sich auch weitgehend in der vorliegenden Studie. Unter den Typen eins und zwei befinden sich Frauen mit Sonderschul-, Hauptschul- und Realschulabschluß. Die Frauen der Typen drei und vier haben ebenfalls Hauptschul- und Realschulabschluß, aber auch Abitur sowie Fachschul- und Fachhochschulabschluß. Unter den Typen drei und vier gibt es somit mehr Frauen mit höheren Bildungsabschlüssen. Die Frauen dieser beiden Typen (vor allem jedoch die Frauen vom Typ vier) können ihre Töchter nach meinem Eindruck besser bei der Bewältigung ihrer Erlebnisse unterstützen als die Frauen vom Typ eins und zwei. Inwieweit das unterstützende Verhalten gegenüber der Tochter auch mit der Schichtzugehörigkeit der Frauen zusammenhängt, läßt sich in dieser Studie jedoch nicht eindeutig klären.

Frauen, die den sexuellen Mißbrauch ihres Kindes erfahren haben, werden nicht nur in ihrer Situation als Mutter belastet, auch wenn sich die meisten Studien mit diesem Thema beschäftigen. Hooper (1989) weist auf einen weiteren Aspekt hin. Der sexuelle Mißbrauch, so die Autorin, bedrohe auch die Identität der Frauen als Partnerin. Vor allem wenn der Täter ihr Ehemann ist, haben sie zusätzlich das Gefühl, als Frau versagt zu haben. In der vorliegenden Studie war ebenfalls festzustellen, daß die befragten Frauen ihr Selbstbild als Partnerin und ihre bisherigen Beziehungskonzepte in Frage stellen, nachdem sie von den sexuellen Übergriffen erfahren haben. Bei den Frauen vom Typ eins und zwei bricht das Beziehungskonzept weitgehend zusammen. Die Frauen vom Typ eins werten sich zudem als Partnerin ab. Das Selbstbild als Partnerin ist bei diesen Frauen auch weitgehend negativ. Die Frauen vom Typ drei und vier reflektieren über ihre bisherigen Vorstellungen von Partnerschaft, und sie suchen nach neuen Beziehungskonzepten. Bei zwei der Frauen vom Typ vier bleibt das Beziehungskonzept sogar in seiner Grundform erhalten (d.h. feste Partnerschaft und Familienleben in der traditionellen Form). Bei einem Vergleich der vier Typen miteinander ist festzustellen, daß die Frauen vom Typ eins ihre Kompetenz als Partnerin am meisten in Frage stellen und die Frauen vom Typ vier am wenigsten. Die Typen zwei und drei lassen sich in bezug auf ihre Selbstzweifel als Partnerin zwischen diesen beiden Typen anordnen (s. auch Kap. II.3.2, Typ A und Typ B vs. Typ C und Typ D).
Aufgrund der Ergebnisse dieser Studie und der von Hooper (1989) ist davon auszugehen, daß Mütter, deren Kind vom Partner sexuell mißbraucht wurde, nicht nur in ihrer Kompetenz als Mutter, sondern auch im Hinblick auf eine zukünftige Partnerschaft tief verunsichert sind. Das Selbstbild als Partnerin wird grundlegend erschüttert, und bisherige Konzepte von Part-

nerschaft werden in Frage gestellt. Allerdings ist die Verunsicherung über ihre bisherigen Vorstellungen von Partnerschaft und Familienleben nicht bei allen Frauen gleich stark. Einige der Frauen lehnen Partnerschaft grundsätzlich oder zumindest für eine lange Zeit ab, andere probieren neue Beziehungskonzepte aus. Wieder andere behalten ihr Beziehungskonzept weitgehend bei.

Neben den bislang dargestellten Faktoren stellten sich in dieser Studie drei weitere Aspekte für die Bewältigung des Mißbrauchs der Tochter als relevant heraus: Erstens die den Frauen zur Verfügung stehenden Ressourcen (oder aber ihre Fähigkeit, neue Ressourcen zu mobilisieren wie die Frauen vom Typ zwei), zweitens die Einschätzung der erfahrenen sozialen und emotionalen Unterstützung bei der Bewältigung des Geschehenen und drittens die Einordnung und Bewertung des Geschehenen im Rahmen der Gesamtbiographie.
Die Frauen, die auf Ressourcen zurückgreifen können und sich ausreichend unterstützt fühlen, sind eher in der Lage, den Mißbrauch der Tochter 'erfolgreich' zu bewältigen, als die Frauen, die über wenig Ressourcen verfügen und sich alleingelassen fühlen. Letzteres trifft auf die Frauen vom Typ eins zu. Diese Frauen sind resigniert und sehen für sich keine Perspektiven mehr. Im Gegensatz zu den Frauen vom Typ eins sind Frauen vom Typ zwei, drei und vier darum bemüht, ihr Leben neu zu gestalten. Diese Frauen betrachten die durch den Mißbrauch ausgelöste Krise (auch) als Möglichkeit, ihr Leben zu verändern. Vor allem die Frauen vom Typ drei und vier hoffen, durch die Auseinandersetzung mit dem Geschehenen zukünftig bewußter und selbstbestimmter leben zu können.

Zum Schluß möchte ich noch auf den Aspekt 'eigene sexuelle Gewalterfahrungen von Müttern' eingehen, der gerade im Zusammenhang mit intrafamilialem sexuellen Mißbrauch heftig diskutiert wird. Von professionellen HelferInnen und von Laien wird oft die Frage gestellt, ob Mütter, deren Kinder vom Partner sexuell mißbraucht wurden, nicht selbst als Kind sexuellen Mißbrauch erfahren haben. Einige ExpertInnen (Goodwin u.a. 1981, 92) sehen zwischen den Mißbrauchserfahrungen der Mutter und denen der Tochter einen unmittelbaren Zusammenhang. Nach Meinung dieser AutorInnen wählen die Frauen 'unbewußt' Männer mit inzestuösen Neigungen aus und schaffen dann ähnliche Situationen wie in ihrer eigenen Kindheit, um ihre verdrängten Konflikte zu lösen. Diese Auffassung ist meines Erachtens kritisch zu betrachten. Eine solche Vorstellung erweckt schnell den Eindruck, daß sexueller Mißbrauch ausschließlich ein Problem von Frauen ist, das durch diese von Generation zu Generation weitergegeben wird. Dementsprechend werden die Mütter auch von einigen ExpertInnen

als »incest carriers« bezeichnet (s. Kap. I.2.1). Natürlich gibt es Frauen, die in ihrer Kindheit mit einem inzestuösen Vater und später mit einem inzestuösen Ehemann konfrontiert sind. Demgegenüber stehen zahlreiche Beispiele von Inzestopfern, deren Partner die Kinder nicht sexuell mißbrauchen. Herman (1981, 107) interviewte 40 Frauen, die in ihrer Kindheit vom Vater sexuell mißbraucht worden sind. 20 der 40 befragten Frauen waren verheiratet und hatten Kinder. Nur eine dieser 20 Frauen hatte einen Partner, der sich des sexuellen Mißbrauchs schuldig machte. Die Frage, ob Mütter mißbrauchter Kinder signifikant häufiger sexuelle Gewalt als Kind erfahren haben als Mütter, deren Kinder nicht mißbraucht wurden, ist letztlich nur durch eine Untersuchung mit einer ausreichend großen Stichprobe zu beantworten. Mir ist keine Studie bekannt, die sich mit diesem Aspekt beschäftigt hat.
Ein Zusammenhang ergab sich in der vorliegenden Studie zwischen den Aspekten 'eigene sexuelle Gewalterfahrung' und 'Beziehung zur Tochter'. Vor allem die Frauen, die schwere sexuelle Mißbrauchserfahrungen als Kind machen mußten, haben besonders große Probleme, ihr eigenes Leiden von dem der Tochter zu trennen (s. auch Kap. II.3.3, II.4.1 und 4.3).

Die Ergebnisse dieser Untersuchung haben gezeigt, daß Frauen, deren Kinder sexuell mißbraucht worden sind, das Geschehene zum Teil sehr unterschiedlich bewältigen. So sehen z.B. die Frauen vom Typ eins (Entwerten und Anklagen) ihr Leben durch den Mißbrauch der Tochter weitgehend zerstört. Im Gegensatz dazu erleben die Frauen vom Typ vier (Umdeuten und Handeln) diese Erfahrung (auch) als Herausforderung. Indem sie ihr bisheriges Lebenskonzept überdenken und gleichzeitig Ressourcen mobilisieren, ist es ihnen möglich, aus der Krise hinaus ein selbstbewußtes Leben anzustreben.

6. Schlußbetrachtung

Die vorliegende Arbeit beschäftigt sich mit dem sexuellen Mißbrauch innerhalb der Familie aus der Sicht der Mütter betroffener Mädchen. Bislang gibt es nur wenige Untersuchungen, die Mütter sexuell mißbrauchter Kinder selbst befragt haben. Meist wurde der Belastungsgrad der Mütter nach der Aufdeckung des Mißbrauchs mit Hilfe standardisierter Inventare erfaßt. In dieser Studie erhielten die Mütter die Gelegenheit, von ihren Erfahrungen, Einschätzungen und Gefühlen während des Mißbrauchs und nach Bekanntwerden des Geschehenen zu erzählen. Es wurde vor allem danach ge-

fragt, welche Strategien der Erlebnisverarbeitung bzw. Bewältigung die Frauen entwickelt haben. Darüber hinaus interessierte mich, wie die Frauen den Mißbrauch ihrer Tochter in dem Kontext ihrer Gesamtbiographie einordnen und welche Konsequenzen diese Erfahrung für ihr weiteres Leben hatte.
Zu diesem Zweck habe ich mit 14 Frauen, deren Tochter vom Kindesvater, Stiefvater oder Lebensgefährten der Mutter sexuell mißbraucht wurde, leitfadengestützte Interviews durchgeführt. In Anbetracht der kleinen Untersuchungsgruppe erheben die Ergebnisse der Studie nicht den Anspruch, repräsentative Aussagen über die Gesamtgruppe der Mütter mißbrauchter Mädchen machen zu können. Vielmehr ging es darum, die verschiedenen Formen der Verarbeitung, mögliche Einflußfaktoren und die Integration des Mißbrauchs der Tochter in die Gesamtbiographie zu untersuchen.

Insgesamt wurden vier idealtypische Verarbeitungsmuster gebildet. Die Frauen des ersten Typs (Entwerten und Anklagen) fühlen sich resigniert und sehen ihr gegenwärtiges und zukünftiges Leben durch diese Erfahrung weitgehend zerstört. Sie leiden unter Schuldgefühlen und Selbstvorwürfen. Der Mißbrauch der Tochter dominiert ihr Denken und Handeln im Alltag. Bei den Frauen vom zweiten Typ (Vergessen und neu Beginnen) sind die Schuldgefühle und Selbstvorwürfe deutlich geringer ausgeprägt. Diese Frauen streben vor allem danach, das Geschehene für immer zu vergessen und ein neues Leben anzufangen. Im Alltag erweist sich diese Strategie jedoch als wenig erfolgreich, denn die Frauen werden immer wieder mit Problemen im Zusammenhang mit dem Mißbrauch ihrer Tochter konfrontiert. Die Frauen des dritten Typs (Analysieren und Zweifeln) versuchen den Mißbrauch ihrer Tochter zu bewältigen, indem sie intensiv über diese Erfahrung nachdenken. Diese Frauen leiden phasenweise unter starken Schuldgefühlen und Selbstvorwürfen. Sie fragen sich, warum sie den Mißbrauch nicht verhindern konnten. Das Suchen nach Erklärungen für das Geschehene hilft ihnen vermutlich, sich weniger schuldig zu fühlen. Diese Frauen entwickeln erste Ideen in bezug auf ihre zukünftige Lebensgestaltung. Bei den Frauen vom Typ vier (Umdeuten und Handeln) löst der Mißbrauch der Tochter ebenfalls einen Reflexionsprozeß aus. Diese Frauen weisen die Verantwortung für den Mißbrauch der Tochter eindeutig dem Partner zu. Gegenüber den anderen drei Typen leiden sie am wenigsten unter Schuldgefühlen und Selbstvorwürfen. Sie sehen in der Bewältigung dieser Krise auch eine 'Chance', ihr bisheriges Leben positiv zu verändern, und sie sind dabei, ein zum Teil neu entwickeltes Lebenskonzept umzusetzen. Es ist anzunehmen, daß sich Typ drei mit der Zeit in die gleiche Richtung entwickeln wird wie Typ vier, d.h., die Frauen werden mit zunehmender psychischer Stabilität ihre Zukunftspläne konkretisieren und realisieren.

Bei der Betrachtung der Ergebnisse halte ich die folgenden drei Aspekte für besonders wichtig:

1. Die Situation der Mütter nach Bekanntwerden des Mißbrauchs ihrer Tochter ist sehr komplex. Sie geraten in eine Krise, nicht nur als Mutter, sondern auch als Partnerin und als Frau. Hinzu kommen finanzielle Probleme und der Verlust bzw. die Veränderung der bisherigen sozialen Beziehungen. Ausgelöst durch diese fünffache Krise brechen die bisherigen Maßstäbe der Lebensorientierung weitgehend zusammen.
2. Die Bewältigung des Mißbrauchs der Tochter wird von zahlreichen sozialen, familiären und persönlichen Faktoren beeinflußt. Lebensgeschichtliche Erfahrungen (z.B. negative oder positive Kindheitserlebnisse) sind dabei ebenso von Bedeutung wie die konkrete Lebenssituation der Frauen nach der Aufdeckung (z.B. finanzielle und berufliche Situation, soziale und emotionale Unterstützung, Entlastung bei der Betreuung der Tochter).
3. Für die Bewältigung des Mißbrauchs spielen auch die Persönlichkeit der Frauen sowie die subjektive Bewertung und Verarbeitung der bisherigen Lebenserfahrungen einschließlich des Mißbrauchs der Tochter eine wichtige Rolle. Das bedeutet, daß Frauen mit einer ähnlich 'dramatischen' Lebensgeschichte den Mißbrauch der Tochter auf verschiedene Weise bewältigen können. Die Fähigkeit, trotz negativer Lebenserfahrungen, Ressourcen zu erkennen und zu mobilisieren, ist bei den Frauen sehr unterschiedlich ausgeprägt.

Nach der Aufdeckung eines sexuellen Mißbrauchs fühlen sich Mütter häufig alleingelassen und, meiner Meinung nach zu Recht, nicht adäquat unterstützt. Die Wartezeiten auf einen Therapieplatz für das Kind sind in der Regel sehr lang. Nicht selten müssen sie ein Jahr und länger ausharren. Zudem brauchen die meisten Mütter nach der Offenlegung des sexuellen Mißbrauchs an ihrem Kind selbst Hilfe, um mit der extrem belastenden Situation besser umgehen zu können. Viele der spezialisierten Institutionen beraten die Mütter nur bis zur Aufdeckung und noch einen kurzen Zeitraum danach. So berichteten die meisten der 14 von mir befragten Mütter, daß sie sich längerfristige Beratungsgespräche gewünscht hätten. Darüber hinaus sollten den Müttern konkrete Erziehungshilfen zur Verfügung gestellt werden, z.B. in Form von Familien- oder Betreuungshilfen, die die Mütter im Umgang mit den Kindern entlasten können. Für die konkrete Beratung ist es wichtig, die betroffenen Frauen vor allem in ihren Fähigkeiten und Kompetenzen (Ressourcen) zu stärken. Weiterhin könnte es sinnvoll sein, die mit den unterschiedlichen Bewältigungsmustern verknüpften Probleme gemeinsam mit den Frauen zu besprechen.

Für weitere Forschung wäre es interessant, Befragungen zu unterschiedlichen Zeitpunkten durchzuführen, um festzustellen, inwieweit sich bestimmte Verarbeitungsmuster verfestigen oder sich mit der Zeit verändern. Weiterhin könnte man danach fragen, wie die Attribuierung von Schuld und Verantwortung für den Mißbrauch zustande kommt und wovon sie abhängt. Die Zuschreibung der Verantwortung auf den männlichen Täter ist ein wichtiger Faktor für die 'erfolgreiche' Verarbeitung des Mißbrauchs der Tochter. Die Ergebnisse dieser Studie haben gezeigt, daß die Frauen, die eindeutig dem Täter die Verantwortung zuweisen, weniger unter Schuldgefühlen leiden und die fünf Krisen leichter bewältigen als diejenigen, die sich selbst anklagen und schuldig fühlen (Typ eins vs. Typ vier). Dabei scheinen Vorwürfe und Schuldzuweisungen, soziale Isolation, eigene Mißbrauchserfahrungen sowie fehlende Perspektiven die Schuldgefühle der Frauen zu verstärken, wogegen stabile soziale Beziehungen, Unterstützung und Entlastung bei der Betreuung der Tochter, Identifikation mit Lebensbereichen außerhalb von Partnerschaft und Familie (z.B. Beruf) die Schuldgefühle eher reduzieren.
Darüber hinaus halte ich es für notwendig, Langzeituntersuchungen mit sexuell mißbrauchten Kindern (unter Einbeziehung einer entsprechenden Vergleichsgruppe) durchzuführen. Dies wäre vor allem deswegen wichtig, um herauszufinden, wie sich sexuelle Gewalterfahrungen auf die weitere Entwicklung der Kinder auswirken und wie die Bezugspersonen des Kindes die Verarbeitung der Mißbrauchserfahrung beeinflussen bzw. unterstützen können. Solche Studien bringen allerdings ethische Problem mit sich. So ist nicht auszuschließen, daß in der Vergleichsgruppe noch nicht beendete bzw. noch nicht bekanntgewordene Fälle entdeckt werden (vgl. dazu auch Finkelhor u.a. 1986, 205). Wie mit diesen Fällen umgegangen werden soll, ist ein bislang nicht gelöstes, sehr ernstes Problem.

Zum Schluß bleibt noch anzumerken, daß das Problem des sexuellen Kindesmißbrauchs im Gesundheitssektor eine wichtige, bislang jedoch wenig beachtete Relevanz einnimmt. Prävention sowie effektive Intervention und Therapie sind ebenso dringend erforderlich wie weitere Forschung. Nicht zuletzt müßten durch die öffentliche Hand mehr finanzielle Mittel als bisher für Beratungsstellen, Fortbildungs- und Präventionsprogramme sowie Forschungsprojekte bereitgestellt werden.

7. Literatur

Anderson, Jessie/Martin, Judy u.a. (1993): Prevalence of childhood sexual abuse experiences in a community sample of women, in: Journal of the American Academie of Child Adolescent Psychiatry, Vol 32, No. 5, 911-919.

Bange, Dirk (1992): Sexueller Mißbrauch an Mädchen und Jungen. Ausmaß - Hintergründe - Folgen, Köln.

Baurmann, Michael C. (1991): Die offene, heimliche und verheimlichte Gewalt von Männern gegen Frauen sowie ein Aufruf an Männer, sich gegen Männergewalt zu wenden, in: Janshen, Doris (Hg.): Sexuelle Gewalt, Frankfurt am Main, 223-251.

Beck-Gernsheim, Elisabeth (1992): Mutterwerden - der Sprung in ein anderes Leben, Frankfurt am Main (24.-26. Tausend, ohne Aufl.).

Bernecker-Wolff, Angela/Wolff, Reinhart (1990): Sexuelle Mißhandlung und Sexualpolitik, in: Sozial Extra, Jg. 12, 6-7.

Bernet, William (1993): False statement and the differential diagnosis of abuse allegations, in: Journal of the American Academy of Child and Adolescent Psychiatry, Vol. 32, No. 5, 903-910.

Bohnsack, Ralf (1991): Rekonstruktive Sozialforschung. Einführung in die Methodologie und Praxis qualitativer Forschung, Opladen.

Breitenbach, Eva (1992): Mütter mißbrauchter Mädchen: Eine Studie über sexuelle Verletzung und weibliche Identität, Pfaffenweiler.

Briere, John/Runtz, Marsha (1987): Post sexual abuse trauma: Data and implications for clinical practice, in: Journal of Interpersonal Violence, Vol. 2, 367-379.

Brockhaus, Ulrike/Kolshorn, Maren (1993): Sexuelle Gewalt gegen Mädchen und Jungen. Mythen, Fakten, Theorien, Frankfurt am Main.

Bundeskriminalamt (Hg.) (1993): Polizeiliche Kriminalstatistik der Bundesrepublik Deutschland. Berichtsjahr 1992, Wiesbaden.

Bundesministerium für Frauen und Jugend (Hg.) (1993): Modellprojekt Beratungsstelle und Zufluchtswohnung für sexuell mißbrauchte Mädchen von »Wildwasser« - Arbeitsgemeinschaft gegen sexuellen Mißbrauch. Schriftenreihe des Bundesministeriums für Frauen und Jugend, Band 210. Abschlußbericht der wissenschaftlichen Begleitung. Mitarbeiterinnen: Günther, Roswitha/Kavemann, Barbara/Ohl, Dagmar, Stuttgart - Berlin - Köln.

Burgard, Roswitha (1991[2]): Mut zur Wut. Befreiung aus Gewaltbeziehungen, Berlin (1. Aufl. 1988).

Burger, Angelika/Seidenspinner, Gerlinde u.a. (1988): Töchter und Mütter. Ablösung als Konflikt und Chance, Opladen.

Bushnell, J.A./Wells, J.E. u.a. (1992): Long-term effects of intrafamilial sexual abuse in childhood, in: Acta Psychiatry Scand, Vol. 85, 136-142.

Byerly, Carolyn M. (1985): The mother's book. How to survive the incest of your child, Seattle.

Danner, Helmut (1979): Methoden geisteswissenschaftlicher Pädagogik, München-Basel.

Dorpat, Christel (1987[2]): Welche Frau wird so geliebt wie Du. Eine Ehegeschichte, Berlin (1. Aufl. 1982).

Draijer, Nel (1988): Seksueel misbruik van meisjes door verwanten, Ministerie van Sociale Zaken en Werkgelegenheid, Den Haag.

Draijer, Nel (1990): Die Rolle von sexuellem Mißbrauch und körperlicher Mißhandlung in der Ätiologie psychischer Störungen bei Frauen, in: System Familie, Nr. 3, 59-73.

Dunand, Annelie (1993): Der sexuelle Mißbrauch von Kindern im Kontext von Familie und Gesellschaft, in: Kontext, Vol. 23, Nr. 1, 6 - 19.

Enders, Ursula (Hg.) (1990): Zart war ich, bitter war's. Sexueller Mißbrauch an Mädchen und Jungen, Köln.

Enders, Ursula/Stumpf, Johanna (1991): Mütter melden sich zu Wort. Sexueller Mißbrauch an Mädchen und Jungen, Köln.

Epstein, Seymour (1984[2]): Entwurf einer Integrativen Persönlichkeitstheorie, in: Filipp, Sigrun-Heide (Hg.): Selbstkonzeptforschung, Stuttgart (1. Aufl. 1979), 15-45.

Erler, Gisela/Jackel, Monika u.a. (1988): Kind? Beruf? Oder Beides? Eine repräsentative Studie über die Lebenssituation junger Paare zwischen 18 und 33 Jahren in der Bundesrepublik Deutschland im Auftrag der Zeitschrift Brigitte, München.

Everson, Mark D./Boat B. W. (1989): False allegations of sexual abuse by children and adolescent, in: Journal of the American Academy of Child and Adolescent Psychiatry, Vol. 28, 230-235.

Everson, Mark D./Hunter, Wanda M./Runyon u.a. (1989): Maternal support following disclosure of incest. in: American Journal of Orthopsychiatry, Vol. 59/1989, No. 2, 197-207.

Faller, Kathleen C. (1988): The myth of the »collusive mother«. in: Journal of Interpersonal Violence, Vol. 3, No. 2, 190-196.

Faller, Kathleen C. (1989): Characteristics of a clinical sample of sexually abused children, in: Child Abuse & Neglect, Vol. 13, 281-291.

Faller, Kathleen C. (1991): Possible explanations for child sexual abuse allegations in divorce, in: American Journal of Orthopsychiatry, Vol. 61, No. 4, 86-91.

Fegert, Jörg M. (1993): Die Debatte um den Mißbrauch mit dem Mißbrauch und die kinderpsychiatrische Begutachtung. Unveröffentlichtes Manuskript eines Vortrags, gehalten auf dem III. Münchener Kinder- und Jugendpsychiatrischen Symposium.

Fegert, Jörg/Gerwert, Ute (1993): Qualitative Forschungsansätze im praxisnahen Einsatz in der Kinder- und Jugendpsychiatrie, in: Praxis der Kinderpsychologie und Kinderpsychiatrie, Jg. 42, Nr. 8, 293-298.

Filipp, Sigrun-Heide (Hg.) (1981): Kritische Lebensereignisse, München - Wien - Baltimore.

Filipp, Sigrun-Heide (Hg.) (1984²): Selbstkonzept-Forschung. Probleme, Befunde, Perspektiven, Stuttgart (1. Aufl. 1979).

Finkelhor, David (1979): Sexually victimized children, New York.

Finkelhor, David (1984): Child sexual abuse. New theory and research, New York.

Finkelhor, David/Russel, Diana H.E. (1984): Women as perpetrators of sexual abuse: Review of the evidence, in: Finkelhor, David (Hg.): Child sexual abuse. New theory and research, New York, 171-187.

Finkelhor, David u.a. (1986): A sourcebook on child sexual abuse, Beverly Hills - London - New Delhi.

Finkelhor, David/Browne, Angela (1986): Initial and long-term effects. A conceptual framework, in: Finkelhor, David u.a.: A sourcebook on child sexual abuse, Beverly Hills - London - New Delhi, 180-198.

Finkelhor, David/Hotaling, Gerald u.a. (1990): Sexual abuse in a national survey of adult men and women: Prevalence, characteristics, and risk factors, in: Child Abuse & Neglect, Vol. 14, 19-28.

Flick, Uwe/v. Kardorff, Ernst/Keupp, Heiner u.a. (1991): Handbuch Qualitative Sozialforschung. Grundlagen, Konzepte, Methoden und Anwendungen, München.

Forward, Susan/Buck, Craig (1978): Betrayal of innocence. Incest and its devastation, Los Angeles.

Freud, Sigmund (1975): Vorlesungen zur Einführung in die Psychoanalyse, Band I, Frankfurt (1. Aufl. 1916/17).

Fuchs, Werner (1984): Biographische Forschung. Eine Einführung in Praxis und Methoden, Opladen.

Fürniss, Tilman (1983): Family process in the treatment of intrafamilial child sexual abuse, in: Journal of Family Therapy, Vol. 5, No. 4, 263-278.

Fürniss, Tilman (1984) : Conflict-avoiding and conflict-regulating patterns in incest and child sexual abuse. in: Acta Paedopsychiatrica, Vol.50, 299-313.

Fürniss, Tilman (1992^{2}): The multi-professional handbook of child sexual abuse, London (1. Aufl. 1990).

Gardiner-Sirtl, Angelika (1983): Als Kind mißbraucht - Frauen brechen das Schweigen, München.

Gerwert, Ute (1989): Sexueller Mißbrauch in der Familie: Eine Analyse von Situation und Rolle der Mütter betroffener Mädchen. Unveröffentlichte Diplomarbeit am Institut für Erziehungswissenschaften an der Freien Universität, Berlin.

Gerwert, Ute (1991): Sexueller Mißbrauch in der Familie: Eine Analyse von Situation und Rolle der Mütter betroffener Mädchen, Unveröffentlichter Abschlußbericht der Erkundungsstudie an das Förderprogramm Frauenforschung der Senatsverwaltung für Arbeit und Frauen, Berlin.

Gerwert, Ute (1993): Bewältigungsstrategien von Müttern inzestuös mißbrauchter Mädchen im Kleinkind-,Vorschul- und frühen Grundschulalter. Abschlußbericht des Forschungsprojektes an das Förderprogramm Frauenforschung der Senatsverwaltung für Arbeit und Frauen, Berlin.

Gerwert, Ute/Thurn, Claudia/Fegert, Jörg (1993): Wie erleben und bewältigen Mütter den sexuellen Mißbrauch an ihren Töchtern? In: Praxis der Kinderpsychologie und Kinderpsychiatrie, Jg. 42, Nr. 8, 273-278.

Glöer, Nele/Schmiedeskamp-Böhler, Irmgard (1990): Verlorene Kindheit. Jungen als Opfer sexueller Gewalt, München.

Gomes-Schwartz, B. u.a.: Child sexual abuse (1990): The initial effects, Newbury Park.

Goode, William J./Hatt, Paul K. (1962^{3}): Beispiele für den Aufbau eines Fragebogens, in: König, Rene (Hg.): das Interview. Formen, Technik, Auswertung. Praktische Sozialforschung I, Köln - Berlin (1. Aufl. 1952), 115-124.

Goodwin, Jean/McCarthy, Teresita/DiVasto, Peter (1981): Prior incest in mothers of abused children, in: Child Abuse & Neglect, Vol. 5, 87-95.

Greenwald, E. u.a. (1990): Childhood sexual abuse: Long-term effects on psychological and sexual functioning in a nonclinical and nonstudent sample of adult women, in: Child Anuse & Neglect Vol. 14, 503-513.

Groff, M.G. (1987): Characteristics of incest offender's wives, in: Journal of Sex Research, Vol 23, No. 1, 91-96.

Haugaard, Jeffrey J./Repucci, N. Dickon (1988): The sexual abuse of children, San Francisco - London.

Herman, Judith L. (1981): Father-daughter-incest, Cambridge.

Hildebrand, Eva (1986): Therapie erwachsener Frauen, die in ihrer Kindheit inzestuösen Vergehen ausgesetzt waren, in: Backe, Lone u.a. (Hg.): Sexueller Mißbrauch von Kindern in Familien (aus dem Dänischen), Köln, 52-68.

Hirsch, Mathias (1987): Realer Inzest, Berlin - Heidelberg - New York.

Hoffmann, Christin (1988): Mädchenhaus Hamburg: Beratung und Betreuung sexuell mißbrauchter Mädchen/ Frauen im Mädchenhaus, in: Dokumentation zur Fachtagung sexueller Mißbrauch von Mädchen und Frauen, Köln, 76-90.

Honig, Michael-Sebastian (1986): Verhäuslichte Gewalt: Sozialer Konflikt, wissenschaftliche Konstrukte, Alltagswissen, Handlungssituationen. Eine Explorativstudie über Gewalthandeln in Familien, Frankfurt.

Hooper, Carol-Ann (1989): Alternatives to collusion: The response of mothers to child sexual abuse in the family, in: Educational and Child Psychology, Vol. 6, No. 1, 22-30.

Hopf, Christel (1978): Die Pseudo-Exploration - Überlegungen zur Technik qualitativer Interviews in der Sozialforschung, in: Zeitschrift für Soziologie, Jg. 7, Nr. 2, 97-115.

Hopf, Christel/Weingarten, Elma (Hg.) (1984^2): Qualitative Sozialforschung, Stuttgart (1. Aufl. 1979).

Johnson, Bret K./Kenkel, Mary B. (1991): Stress, coping, and adjustment in female adolescent incest victims, in: Child Abuse & Neglect, Vol. 15, 293-305.

Jones, David/McGraw, E. Melbourne. (1987): Reliable and fictitious accounts of sexual abuse in children, in: Journal of Interpersonal Violence, Vol. 2, No. 1, 27-46.

Jonker, Ineke (1988): Intervention bei akutem sexuellen Mißbrauch in der Familie unter Berücksichtigung der ungleichen Machtverhältnisse zwischen Männern und Frauen/ Eltern und Kindern, in: Dokumentation zur Fachtagung sexueller Mißbrauch von Mädchen und Frauen, Köln, 35-45.

Justice, Blaire/Justice, Rita (1979): The broken taboo. Sex in the family, London.

Kaufman, Irving/Peck, Alice/Tagiuri, Consuelo (1954): The familiy constellation and overt incestuous relations between father and daughter, in: American Journal of Orthopsychiatry, Vol. 24, 266-279.

Kempe, Ruth/Kempe, Henry C. (1984²): Kindesmißhandlung, Frankfurt am Main - Berlin - Wien (1. Aufl. Stuttgart 1980).

Koch, Kathleen/Jarvis, Carolynne (1987): Symbiotic mother-daughter-relationships in incest families. in: Social Casework, Vol. 68, No. 2, 94-101.

Kohli, Martin (1978): »Offenes« und »geschlossenes« Interview. Neue Argumente zu einer alten Kontroverse, in: Soziale Welt, Jg. 19, 1-25.

Lamnek, Siegried (1988): Qualitative Sozialforschung, Methodologie, Band I, München - Weinheim.

Lamnek, Siegried (1989): Qualitative Sozialforschung. Methoden und Techniken, Band 2, München.

Lappessen, Katharina (1991): Was ist mit Anna? München.

Larson, Noel (1986): Familientherapie mit Inzestfamilien (aus dem Dänischen), in: Backe Lone. u.a. (Hg.): Sexueller Mißbrauch von Kindern in Familien, Köln, 104-117

Lenz, Karl (1986): Alltagswelten von Jugendlichen. Eine empirische Studie über jugendliche Handlungswelten, Frankfurt.

Levold, Tom/Wedekind, Erhard/Georgi, Hans (1990): Familienorientierte Behandlungsstrategien bei Inzest, in: System Familie, Nr. 3, 74-87.

Liebman Jacobs, Janet (1990): Reassessing mother blame in incest, in: Signs, Vol. 15, No. 3, 500-514.

Livingston, Richard/Lawson, Louanne u.a. (1993): Predictors of self-reported psychopathology in children abused repeatedly by a parent, in: Journal of the American Academy of Child and Adolescent Psychiatry, Vol. 32, No. 5, 948-953.

Lustig, Noel/Dressler John W. u.a. (1966): Incest. A familiy group survival pattern, in: Archives of General Psychiatry, Vol. 14, No. 1, 31-40.

Machotka, Pavel/Pittman Frank S. u.a. (1967): Incest as family affair, in: Family Process, Vol. 16, 98-116.

Maisch, Herbert (1968): Inzest, Hamburg.

McGoldrick, Monica/Anderson, Carol M. u.a. (Hg.) (1991): Feministische Familientherapie in Theorie und Praxis (aus dem Englischen), Freiburg im Breisgau.

McIntyre, Kevin (1981): Role of mothers in father-daughter incest: A feminist analysis. in: Social Work, Vol 26, No. 6, 462-466.

Mebes, Marion (1990): Sexueller Mißbrauch und Sucht, in: Enders, Ursula (Hg.): Zart war ich, bitter war's, Köln, 71-74.

Meiselman, Karin C. (1978): Incest. A psychological study of causes and effects with treatment recommendations, San Francisco.

Mühlfeld, Claus/Windolf, Paul u.a. (1981): Auswertungsprobleme offener Interviews, in: Soziale Welt, Jg. 32, 325-352.

Mummendey, Hans-Dieter (1981): Selbstkonzept-Änderung nach kritischen Lebensereignissen, in: Filipp, Sigrun-Heide (Hg.): Kritische Lebensereignisse, München - Wien -Baltimore, 252-269.

Müther, Margot/Kluck, Marie-Luise (1992): Vom Mißbrauch des Mißbrauchs. Bedingungen und Probleme einer psychologischen Diagnostik, in: Sozialmagazin, Jg. 17, Nr. 5, 13-20.

Newberger, Carolyn M./Gremy, Isabelle M./Waternaox, Christine u.a. (1993): Mothers of sexual abused children: Trauma and repair, in: American Journal of Orthopsychiatry, Vol. 63, No. 1, 92-102.

Oubaid, Monika (1987): Das Mutter-Dilemma, in: Psychologie heute, Jg. 14, Nr. 2, 20-26.

Rijnaarts, Josephine (1988): Lots Töchter. Über den Vater-Tochter-Inzest (aus dem Niederländischen), Düsseldorf.

Rocho-Bender, Maria (1990): Frauen nach der Trennung. Zwischen Abhängigkeit und Autonomie, Münster.

Rogers, Carl R. (1973): Die klientbezogene Gesprächstherapie, München.

Rohde-Dachser, Christa (1991): Expedition in den dunklen Kontinent. Weiblichkeit im Diskurs der Psychoanalyse, Berlin - Heidelberg.

Rommelspacher, Birgit (1989): Sexueller Mißbrauch von Mädchen. Feministische Erklärungsansätze, in: Psychologie und Gesellschaftskritik, Jg. 52, Nr. 4, 87-103.

Rommelspacher, Birgit (1993): Die widersprüchliche Moral der Moderne, in: ‚Freitag' vom 24. Dezember 1993.

Rush, Florence (1985^3): Das bestgehütete Geheimnis: Sexueller Kindesmißbrauch (aus dem Englischen), Berlin (1. Aufl. 1982).

Russel, Diana E.H. (1986): The secret trauma. Incest in the lives of girls and women, New York.

Rutschky, Katharina (1990): Die Lust am Schiffschaukeln. Wie Probleme gemacht werden: Zur Ideologie des sexuellen Mißbrauchs und der Mißhandlung von Kindern, in: Sozial Extra, Jg. 12, 3.

Rutschky, Katharina (1992): Erregte Aufklärung - Kindesmißbrauch. Fakten und Fiktionen, Hamburg.

Rutschky, Katharina/Wolff, Reinhart (Hg.) (1994): Handbuch sexueller Mißbrauch, Hamburg.

Sattler, Christine/Flitner, Elisabeth (1989²): Feministische Überlegungen zum Inzest, in: Kazis, Cornelia (Hg.): Dem Schweigen ein Ende, Basel (1. Aufl. 1988)

Schlippe, Arist von (1987): Familientherapie im Überblick, Paderborn.

Schütz, Alfred (1971): Wissenschaftliche Interpretation und Alltagsverständnis menschlichen Handelns, in Schütz, Alfred: Gesammelte Aufsätze. Das Problem der sozialen Wirklichkeit. Band 1, Den Haag, 3-31.

Sgroi, Suzanne (1982): Handbook of clinical interventions in child sexual abuse, Toronto.

Sirles, Elizabeth A./Franke, Pamela J. (1989): Factors influencing mothers reactions to intrafamily sexual abuse, in: Child Abuse & neglect, Vol. 13, 131-139.

Sommer, Jörg (1987): Dialogische Forschungsmethoden. Eine Einführung in die dialogische Phänomenologie, Hermeneutik und Dialektik, München - Weinheim, 155-230.

Steinhage, Rosemarie (1989): Sexueller Mißbrauch an Mädchen. Ein Handbuch für Beratung und Therapie, Reinbek bei Hamburg.

Stumpf, Johanna (1990): Mit-Täterin oder Mit-Opfer? - Beratung der Mutter. in: Enders, Ursula (Hg.): Zart war ich, bitter war's. Sexueller Mißbrauch an Mädchen und Jungen, Köln, 225-236.

Textor, Martin (Hg.) (1984) : Das Buch der Familientherapie. Sechs Schulen in Theorie und Praxis, Eschborn.

Thürmer-Rohr, Christina (1984): Der Chor der Opfer ist verstummt. Eine Kritik an Ansprüchen der Frauenforschung, in: Beiträge zur Feministischen Theorie und Praxis, Jg. 7, Nr. 11, 71-84.

Thürmer-Rohr, Christina (1991): Frauen in Gewaltverhältnissen, in: Janshen, Doris (Hg.): Sexuelle Gewalt. Die alltägliche Menschenrechtsverletzung, Frankfurt am Main, 479-497.

Tschirhart-Sanford, Linda (1980): The silent children. A book for parents about the prevention of child sexual abuse, New York.

Wachtveitl, Erich/Witzel, Andreas (1986): Berufsfindung und Berufsberatung - Eine interpretative Sekundäranalyse. Unveröffentlichter Abschlußbericht an die DFG, Bremen.

Wagner, William G. (1991): Depression in mothers of sexually abused vs. mothers of nonabused children, in: Child Abuse & Neglect, Vol. 15, 99-104.

Walters, Marianne/Carter, Betty u.a. (1991): Unsichtbare Schlingen. Die Bedeutung der Geschlechtsrollen in der Familientherapie (aus dem Englischen), Stuttgart.

Waterman, Jill (1986): Family dynamics of incest with young children, in: McFarlane, Kee/ Waterman, Jill: Sexual abuse of young children, USA (ohne Ort), 204-219.

Weber, Max (1973[4]): Die logische Struktur der ideal-typischen Begriffsbildung, in: Weber, Max: Die »Objektivität« sozialwissenschaftlicher und sozialpolitischer Erkenntnis, in: Weber, Max: Gesammelte Aufsätze zur Wissenschaftslehre, Tübingen (1. Aufl. 1922), 190-212.

Weber, Max (1980[5]): Begriffe der Soziologie und des »Sinns« sozialen Handelns, in: Weber, Max: Wirtschaft und Gesellschaft, Tübingen (1. Aufl. 1921/22), 1-13.

Wilson, Thomas P. (1981[5]): Theorien der Interaktion und Modelle soziologischer Erklärung, in: Arbeitsgruppe Bielefelder Soziologen (Hg.): Alltagswissen, Interaktion und gesellschaftliche Wirklichkeit, Opladen (1. Aufl. Reinbek 1973), 54-79.

Witzel, Andreas (1982): Verfahren der qualitativen Sozialforschung, Frankfurt - New York.

8. Anhang

Interviewleitfaden

Thema: Sexueller Mißbrauch in der Familie: Formen der Verarbeitung bei den Müttern betroffener Mädchen

A. HERKUNFTSFAMILIE

1. Zu Anfang möchte ich mit Ihnen über Ihre Kindheit sprechen. Können Sie mir Ihre Herkunftsfamilie beschreiben?

(Nachfragen:

- Familiengröße, Zahl der Kinder, Geschlecht und Altersfolge der Geschwister
- Beruf der Mutter, Beruf des Vaters
- Rollenaufteilung
- finanzielle Situation)

2. Wenn Sie sich einmal an Ihre Kindheit zurückerinnern, können Sie mir etwas über das Zusammenleben in Ihrer Familie erzählen?

(Nachfragen:

- Wie haben Sie die Beziehung zwischen Ihren Eltern erlebt?
- Wie war Ihre Beziehung zu Ihren Eltern?
- Wem standen Sie näher, Vater oder Mutter?)

B. ERWARTUNGEN AN EHE/PARTNERSCHAFT UND DIE REALITÄT DES FAMILIENALLTAGS

3. Viele Mädchen und junge Frauen haben Wünsche und Träume, wie sie sich ihr weiteres Leben vorstellen. Wie haben Sie sich als junge Frau Ihre Zukunft vorgestellt?

(Nachfragen:

- Partnerschaft, Kinderwunsch, Familie, Rollenverteilung, Geld, Beruf
- Wie wichtig war es für Sie, Familie und Kinder zu haben?)

4. Haben sich Ihre damaligen Vorstellungen von Ihrem weiteren Leben erfüllt?

(Nachfragen:
- Partnerschaft, Familie, Geld
- Wie waren die Rollen und Aufgaben in Ihrer Familie verteilt?)

5. Wenn Sie sich einmal daran zurückerinnern, als Sie Ihren Partner (den Vater Ihrer Tochter) kennengelernt haben, was hat Ihnen damals an Ihrem Partner gefallen?

6. Wie sind Sie mit Ihrem Partner im Zusammenleben zurechtgekommen?

(Nachfragen:
- Im emotionalen Bereich
- Im sexuellen Bereich
- Als Gesprächspartner
- Gab es gemeinsame Aktivitäten?
- Wo sind Sie besonders gut miteinander zurechtgekommen?
- Wo gab es Probleme (z.B. Gewalt durch den Partner)?
- Wie sind Entscheidungen getroffen worden? (z.B. Verwaltung des Einkommens, Erziehungsfragen, Berufstätigkeit der Frau)
- Wie sind Konflikte gelöst worden? (z.B. bei Auseinandersetzungen in der Partnerschaft))

7. Manche Paare legen Wert darauf, überwiegend gemeinsame Bekannte/ Freunde zu haben. Anderen ist es wichtig, daß jeder auch einen eigenen Freundeskreis hat. Wie war das bei Ihnen?

(Nachfragen:
- Hat sich etwas im Laufe der Beziehung verändert?
- Haben Sie die Bekannten/ Freunde über Ihren Partner kennengelernt oder waren es ursprünglich Ihre Bekannten/ Freunde?
- Hatten Sie wirkliche Vertrauenspersonen?)

8. Wie sind Sie mit Ihrer Tochter zurechtgekommen?

(Nachfragen:
- Manchmal ist eine Schwangerschaft nicht ganz geplant. Wie war das bei Ihnen?
- Von wem ging der Kinderwunsch aus? Vom Partner, von Ihnen, von beiden?
- Was war für Sie besonders schön im Zusammenleben mit Ihrer Tochter?
- Das Zusammenleben mit einem Kind bringt ja auch Probleme und enorme Belastungen mit sich. Was haben Sie als besonders belastend empfunden?)

C. BEGINN, VERLAUF UND OFFENLEGUNG DES SEXUELLEN MISSBRAUCHS

9. Manche Frauen, die während der Zeit des Mißbrauchs in ihrer Familie nichts bemerkt haben, erinnern sich im nachhinein an Situationen, die ihnen damals merkwürdig vorkamen. Wie ist das bei Ihnen, wenn Sie zurückblicken?

(Nachfragen:

- Wann haben Sie zum ersten Mal Auffälligkeiten, Verhaltensänderungen oder körperliche Symptome bei Ihrer Tochter bemerkt?
- Haben Sie diese Auffälligkeiten im Zusammenhang mit sexuellem Mißbrauch gesehen?
- Wie haben Sie sich diese Auffälligkeiten erklärt?
- Haben Sie mit jemandem darüber gesprochen?
- Hatten Sie mal konkrete Anhaltspunkte, daß Ihr Partner die Tochter sexuell mißbraucht?
- Welche Gefühle hatten Sie beim Verdachtschöpfen?
- Haben Sie geglaubt, etwas tun zu müssen oder haben Sie eher versucht, Ihre Verdachtsmomente zu zerstreuen?)

10. Wenn Sie einmal zurückdenken, gab es während der Zeit des Mißbrauchs Veränderungen in der Beziehung zwischen Ihnen und Ihrer Tochter, die Sie heute auf den Mißbrauch zurückführen würden?

(Nachfragen:

- Wie haben Sie sich diese Veränderung damals erklärt?)

11. Hat sich während dieser Zeit etwas an der Beziehung zwischen Ihnen und Ihrem Partner verändert, was Sie heute auf den Mißbrauch zurückführen würden?

(Nachfragen:

- Wie haben Sie sich diese Verhaltensänderung damals erklärt?)

12. Haben Sie damals Veränderungen in der Beziehung zwischen Ihrem Partner und Ihrer Tochter wahrgenommen, die Sie heute auf den Mißbrauch zurückführen würden?

(Nachfragen:

- Wie haben Sie sich diese Veränderungen damals erklärt?)

13. Wie haben Sie vom sexuellen Mißbrauch Ihrer Tochter durch Ihren Partner erfahren?

14. Was war Ihre erste Reaktion auf die Aufdeckung des Mißbrauchs?

(Nachfragen:

- Welche Gefühle hatten Sie bei der Aufdeckung?
- Haben Sie Ihrer Tochter geglaubt?
- Was war für Sie das Schlimmste?)

15. Hatte der Mißbrauch Ihrer Tochter Auswirkungen auf Ihr bisheriges Selbstbild?

(Nachfragen:

- Was hat sich verändert? (z.B. Selbstzweifel, Selbstvorwürfe, Infragestellen der bisherigen Lebensvorstellungen))

16. Wie sind Sie mit Ihrer Tochter nach der Aufdeckung des Mißbrauchs zurechtgekommen?

(Nachfragen:

- Was für Gefühle hatten Sie gegenüber Ihrer Tochter?
- Durch die enorm hohe Belastungssituation der Mütter nach der Aufdekkung, sind einige Frauen auch mal wütend auf ihre Tochter. Wie war das bei Ihnen?
- Gab es Situationen im Alltag, in denen es besonders schwierig war mit Ihrer Tochter?
- Hat sich das Bild verändert, das Sie von Ihrer Tochter hatten?)

17. Wie hat sich Ihr Partner Ihnen gegenüber nach der Aufdeckung des Mißbrauchs verhalten?

18. Was hat der Mißbrauch mit seinen Folgen für Ihre Beziehung zu Ihrem Partner bedeutet?

(Nachfragen:

- Was haben Sie über Ihren Partner gedacht?
- Was für Gefühle hatten Sie gegenüber Ihrem Partner?
- Wie haben Sie sich nach der Aufdeckung Ihrem Partner gegenüber verhalten?
- Was haben Sie von Ihrem Partner erwartet wie er sich verhält?
- Glauben Sie, daß Ihr Partner auch Ihnen etwas angetan hat?)

19. Manche Frauen haben in der Zeit nach der Aufdeckung des sexuellen Mißbrauchs (trotz der ablehnenden Gefühle gegenüber dem Partner) in manchen Momenten den Wunsch, daß es irgendwann wieder möglich sein könnte, als ganze Familie zusammenzuleben. Wie war (ist) das bei Ihnen?

20. Einige Frauen fühlen sich nach der Offenlegung des Mißbrauchs eine Zeit lang zwischen Partner und Tochter hin- und hergerissen, bis sie sich dann für Partner oder Tochter entscheiden. Wie war (ist) das bei Ihnen?

(Nachfragen:

- Was war dann letztlich ausschlaggebend für Ihre Entscheidung?

21. Wie haben andere Ihnen nahestehende Personen auf das Bekanntwerden des sexuellen Mißbrauchs reagiert?

(Nachfragen:

- Andere Familienmitglieder, Geschwister
- Verwandte, Bekannte, Freunde
- Die eigenen Eltern
- Die Schwiegereltern
- Nachbarn, Arbeitskollegen)

D. EIGENE GEWALTERFAHRUNGEN

22. Viele Frauen, die ähnliches erlebt haben wie Sie, erinnern sich an Gewalt, die sie selbst erfahren oder miterleben mußten. Sind Sie als Kind/ Jugendliche oder junge Frau mal geschlagen worden?

(Nachfragen:

- Durch ein Familienmitglied, einen Verwandten, einen Bekannten, einen Freund
- Konnten Sie mit jemandem darüber sprechen?
- Konnten Sie mit Ihrer Mutter darüber sprechen?
- Haben diese Erfahrungen in irgendeiner Weise Auswirkungen auf Ihr Leben gehabt?)

23. Sind Sie mal sexuell belästigt worden?

(Nachfragen:

- Durch ein Familienmitglied, einen Verwandten, einen Bekannten, einen Freund
- Konnten Sie mit jemandem darüber sprechen?
- Konnten Sie mit Ihrer Mutter darüber sprechen?
- Haben diese Erfahrungen in irgendeiner Weise Auswirkungen auf Ihr Leben gehabt?)

E. VERARBEITUNG, GEGENWÄRTIGE SITUATION UND PERSPEKTIVEN

24. Wie geht es Ihnen jetzt in Ihrer derzeitigen Lebenssituation?

(Nachfragen:
- Wie fühlen Sie sich?
- Wie ist Ihre derzeitige finanzielle Situation?
- Sind Sie mit Ihrer Wohnsituation zufrieden?
- Haben Sie zur Zeit einen Partner? Seit wann?
- Konnten Sie mit Ihrem neuen Partner über den Mißbrauch Ihrer Tochter sprechen?)

25. Wie kommen Sie heute mit Ihrer Tochter zurecht?

(Nachfragen:
- Wohnen Sie mit Ihrer Tochter zusammen?
- In welchen Bereichen gibt es positive Veränderungen?
- Wo gibt es noch Schwierigkeiten?)

26. Wie denken Sie heute über Ihren (damaligen) Partner?

(Nachfragen:
- Leben Sie mit ihm zusammen? Wenn ja, wie kommen Sie miteinander zurecht?
- Wenn nein, haben Sie noch Kontakt zu ihm? Welcher Art?
- Hat Ihre Tochter noch Kontakt zu ihm?
- Möchte sie ihren Vater noch sehen?
- Wie gehen Sie damit um?)

27. Welche Lebensperspektive sehen Sie für sich (für Ihre Tochter, für Ihre Familie)?

(Nachfragen:
- Was wünschen Sie sich für Ihre Zukunft?
- Gibt es noch etwas, was Sie für sich persönlich verändern möchten?)

F. ERFAHRUNGEN MIT BERATUNGSSTELLEN UND ANDEREN INSTITUTIONEN

28. Was haben Sie nach der Aufdeckung des Mißbrauchs unternommen?

29. Haben Sie eine Beratungsstelle oder andere Einrichtung aufgesucht?

(Nachfragen:
- Haben Sie sich anderweitig Hilfe gesucht?)

30. Wie haben Sie die Beratung erlebt? Wie fanden (finden) Sie die Beratungsstelle, den/die Berater/in, die Beratungsgespräche?

(Nachfragen:

- Wurden (werden) Sie getrennt von Ihrer Tochter beraten? Wie fanden (finden) Sie das?
- Worüber haben Sie in der Beratung gesprochen (sprechen Sie in der Beratung)?
- Konnten (können) Sie Ihre eigenen Probleme ansprechen?
- Was hat Ihnen an der Beratung besonders gut gefallen (was gefällt Ihnen besonders gut)?
- Was hätten Sie sich anders gewünscht (was wünschen Sie sich anders)?

31. Hat sich durch die Beratungsgespräche etwas bei Ihnen verändert?

32. Was ist Ihrer Meinung nach das Wichtigste, um Mütter, die Ähnliches erlebt haben wie Sie, unterstützen zu können?

(Nachfragen:

- Was war für Sie nach der Aufdeckung des Mißbrauchs eine Hilfe?
- Was wäre für Sie damals eine Hilfe gewesen, was hätten Sie sich gewünscht?)

33. Was denken Sie, wie sexueller Mißbrauch verhindert werden könnte?

(Nachfragen:

- Was glauben Sie, können Sie selbst dazu tun?)

34. Sehen Sie sexuelle Gewalt als allgemeines Problem zwischen Männern und Frauen?

35. Wie geht es Ihnen jetzt nach diesem Gespräch?

(Nachfragen:

- Haben Sie das Gefühl, daß ein weiteres Beratungsgespräch Ihnen gut tun würde?)

36. Möchten Sie noch irgend etwas, was Ihnen wichtig ist, abschließend sagen?

Kurzfragebogen zu Sozialdaten der Frauen

Thema: Sexueller Mißbrauch in der Familie: Formen der Verarbeitung bei den Müttern betroffener Mädchen

---

Datum: Kode:

---

1. Geburtsdatum: ....

2. Familienstand:
   - ledig O
   - verheiratet O
   - geschieden O
   - getrennt O
   - verwitwet O

3. Welche Schule haben Sie zuletzt besucht, ich meine, welchen Abschluß haben Sie erreicht?
   - Hauptschule ohne abgeschlossene Ausbildung/Lehre O
   - Hauptschule mit abgeschlossener Lehre/Ausbildung O
   - Realschule/Fachschule/Handelsschule, Gymnasium ohne Abitur O
   - Abitur O
   - Hochschule/Fachhochschule O

4. Wenn Sie eine Ausbildung/Lehre abgeschlossen haben, welche?
   - Ausbildung/Lehre als ....

5. Sind Sie berufstätig?
   - ja, voll berufstätig O
   - ja, teilzeit beschäftigt O
   - ja, vorübergehend arbeitslos O
   - ja, zur Zeit im Erziehungsurlaub O
   - nein, in Ausbildung (Beruf, Schule, Universität) O
   - nein, Hausfrau O
   - nein, seit mehr als zwei Jahren arbeitslos O

6. Wenn JA: Welchen Beruf üben Sie zur Zeit aus?
   ....

7. Wann haben Sie Ihren Partner kennengelernt?
   Monat und Jahr: ....

8. Wann haben Sie geheiratet?
   Monat und Jahr: ....

9. Haben Sie sich von Ihrem Partner getrennt?

O	O
nein	ja

Wenn JA,

Trennung seit: ....Monat.............Jahr
Falls verheiratet,
geschieden seit: ....Monat.............Jahr

10. Nennen Sie bitte das Geburtsdatum und das Geschlecht Ihrer Kinder?

Geburtsdatum	Geschlecht	
	männlich	weiblich
1.	O	O
2.	O	O
3.	O	O
4.	O	O
5.	O	O
6.	O	O

Checkliste

Thema: Sexueller Mißbrauch in der Familie: Formen der Verarbeitung bei den Müttern betroffener Mädchen

---

Interview-Nr.: . . . .
Kode: . . . .
Datum: . . . .
Zeit: . . . .
Ort: . . . .
Anwesende Person: . . . .

---

1. DATEN

Art des Kennenlernens: . . . .

. . . .

Vor- und Nachname der Frau

(kodiert):
Vorname der Tochter (kodiert) . . . .

Alter der Tochter (heute) . . . . Jahre . . . . .Monate

Ungefährer Zeitpunkt des Mißbrauchsbeginns . . . . Monat . . . . .Jahr

Alter der Tochter bei Beginn des Mißbrauchs . . . . Jahre . . . . .Monate

Dauer des Mißbrauchs a) . . . . Jahre . . . . .Monate

b) . . . . .maliger Mißbrauch

Details des Mißbrauchs . . . .

. . . .

Zeitpunkt der Offenlegung des Mißbrauchs: . . . . Monat . . . . .Jahr

Eigene Mißbrauchserfahrung: ja O
nein O

Wenn JA, durch wen:

Person/Personen, durch die der
Mißbrauch offengelegt wurde: O Mutter O Vater O Tochter O Geschwister

Andere, und zwar: . . . .

Wohnsituation: - lebt in der alten Wohnung O
- lebt in einer neuen Wohnung O

Partnerschaft: ja O
nein O

Wenn JA:

- lebt mit altem Partner O
- lebt mit altem Partner und Kindern O
- lebt mit neuem Partner und Kindern O
- lebt mit neuem Partner O
- lebt mit Kindern und hat einen neuen Partner, wohnt aber nicht mit ihm zusammen O

Wenn NEIN:

- lebt mit Kindern O
- lebt mit Kindern und anderen O
- lebt allein O

Beratung/Therapie: ja O

nein O

Wenn JA, wo und wie lange? . . . .
. . . .

2. INTERVIEWSITUATION

Interviewort und -raum: Wohnung der Interviewerin O
Wohnung der Befragten O

Anderer Ort, und zwar: . . . .

Ereignisse vor dem Interview:
(z.B. Kontaktaufnahme, Gesprächs- . . . .
inhalte, Anwesenheit anderer . . . .
Personen) . . . .
. . . .
. . . .

Störungen durch andere Personen ja O
während des Interviews: nein O

Wenn JA, durch wen und wie häufig:

Einschätzung der Atmosphäre während des Interviews:

. . . .
. . . .
. . . .

Erzählbereitschaft . . . .
. . . .
. . . .
. . . .

Kontakt zwischen Interviewerin und Befragter:

. . . .
. . . .
. . . .
. . . .

Besondere Vorkommnisse während des Interviews:

. . . .
. . . .
. . . .
. . . .

Psychische Verfassung der Befragten:

vor dem Interview: . . . .
. . . .
. . . .

nach dem Interview: . . . .
. . . .
. . . .
. . . .

Wünscht die Befragte ein Folge- oder Beratungsgespräch?

ja O

nein O

Nonverbale Hinweise der Befragten:

. . . .
. . . .
. . . .
. . . .

Ereignisse nach dem Interview (z.B. persönliches Gespräch, Nachfragen nach dem Forschungszweck, Anwesenheit anderer Personen):

. . . .
. . . .
. . . .
. . . .

Gesamteindruck der Interviewerin von der Befragten:

. . . .
. . . .
. . . .
. . . .

Bemerkungen zur Verarbeitung: . . . .
. . . .
. . . .
. . . .
. . . .

Richtlinien der Transkription und Hinweise zur Zeichensetzung

Form des Transkripts

Das Interview wird wörtlich transkribiert. Bei Sprecherwechsel wird mit einer neuen Zeile begonnen. Alle geschriebenen Zeilen werden fortlaufend durchnumeriert. Die Anredeform 'du', 'ihr', 'euch' wird klein geschrieben. Die Höflichkeitsform 'Sie' bleibt bestehen. Das Datum der Interviewdurchführung, die Kodenummer des Interviews sowie die Gesamtdauer des transkribierten Interviews werden zu Beginn des Transkripts (in Minuten) angegeben. Band-Ende, Band-Unterbrechungen und die Kassettenseite (A oder B) werden im Text vermerkt.
Die Seitenzahlen hinter den Interviewzitaten verweisen auf die entsprechende Seite im Interviewtranskript. Sie sind nur für die Verfasserin dieser Arbeit von Bedeutung.

Transkriptionssystem

....	unverständlich in der ungefähren Länge des Wortes oder Satzes
vielleil/	Wortabbruch
*	Pause (nicht länger als eine Sekunde)
**	Pause (zwei Sekunden)
(*3*)	Pause (drei Sekunden)
Ja (leise)	Lautstärke
(lacht)	Kommentar bzw. Anmerkung zu parasprachlichen, nicht-verbalen Ereignissen (z.B. Lachen)
jaaaa	Dehnung; Anzahl der Verdopplung je nach Länge des Wortes
Interviewerin: *Wie geht es #Ihnen gegenwärtig?#* Befragte: *#Auf jeden Fall# besser*	Simultanpassagen
(.......)	Auslassungen im Transkript, bei Auslassung von mehreren Zeilen auch . . .

(*vielleicht*)	Unsicherheit bei der Transkription aufgrund schwer verständlicher Äußerungen

Maskierungen

Die **Interviewerin** erhält den Buchstaben **I**. Die **Befragte** wird durch einen **großen Buchstaben** maskiert, der dem ersten Buchstaben des Phantasienachnamens entspricht. Weitere im Text genannte Vornamen werden ebenfalls durch Phantasienamen ersetzt, die Nachnamen durch große Buchstaben (Herr Z.). Auch andere **Eigennamen** (Ortsnamen, Namen von Institutionen ctc.) werden durch **große Buchstaben** maskiert (N-Stadt, K-Schule, P-Straße, S-Beratungsstelle).

Zeichensetzung in den Interviewzitaten

Bei den Interviewzitaten handelt es sich nicht immer um einen korrekten Fließtext. Aus diesem Grund war es nicht möglich, die Rechtschreib- und Interpunktionsregeln konsequent anzuwenden. Die Zeichensetzung erfolgte an den eindeutigen Stellen und dient dem besseren Lesefluß.

Hinweise zur Verwendung von Anführungszeichen

Interviewzitate werden nicht in Anführungszeichen gesetzt, sondern durch Einrückung und Kursivschrift vom übrigen Text hervorgehoben. Werden einzelne Begriffe oder Satzteile aus dem Interviewtranskript in den Text eingefügt, stehen sie in Anführungszeichen (z.B. Frau X von diesem Typ will »nie wieder heiraten«).

Anführungszeichen stehen ebenso bei wörtlicher Anführung einer Textstelle oder eines Begriffs aus einem Buch sowie bei Titeln von Büchern, Zeitungen u.ä. . Halbe Anführungszeichen werden zur Hervorhebung einzelner Begriffe (z.B. In bezug auf den Aspekt 'Wissen vs. Nicht-Wissen' stellte die Autorin fest....) und bei Eigennamen verwendet (z.B. Die Beratungsstelle 'Wildwasser'). Weiterhin zeigen halbe Anführungszeichen Ironie, Distanzierung und übertragenen Sprachgebrauch an.

Exemplarische Darstellung der Interpretation einer Textpassage

Textpassage aus dem Interview mit **Frau Berg**, 32 Jahre alt, eine Tochter (Birgit) 5 Jahre alt

Textpassage: »Was bei mir kaputtgegangen ist, ist bei ihr kaputtgegangen«

I: Glauben Sie, durch das, was da passiert ist, daß Ihr Partner auch Ihnen etwas angetan hat?

B: Hm *4*. _Klar_ (sehr leise, fängt an zu weinen) oh jeh *5*. Das ist die emotionale Ebene * und ..... es ist besonders schlimm zu wissen ** daß, das * was ich selbst erlebt habe, hat sie erlebt und das, was bei mir kaputtgegangen ist, ist bei ihr kaputtgegangen.

I: Hm.

B: *10* Denn so zu sehen ** wissen Sie, z.B. diese Unterschiede zu sehen, Tom ist 'n an// **....

I: Das ist ihr Freund?

B: Ja, das ist der kleine Freund von ihr, so ** wenn die tanzen oder so, ihre Verunsicherung zu sehen und er strotzt so vor Selbstgefühl so *18*. Es war auch so das letzte Mal bei der Müttergruppe *4*, wo T. so erzählte, ja ** Mädchen *3* äh * reagieren häufig so, wenn sie was gemacht haben, daß das nicht gut ist, ja aber *3* hab ich * so'n Spiegel vor mir gehabt, ne, ich mach' das so, ne und dann so ** da kommen so die ganzen Gefühle hoch und so ** danach ging's mir unheimlich schlecht, so ** und dann zu wissen, oh *2* das besteht Birgit vor oder das ** empfindet sie so, so * auch wenn sie nicht genau das gleiche durchlebt wie ich, also sie war da nicht da. Sie hat dann ** beim Mädchen aus'm Kinderladen übernachtet, ne und ich seh' da schon auch noch 'n Unterschied zwischen meinem Leben und ihrem Leben, ne, wenn sie da ist und ich was mit ihr mache, ist das schon noch 'n Unterschied, ne. Aber so nachfühlen * wie sie, ja die Gefühle, die dann so hochkommen * anders zu sein, als andere und ** jaa * Kör// den Körper nicht *3* annehmen, _also ich fing erst mit 25 den an * ich konnt' mich nicht angucken * im Spiegel ** mochte mich nie leiden_ (spricht leiser) *2*.

I: Hm.

B: Ja. *3*. Dann mach' mich auch noch sehr betroffen, wenn sie so * Außenstehende ist, auch hier im Hof so.

I: Hm. Hm.

B: Ähm. ** Ich war auch immer Ausch// Außenstehende, ne und ich hab' Angst, wenn sie in die Schule kommt, so, wie wird's ihr dabei ergehen. Jetzt ist sie noch in der Gruppe, wo * sie reingewachsen ist * groß geworden ist, ne.

I: In der Kita?

B: In der// im Kinderladen.

I: Ah im Kinderladen, hm.

B: Aber ich merk' so hier im Hof so * ist sie oft Außenstehende, steht dabei und spielt nicht mit in so Gruppen * spielt sie für sich und * wo ich dann denke, mein Gott, ich hab' mich immer sehr einsam gefühlt, auch wenn ich ganz viel ge// mir gewünscht hätte, mit// mitzumachen ** aber ich hab' mich nicht getraut, ne, so *3*.

I: Sehen Sie sich so 'n Stück wieder, # wenn Sie Ihre Tochter sehen, könnte das....? #

B: # Ja, ja genau # und das sind so genau diese Gefühle, die mich dann auch sehr * ja traurig machen.

I: Hm.

B: So. *4*

Formulierende Interpretation

<u>Oberthema</u>: Einschätzung der Auswirkungen des Mißbrauchs bei der Tochter auf dem Hintergrund ihrer eigenen sexuellen Gewalterfahrungen

Zeile 1-2
Nachfrage der Interviewerin, ob ihr Partner durch den Mißbrauch der Tochter auch ihr etwas angetan habe

Zeile 3-6
1. Konklusion des Themas: Die Wiederholung der eigenen Mißbrauchserfahrung bei der Tochter

Zeile 3-5
1.1 Die Tochter hat die gleichen Erfahrungen gemacht wie sie selbst.

Zeile 5-6
1.2 Bei ihrer Tochter ist das gleiche »Kaputtgegangen« wie bei ihr selbst.

Zeile 8-12
2. Beobachtung der Tochter beim Spielen mit einem Freund und Einschätzung ihrer Tochter als weniger selbstbewußt als ihr Freund

Zeile 8-11
2.1.1 Wahrnehmung von Unterschieden zwischen dem Verhalten ihrer Tochter und dem Verhalten des Freundes ihrer Tochter

Zeile 11-12
2.1.2 Einschätzung des Verhaltens ihrer Tochter als unsicher

Zeile 12
2.1.3 Einschätzung des Verhaltens ihres Freundes als selbstsicher (»strotzend vor Selbstgefühl«)

Zeile 12-43
3. Aufgrund ihrer eigenen Mißbrauchserfahrung kennt (»weiß«) Frau Berg die psychischen Folgen des Mißbrauchs bei ihrer Tochter.

Zeile 12-27
2.2 Selbstablehnung bzw. ein negatives Selbstwertgefühl als Folgen ihrer eigenen sexuellen Mißbrauchserfahrung

Zeile 12-17
2.2.1 Die Erinnerung an eigene sexuelle Gewalterfahrungen bewirkt eine starke emotionale Betroffenheit.

Die Äußerung der Gruppenleiterin (einer angeleiteten Selbsthilfegruppe für betroffene Mütter) über die Folgen sexueller Gewalt löst bei Frau Berg negative Gefühle im Zusammenhang mit ihrem eigenen Mißbrauch aus. Im Anschluß an dieses Gruppentreffen fühlte sie sich »unheimlich schlecht«.

Zeile 17-22
2.2.2 Einschätzung (sie »weiß«), daß der Tochter dieses psychische Leiden bevorsteht

In dieser schlechten psychischen Verfassung »dachte« Frau Berg unmittelbar daran, daß Birgit zukünftig genauso leiden wird wie sie selbst. Einschränkend fügt sie allerdings hinzu, daß ihre Tochter »nicht genau das gleiche durchlebt« wie sie selbst. Unterschiede zwischen ihrem Leben und dem ihrer Tochter sieht sie dann, wenn sie mit ihrer Tochter zusammen ist (bzw. wenn sie etwas mit ihr zusammen macht). In der von ihr beschriebenen Situation (nach dem Gruppentreffen) war Frau Berg allein zu Hause. Ihre Tochter hatte an diesem Abend bei einer Freundin aus dem Kinderladen übernachtet.

Die Unterschiede zwischen Mutter und Tochter stehen für Frau Berg derzeit jedoch nicht im Vordergrund. Vielmehr sind für sie die Erinnerungen und Gefühle im Zusammenhang mit ihrer eigenen Mißbrauchserfahrung (*»die Gefühle, die dann so hochkommen«*) für die Einschätzung der Tochter von zentraler Bedeutung.

Zeile 23-27
2.2.3 Aufgrund ihrer eigenen psychischen Beeinträchtigungen infolge ihrer Mißbrauchserfahrung kann Frau Berg »nachfühlen«, wie es der Tochter ergeht bzw. noch ergehen wird.

Zeile 23-24
2.2.3.1 Frau Berg kann ihrer Tochter »nachfühlen«, wie es ist, »anders zu sein« als andere.

Zeile 24-27
2.2.3.2 »Anders zu sein als andere« bedeutet für Frau Berg, den eigenen Körper abzulehnen und sich selbst »nie leiden« zu können.

Zeile 29-43
2.3 Soziale Isolation und Einsamkeit als Folgen ihrer eigenen sexuellen Mißbrauchserfahrung

Zeile 29-32
2.3.1 Erleben ihrer Tochter als »Außenstehende« beim Spielen im Hof und Identifikation mit ihrer Tochter: Sie selbst war als Kind auch »immer Außenstehende«.

Zeile 32-43
2.3.2 Frau Berg befürchtet, daß ihre Tochter zukünftig unter sozialer Isolation und Einsamkeit leiden könnte.

Frau Berg ist unsicher, wie es ihrer Tochter »ergehen wird«, wenn sie die ihr vertraute Gruppe des Kinderladens verläßt und in die Schule kommt. Sie macht sich Sorgen, daß Birgit dort keinen Anschluß finden könnte.

Zeile 32-40
2.3.3.1 Die Beobachtung des Verhaltens ihrer Tochter gegenüber anderen Kindern im Hof verstärkt ihre »Angst«, die Tochter könnte in der Schule zur »Außenstehenden« werden.

Zeile 40-43
2.3.3.2 Die Beobachtung der Tochter löst Erinnerungen an ähnliche Situationen aus ihrer eigenen Kindheit aus: Frau Berg fühlte sich als Kind »sehr einsam«.

Frau Berg erinnert sich an ihr eigenes Verhalten als Kind in Gruppen. Sie hatte sich als Kind »sehr einsam« gefühlt und (vermutlich) nur wenige Kontakte zu anderen Kindern gehabt. Zwar war ihr Wunsch, bei den anderen mitzuspielen, sehr stark (»*...auch wenn ich ganz viel mir gewünscht hätte mitzumachen*«), jedoch aufgrund ihrer Ängstlichkeit (»*aber ich hab mich nicht getraut*«) hatte sie den anderen Kindern wahrscheinlich nur beim Spielen zugeschaut (Frau Berg beschreibt diese Situationen nicht ausführlicher). Die gleichen Probleme sieht Frau Berg auf ihre Tochter zukommen.

Zeile 44-45
Nachfrage der Interviewerin, ob sich Frau Berg in ihrer Tochter wiedererkennt
Frau Berg bejaht die Frage der Interviewerin.

Zeile 46-47
4. Sie empfindet Trauer über die Wiederholung des eigenen Leidens bei ihrer Tochter.

(»*Und das sind so genau diese Gefühle, die mich dann auch sehr * ja traurig machen*«)

Reflektierende Interpretation

Zeile 1-2
Frage der Interviewerin nach eigener Verletzung durch das Verhalten des Partners

Zeile 3-6
Einleitende Evaluation und Konklusion des Themas

Frau Berg reagiert auf die Frage der Interviewerin sichtlich betroffen (sie fängt an zu weinen). Emotional berührt und aufgewühlt schildert sie in Form einer evaluativen Einleitung, was sie persönlich so sehr verletzt hat: Das »Schlimme« an dieser Erfahrung für Frau Berg ist es, »zu wissen«, daß die Tochter die gleichen Erfahrungen machen mußte wie sie selbst und daß sie darüberhinaus unter den gleichen Folgen leiden wird (wovon sie offensichtlich ausgeht) wie sie selbst. Sie fühlt sich somit vor allem als Mutter durch den Mißbrauch ihres Partners verletzt.

Frau Berg leitet damit das zentrale Thema ihrer folgenden Ausführungen ein, und zwar die Wiederholung der eigenen Leidenserfahrungen bei der Tochter. Der Mißbrauch der Tochter löst Erinnerungen an ihre eigenen sexuellen Gewalterfahrungen aus. Ihre Äußerung über die gleichen Erfahrungen (*»das, was ich selbst erlebt habe, hat sie erlebt«*) und die gleichen schädigenden Folgen dieser Erfahrungen (*»das, was bei mir kaputtgegangen ist, ist bei ihr kaputtgegangen«*) ist ein deutlicher Hinweis für ihre Schuldgefühle gegenüber der Tochter. Sie leidet darunter, den Mißbrauch der Tochter nicht verhindert zu haben.

Die Benutzung des Begriffs »kaputt« zur Beschreibung der Auswirkungen ihrer eigenen Mißbrauchserfahrungen zeigt, wie tief sie das Erlebte verletzt hat und wie gravierend sie die negativen Folgen einschätzt. Sie sagt z.B. nicht, daß die Tochter ähnliche Probleme haben wird wie sie selbst, sondern daß bei ihr das gleiche »kaputtgegangen« und damit vielleicht für immer zerstört worden ist (Probleme lassen sich eher lösen als etwas, das kaputt und damit möglicherweise irreparabel ist).

Zeile 8-27
Proposition auf der Ebene der Exemplifizierung durch Frau Berg

Im folgenden versucht Frau Berg, der Interviewerin die Erfahrungsbasis (*»Denn so zu sehen ** wissen Sie, z.B....«)* für ihre Proposition (bei der Tochter ist das gleiche »kaputtgegangen« wie bei ihr selbst) zu vermitteln. Sie beschreibt konkrete Situationen im Alltag, die sie besonders betroffen gemacht haben.
Frau Berg schildert zunächst eine Situation, in der sie ihre Tochter beim Spielen beobachtete. Das Verhalten des Spielkameraden ihrer Tochter deutete sie als selbstsicher und selbstbewußt (*»er strotzt vor Selbstgefühl«*), wogegen sie das Verhalten ihrer Tochter als unsicher einschätzte.
Frau Berg geht nicht differenzierter darauf ein, wie sich ihre Tochter genau verhalten hat (z.B. wie sie tanzt). Es wird somit nicht deutlich, wie sie zu ihrer Einschätzung gekommen ist. Wahrscheinlich basiert ihr Eindruck auf ihrer langjährigen Erfahrung mit ihrer Tochter (sie kennt ihr Kind gut). Darüberhinaus dürfte aber auch ihre eigene Be-

troffenheit ihre Einschätzung der Tochter beeinflussen. (Ob sich ihre Tochter tatsächlich unsicher verhält, läßt sich anhand der Schilderungen von Frau Berg nicht klären).
Frau Berg fährt fort und geht auf das letzte Treffen (vor dem Interviewtermin) der Müttergruppe ein (an dieser Gruppe nimmt Frau Berg regelmäßig teil). Durch die Leiterin der Müttergruppe sah Frau Berg ihre Einschätzung der Tochter als unsicher bestätigt (*»Es war auch so das letzte Mal bei der Müttergruppe *4*, wo T. so erzählte, ja ** Mädchen *3* reagieren häufig so«*). Diese Bemerkung der Leiterin über die möglichen Folgen sexueller Gewalt bei Mädchen (Unsicherheit im Umgang mit anderen und Kontaktprobleme) löste bei Frau Berg eine starke eigene Betroffenheit aus. Auffällig ist hier der plötzliche Perspektivenwechsel in ihrer Erzählung. Sie redet nicht mehr von ihrer Tochter, sondern über ihre eigenen Gefühle. An dieser Stelle wird besonders deutlich, wie sehr Frau Berg noch durch ihre eigene Mißbrauchserfahrung belastet ist. Das von der Leiterin problematisierte Verhalten erkennt sie bei sich selbst wieder (*»hab ich so'n Spiegel vor mir gehabt, ne, ich mach' das so ne«*).
Diese Erkenntnis und die damit zusammenhängende Erinnerung an ihren eigenen Mißbrauch führten dazu, daß sie sich nach diesem Gruppentreffen »unheimlich schlecht« fühlte. Auch in dieser Situation identifizierte sich Frau Berg mit ihrer Tochter. Ihre feste Erwartung, daß Birgit gegenwärtig oder zukünftig so leiden wird, wie sie selbst in dieser Situation leidet (*»und dann zu wissen oh *2* das besteht Birgit bevor«)*, erklärt ihre große emotionale Betroffenheit.
Einschränkend fügt Frau Berg allerdings hinzu, daß die Tochter nicht »genau das gleiche durchlebt« wie sie selbst. Ihr ist also durchaus bewußt, daß ihre Tochter ihre Erfahrungen nicht unbedingt genauso verarbeiten wird wie sie selbst. Unterschiede zwischen ihrem Leben und dem ihrer Tochter sieht Frau Berg dann, »wenn sie da ist«. In der von ihr beschriebenen Situation war ihre Tochter nämlich nicht zu Hause (*»also sie war da nicht da. Sie hat da beim Mädchen aus'm Kinderladen übernachtet«*).
Vermutlich fällt ihr die emotionale Abgrenzung ihres eigenen Leidens von dem der Tochter besonders schwer, wenn ihre Tochter nicht anwesend ist. In diesen Situationen kann sie ihre Einschätzung wahrscheinlich nicht durch den unmittelbaren Kontakt mit ihrer Tochter relativieren. In der direkten Interaktion mit ihrem Kind sieht sie durchaus einen Unterschied zwischen sich und Birgit (*»wenn sie da ist und ich was mit ihr mache, dann ist das schon'n Unterschied, ne«)*. Ist ihre Tochter aber nicht in ihrer Nähe oder beobachtet sie ihre Tochter lediglich aus der Entfernung (z.B. Beobachtung der Tochter beim Spielen mit ihrem Freund, s.o.), scheinen sich ihre eigenen Empfindungen mit denen ihrer Tochter zu vermischen (Schwierigkeiten auf der Individuationsebene).

Obwohl Frau Berg den Unterschied zwischen »ihrem Leben und dem ihrer Tochter« kurz erwähnt, stehen für sie die Gemeinsamkeiten zwischen sich und ihrer Tochter, d.h. die Leidenserfahrungen infolge des Mißbrauchs, eindeutig im Vordergrund. Hierfür spricht auch, daß Frau Berg nicht näher erläutert, in welchen Aspekten sie Unterschiede zwischen sich und ihrer Tochter sieht. Auf die Gemeinsamkeiten in bezug auf die Folgen der Mißbrauchserfahrung geht sie jedoch ausführlicher ein. Sie kann »nachfühlen«, wie es ihrer Tochter geht, weil sie diese Gefühle von sich selbst kennt bzw. weil sie selbst von diesen Gefühlen ganz aktuell überwältigt wird (*»ja die Gefühle, die dann so hochkommen«*). Diese (negativen) Gefühle im Zusammenhang mit ihrem eigenen Mißbrauch beziehen sich zum einen auf das Erleben »anders zu sein als andere«, zum anderen auf die Ablehnung des eigenen Körpers (*»den Körper nicht annehmen«* und *»ich konnte mich nicht angucken * im Spiegel«*) .

(Selbstablehnung wird auch in der Literatur als häufige Folge sexueller Gewalterfahrungen beschrieben.)

Zeile 29-43
Fortführung der Exemplifizierung

Frau Berg beschreibt im folgenden eine weitere Situation, in der sie Gemeinsamkeiten zwischen sich und ihrer Tochter entdeckte.
Zunächst bringt sie ihre Betroffenheit über das Kontaktverhalten ihrer Tochter zum Ausdruck: *»dann macht mich auch schon betroffen, wenn sie so Außenstehende ist, auch hier im Hof«*. Auch in diesem Aspekt erkennt sich Frau Berg in ihrer Tochter wieder. Sie zieht Parallelen zu ihren eigenen Problemen als Kind (*»ich war auch immer Außenstehende«*) und wahrscheinlich auch als Erwachsene.

Aus ihren eigenen Leidenserfahrungen von Einsamkeit und Unsicherheit resultiert ihre Angst, Birgit könnte zukünftig ähnliche Probleme entwickeln. Vor allem im Hinblick auf den bevorstehenden Wechsel vom Kinderladen in die Schule befürchtet sie Kontaktschwierigkeiten bei ihrer Tochter.
Im folgenden führt Frau Berg näher aus, auf welchem Erfahrungshintergrund ihre Angst basiert. Bei ihren Beobachtungen des Verhaltens ihrer Tochter beim Spielen im Hof stellte sie fest, daß ihre Tochter nicht in die Gruppe der dort spielenden Kinder integriert ist (*»aber ich merk' so hier im Hof, so * ist sie oft Außenstehende steht dabei und spielt nicht mit in so Gruppen * spielt für sich«).* In solchen Situationen denkt sie unmittelbar an ihre eigene Kindheit. Sie geht davon aus, daß sich Birgit ebenso »einsam« fühlen muß, wie sie sich selbst als Kind einsam gefühlt hatte. Aus dem beobachteten Verhalten ihrer Tochter (Birgit spielt nicht mit den anderen Kindern) und der gleichzeitigen Erinnerung an ähnliche Situationen aus ihrer eigenen Kindheit schließt sie auf die Empfindungen ihrer Tochter (Birgit fühlt sich genauso einsam wie sie selbst als Kind).
Unklar bleibt, ob sie ihre Tochter selbst nach ihren Gefühlen gefragt hat oder ob ihr Eindruck ausschließlich durch die Beobachtung der Tochter entstanden ist.

Zeile 44-45
Frage der Interviewerin nach der Identifikation mit ihrer Tochter

Zeile 46-47
Konklusion auf emotionaler Ebene

Frau Berg bestätigt mehrmals, daß die Vermutung der Interviewerin zutrifft (*»ja, ja genau«*). Frau Berg faßt zusammen, daß »genau diese Gefühle«, also die Wiederholung des eigenen erfahrenen Leidens bei der Tochter, der Grund für ihre Traurigkeit sind (*»und das sind so genau diese Gefühle, die mich dann auch sehr * traurig machen«*).

Verarbeitung

Frau Berg ist selbst als Kind sexuell mißbraucht worden. Ihre eigenen Erfahrungen beeinflussen die Wahrnehmung und Einschätzung ihrer Tochter. Einerseits hat sie besonders viel Verständnis für ihre Tochter, denn sie kann »nachfühlen«, was ihr Kind erlebt hat. Andererseits hat sie Schwierigkeiten, zwischen ihrem eigenen Erleben und dem der Tochter zu differenzieren (Abgrenzungsschwierigkeiten). Es entsteht der Eindruck, daß

sie ihre Tochter über sich selbst (sie weiß, daß die Tochter die gleichen Probleme hat bzw. noch haben wird) und sich selbst über ihre Tochter (sie sieht ihre Probleme in der Tochter wieder) definiert. Die starke Identifikation mit ihrer Tochter erschwert ihr eine klare Abgrenzung gegenüber ihrem Kind.
Frau Berg scheint sich über ihre mangelnde Abgrenzung gegenüber ihrer Tochter zumindest teilweise bewußt zu sein. Hinweise dafür lassen sich in anderen Passagen finden (s. Passage: »Angst, die Tochter zu beeinflussen«). Dennoch wird Frau Berg phasenweise von ihren Gefühlen derart überwältigt, daß es immer wieder zu einer Grenzverwischung kommt. Dies kann ein Hinweis für ihre emotional verstrickte Beziehung zu ihrer Tochter sein.

Bei einem Vergleich dieser Passage mit einer thematisch ähnlichen Passage aus dem Interview mit Frau Jäger (s. Passage »Die Kinder sollen's aufarbeiten«), die ebenfalls als Kind sexuell mißbraucht wurde, ist festzustellen, daß Frau Jäger sich klarer gegenüber ihrem Kind abgrenzt, jedoch vermutlich auch weniger in ihr Kind einfühlen kann. Ihre Beziehung zur Tochter erscheint weniger empathisch, aber auch weniger emotional verstrickt. Im Unterschied zu Frau Berg ist ihr zentrales Verarbeitungsmuster nicht die Identifikation mit dem Leiden der Tochter, sondern die Delegation der Aufarbeitungsarbeit bei der Tochter an Professionelle.